स्वस्थ बालों का राज़

सम्पूर्ण भोजन और जीवनशैली गाइड आपके स्वस्थ बालों के लिए,

ऋतुओ के अनुसार आहार योजना और हेयर केयर रेसिपीज के साथ

ला फॉनसिएर

NOTION PRESS

India. Singapore. Malaysia.

ISBN 9781647337438

La Foneur

अनुक्रम

प्रस्तावना

बालों का झड़ना, खराब बाल, स्प्लिट एंड्स और बालों से जुड़ी कई समस्याएं! मैं अपने ब्लॉग पाठकों से बहुत सारे ईमेल प्राप्त कर रही थी, जिनका आग्रह था कि मैं उन शाकाहारी खाद्य पदार्थों के बारे में लिखूं जिन्हें बालों की समस्याओं से निपटने के लिए आहार में शामिल किया जा सके। खराब बाल एक बुरे दिन के बराबर है। चाहे पुरुष हो या महिला, कोई भी इस से अपरिचित नहीं है। एक स्वास्थ्य-जागरूक व्यक्ति होने के साथ-साथ पेशे से एक शोधकर्ता होने के कारण एक छींक भी मुझे यह सोचने पर मजबूर कर देती है कि इसका अंतर्निहित कारण क्या है? मैं मूल कारण पर काम करके समस्या को हल करने में विश्वास करती हूँ क्योंकि जब आप मूल कारणों पर काम करते हैं, तो आप अंतिम परिणाम को प्रभावित कर सकते हैं।

फार्मा क्षेत्र से होने के नाते, हर कोई मुझसे बालों के झड़ने या बालों की अन्य समस्याओं के लिए दवा के बारे नें पूछता है। लेकिन मेरा सुझाव है कि, आपके बालों की समस्याओं के लिए दवाएँ आपका अंतिम विकल्प होना चाहिए, जब तक कि आप बड़े पैमाने पर बालों के झड़ने या अन्य गंभीर बालों की समस्याओं से न गुजर रहें हों, क्योंकि ये संकेत अन्य आंतरिक स्वास्थ्य समस्याओं के कारण हो सकते हैं। खाद्य चिकित्सा सबसे अच्छी चिकित्सा है। इस पुस्तक में मैं यह चर्चा करने जा रहीं हूँ कि कैसे सही भोजन विकल्पों और कुछ स्वस्थ आदतों के साथ आपके बालों की अधिकांश समस्याओं को हल किया जा सकता है। जब आप सही बालों के पोषक तत्व खाते हैं और कुछ गुप्त हेयर रूटीन का पालन करते हैं, तो आपको चमकदार, स्मूथ, मजबूत और स्वस्थ बाल मिलते हैं। मैंने इस पुस्तक में कुछ व्यंजनों को भी शामिल किया है; सबसे अच्छी बात यह है कि, इन व्यंजनों का हर एक खाद्य सामग्री आपके बालों के विकास में योगदान देता है। वास्तव में, उनमें से कुछ मेरी मूल रेसिपीज हैं, मैं उन्हें बार-बार बनाती हूं, और वे मेरे नियमित आहार का हिस्सा हैं।

अगर आपने अपने बालों के लिए विभिन्न हेयर ट्रीटमेंट लेने से लेकर इंटरनेट पर ट्रेंडिंग हर हेयर मास्क लगाने तक की सभी कोशिशें की है और फिर भी सोच रहे हैं कि आपके बाल अभी भी स्वस्थ क्यों नहीं हैं? तो ***स्वस्थ बालों का राज़*** पुस्तक आपके लिए है।

ला फॉनसिएर

परिचय

बालों से संबंधित समस्याएं एक ऐसी चीज है जो हर कोई अपने जीवन में किसी न किसी समय पर अनुभव करता है। यह समस्याएं बालों के झड़ने, समय से पहले बालों के सफ़ेद होने या बालों की संपूर्ण गुणवत्ता से संबंधित हो सकती हैं। हमारे बाल कई कारणों से क्षतिग्रस्त हो सकते हैं। हमारी दिनचर्या हमारे बालों के स्वास्थ्य को प्रभावित करती है। हम क्या खाते हैं, हम कैसा महसूस करते हैं, हम अपने बालों की देखभाल कैसे करते हैं, ये सभी कारक हमारे बालों के स्वास्थ्य के साथ-साथ इसके विकास दर को भी प्रभावित करते हैं। अलग-अलग लोगों को बालों की अलग-अलग समस्याएं होती हैं, लेकिन इन समस्याओं के सटीक कारण क्या हैं? क्यों कुछ लोगों के बाल रूखे होते हैं, जबकि अन्य में स्प्लिट एंड्स की समस्याएँ होतीं हैं? क्यों कुछ लोग एक निश्चित लंबाई के बाद अपने बाल नहीं बढ़ा पाते? इनके अंतर्निहित कारण क्या हैं? आप अपने बालों के स्वास्थ्य और इसकी वृद्धि दर को कैसे प्रभावित कर सकते हैं? आप इन समस्याओं से स्थायी रूप से कैसे छुटकारा पा सकते हैं? कैसे आप मुलायम, रेशमी, मजबूत और स्वस्थ बाल पा सकते हैं, जिसके आप हमेशा सपने देखते हैं? इस पुस्तक में इन सभी सवालों के जवाब दिए जाएंगे। जब आप वास्तव में जान जाते हैं कि आप क्या गलत कर रहे हैं, तो आप इस पर काम कर सकते हैं। सतही रूप से अपने बालों की खामियों को छिपाने के बजाय मूल कारणों पर काम करना आपको अपने बालों की समस्याओं का स्थायी समाधान देगा।

यह पुस्तक बताएगी कि कैसे अपने आहार में सही बालों के पोषक तत्वों को शामिल करके और बालों की कुछ सरल देखभाल दिनचर्या का पालन करके, आप अपने बालों की समस्याओं पर नियंत्रण पा सकते हैं, और दुनिया के सबसे स्वस्थ और मजबूत बाल पा सकते हैं। इस पुस्तक में सर्दी, गर्मी और मानसून के मौसम के अनुकूलित जीवनशैली और आहार योजना भी शामिल है। आपको कुछ हेल्दी और स्वादिष्ट रेसिपी भी मिलेंगी जिनमें बालों के स्वास्थ्य के लिए हर अवयव का योगदान है।

यह पुस्तक आपकी सम्पूर्ण हेयर गाइड है जिसे आप हर जगह अपने साथ ले जा सकते हैं। जब भी संदेह हो, तो यह हेयर गाइड खोलें और देखे आपके बालों की समस्या के लिए आपको क्या करने की आवश्यकता है और आप दुनिया को हिलाने के लिए तैयार हैं।

1

बालों के बारे में सब कुछ

1. बालों के बारे में सब कुछ

बालों की संरचना, बालों का रंग, और बालों का विकास

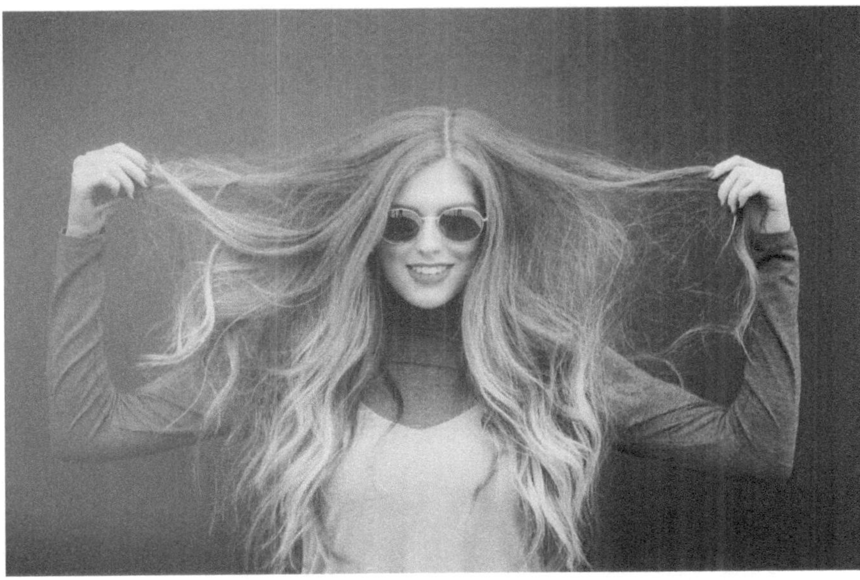

बालों के बारे में सब कुछ - बालों की संरचना, बालों का रंग, और बालों का विकास

आपके बाल आपके लिए क्या मायने रखते हैं? संभवतः यह आपकी सबसे सुन्दर एवं प्रभावशाली सम्पति है! बालों एवं सुंदरता का गहरा रिश्ता है। बाल महिलाओं और पुरुषों की परिभाषित विशेषताओं में से एक हैं। कुछ लोगों के लिए, उनके बाल व्यक्तिगत अभिव्यक्ति का एक रूप होते हैं। आपने देखा होगा कि जिस दिन आपके बाल अच्छे लगते हैं, उस दिन आप बहुत आत्मविश्वास महसूस करते हैं। आपको स्वाभाविक रूप से लगता है कि मैं आज दुनिया जीत सकती हूँ, क्योंकि आज मेरे बाल चमकदार, और अद्भुत लग रहे हैं! स्वस्थ बाल आत्मविश्वास को बढ़ावा देते हैं जबकि खराब बाल वास्तव में मूड और उत्साह को ख़राब कर देते हैं।

इस पुस्तक में, मैं बालों से जुड़े सभी कारकों पर चर्चा करूंगी, क्या खाद्य पदार्थ और कारक आपके बालों को सकारात्मक या नकारात्मक रूप से प्रभावित करते हैं, और बालों की समस्याओं के उपाय क्या हैं? लेकिन पहले, आइए देखें कि वास्तव में बाल किससे बने हैं और यह कैसे काम करते है?

बालों की संरचना

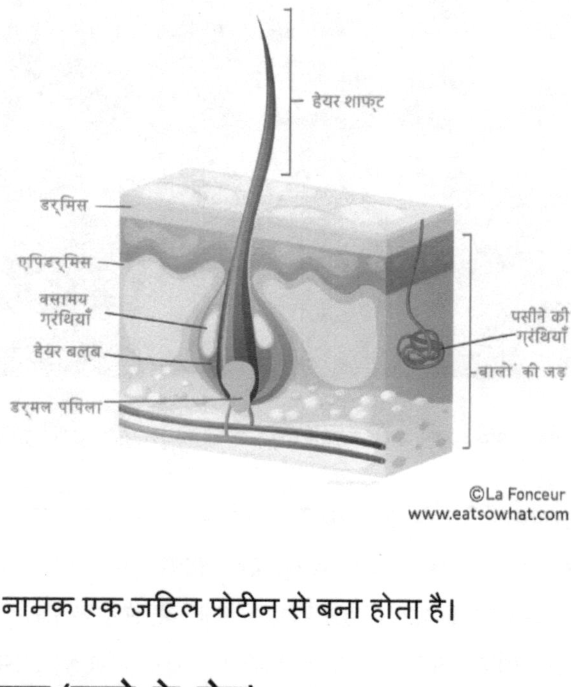

बाल कैरेटिन नामक एक जटिल प्रोटीन से बना होता है।

हेयर फॉलिकल (बालो के रोम)

त्वचा की डर्मिस परत में पाए जाने वाले रोमकूप से बाल उगते हैं; इन रोमों को बालों के रोम कहा जाता है, सरल शब्दों में, त्वचा के नीचे के बालों के हिस्से को हेयर फॉलिकल (बालो के रोम) कहा जाता है।

हेयर शाफ्ट

बालों के जिस भाग को आपकी खोपड़ी (स्कैल्प) के ऊपर देखा जा सकता है, उसे हेयर शाफ्ट कहा जाता है। हेयर शाफ्ट तीन परतों से मिलकर बनता है: क्युटिकल (छल्ली), कोर्टेक्स (प्रांतस्था) और मेड्युला (मज्जा)।

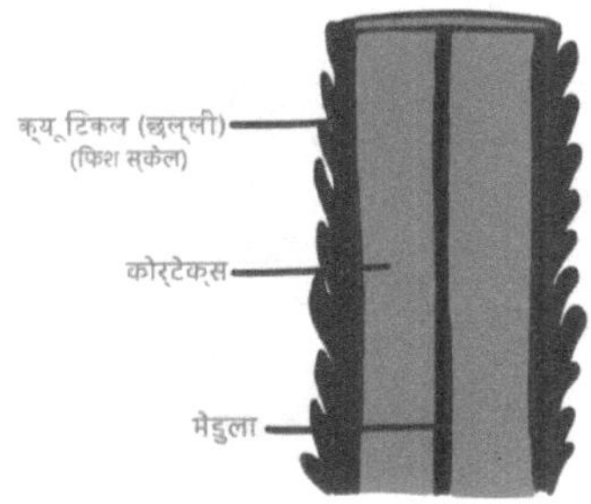

क्यूटिकल (छल्ली): क्युटिकल बालों की बाहरी सबसे सुरक्षात्मक परत होती है जिसमें मछलियों की त्वचा (फिश स्केल) जैसी कोशिकाएं होती हैं जो एक दूसरे पर ओवरलैप करती हैं। ये कोशिकाएं कोर्टेक्स, बालों के आंतरिक संरचना को नुकसान से बचाती हैं। यह हेयर फाइबर की नमी को भी नियंत्रित करती है।

क्युटिकल आपके बालों को चमक देती है और अंदरूनी परतों को नुकसान से बचाती है। हालांकि, अत्यधिक गर्मी, रासायनिक अति-प्रसंस्करण और मौसम परिवर्तन बालों की सुरक्षात्मक छल्ली परत को नुकसान पहुँचा सकते हैं, जिससे बालों की अखंडता प्रभावित होती है।

कोर्टेक्स: मध्य परत, कोर्टेक्स बालों का मुख्य घटक है। इसमें लंबी कैरेटिन चेन होती है जो बालों को घनत्व, मजबूती और इलास्टिसिटी देती है। आपके कोर्टेक्स का स्वास्थ्य मुख्य रूप से इस बात पर निर्भर करता है कि क्युटिकल कितनी अच्छी तरह से इसकी रक्षा कर रही है।

कॉटेक्स में मेलेनिन नामक पिगमेंट होता है। मेलेनिन बालों को अपना प्राकृतिक रंग देने के लिए जिम्मेदार पिगमेंट है। हेयर कलरिंग, रिलैक्सिंग, थर्मल स्टाइलिंग और अन्य आक्रामक उपचारों से कोर्टेक्स परत में अस्थायी या स्थायी बदलाव होते हैं।

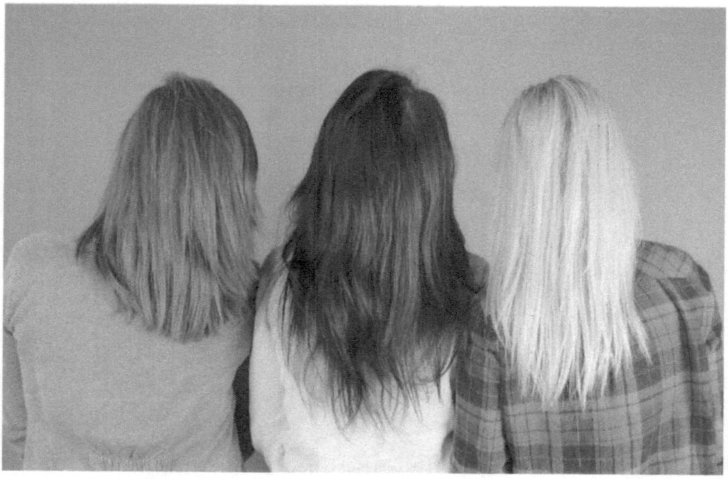

बालों के विभिन्न रंगो का कारण

हेयर कोर्टेक्स परत में दो प्रकार के मेलेनिन पाए जाते हैं:

एउमेलेनिन काले और भूरे बालों के रंग के लिए जिम्मेदार है।
फिओमेलेनिन सुनहरे, लाल और पीले बालों के रंग के लिए जिम्मेदार है।

ग्रे या सफेद बाल कोर्टेक्स परत में मेलेनिन पिगमेंट की अनुपस्थिति के कारण होता है, जो उम्र या अन्य कारकों के कारण हो सकता है।

मेडुला: हेयर शाफ्ट की अंतरतम परत, मेडुला एक अनाकार और गोल कोशिका से बना होता है। यह परत आम तौर पर अनुपस्थित होती है, विशेष रूप से सुनहरे और पतले बालों के भीतर और सामान्य रूप से मोटे, और गहरे बालों में मौजूद होती है।

यह सब हेयर शाफ्ट के बारे में था, बालों का वह हिस्सा जो आपकी खोपड़ी के ऊपर देखा जा सकता है। अब देखते हैं कि त्वचा के नीचे क्या होता है।

तीव्र जैव रासायनिक और चयापचय गतिविधि जो एपिडर्मिस के नीचे विकसित होती है, बालों के विकास के लिए जिम्मेदार है।

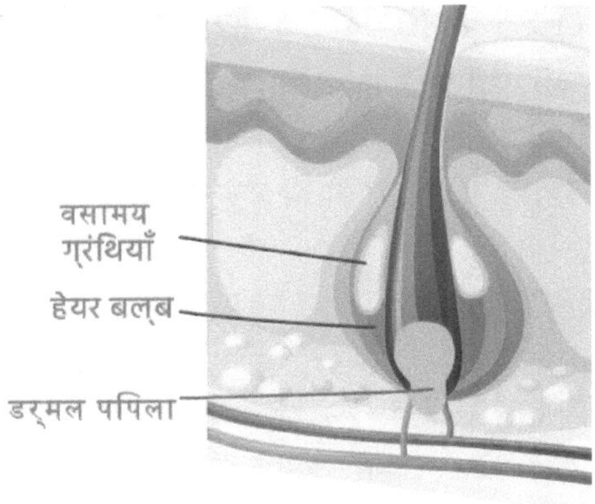

हेयर बल्ब

हेयर बल्ब में स्टेम कोशिकाएं होती हैं जो बालों के शाफ्ट का निर्माण करने वाले नए रोम छिद्रों को विभाजित और विकसित करती हैं। हेयर बल्ब में कोन के आकार का डर्मल पपिला होता है, जिसमे रक्त की आपूर्ति और नसें होती हैं जो कोशिकाओं को पोषण देती हैं और बालों को पोषक तत्व पहुंचाती हैं।

वसामय ग्रंथियाँ (सिबेसियस ग्लैंड्स)

बालों के रोम से जुड़ी सिबेसियस ग्रंथियां या तेल ग्रंथियां एक तैलीय या मोमी स्राव छोड़ती हैं जिसे सीबम (sebum) कहा जाता है जो बालों को चिकना और जलरोधी करता है। सीबम आपके बालों को एक प्राकृतिक चमक देता है और इसे बैक्टीरिया से बचाता है। मोटे बालों में अधिक संख्या में वसामय ग्रंथियां होती हैं।

बालों के विकास का चक्र

अलग-अलग लोगों में बालों की वृद्धि दर अलग-अलग होती है; यह उम्र, बालों के प्रकार और बालों के स्वास्थ्य पर निर्भर करता है। बाल हर महीने औसतन लगभग आधा इंच (1.25 सेमी) बढ़ता है; इसका मतलब है प्रति वर्ष लगभग 6 इंच। हर बाल किसी भी समय विकास चक्र के एक अलग चरण में हो सकता है।

आइए देखें कि ये चरण क्या हैं और ये कितने समय तक चलते हैं।

ऐनाजन (वृद्धि चरण)

अवधि: 2-3 वर्ष (अधिकतम 7 वर्ष)
ऐनाजन बालों के रोम (हेयर फॉलिकल) का सक्रिय वृद्धि चरण है जिसके दौरान बालों की जड़ में कोशिका तेजी से विभाजित होती है, जिससे एक नया बाल बनता है। आमतौर पर 90-95% हेयर फॉलिकल ऐनाजन चरण में होते हैं। बाल इस वृद्धि के चरण में दो से सात साल तक रहते हैं।

कैटजन (परिवर्तनकाल या आवर्ती चरण)

2-3 सप्ताह (लगभग 20 दिन)
कैटजन चरण बालों का एक छोटा परिवर्तनकाल है। यह ऐनाजन चरण के अंत का संकेत देता है, जिसके दौरान विकास रुक जाता है और हेयर फॉलिकल सिकुड़ जाता है, बाहरी जड़ म्यान बालों की जड़ से जुड़ जाता है और डर्मल पपिला से अलग हो जाता है। यह अंत में एक उभार बनाता है, जिसे क्लब हेयर के रूप में जाना जाता है। कैटजेन चरण लगभग 2-3 सप्ताह तक रहता है और सभी बालों का लगभग 1-2% कैटजेन चरण में होता है।

टेलोजन (आराम चरण)

2-3 महीने (लगभग 100 दिन)
टेलोजन चरण वह आराम चरण है जिसके दौरान हेयर फॉलिकल पूरी तरह से आराम में होता है, और हेयर फॉलिकल का अंतिम उत्पाद, क्लब हेयर पूरी तरह से बन जाता है। क्लब हेयर एक मृत, पूरी तरह से केराटिनाइज्ड बाल होता हैं, और यदि आप टेलोजन चरण में एक बाल बाहर निकालते हैं, तो आप इसके जड़ में एक ठोस, सूखे, सफेद उभार को देखेंगे। यह चरण लगभग 100 दिनों तक रहता है, और लगभग 10-14% बाल किसी भी समय टेलोजन चरण में होते हैं।

एक्सोजन (बाल के गिरने का चरण)

इस चरण में खोपड़ी से क्लब हेयर की विदाई की विशेषता है, जिसके परिणामस्वरूप बाल गिर जाता है। एक्सोजन चरण में प्रतिदिन 100-150 बाल झड़ते हैं। कुछ भी जो बालों के विकास चक्र को बाधित करता है, जैसे कि हेयर रिलैक्सिंग, रंग, और अत्यधिक गर्मी के कारण अधिक बाल टेलोजेन चरण में प्रवेश कर सकते हैं, फिर कुछ महीनों में बाल एक्सोजन चरण में प्रवेश करते हैं, और अधिक मात्रा में बाल झड़ते हैं।

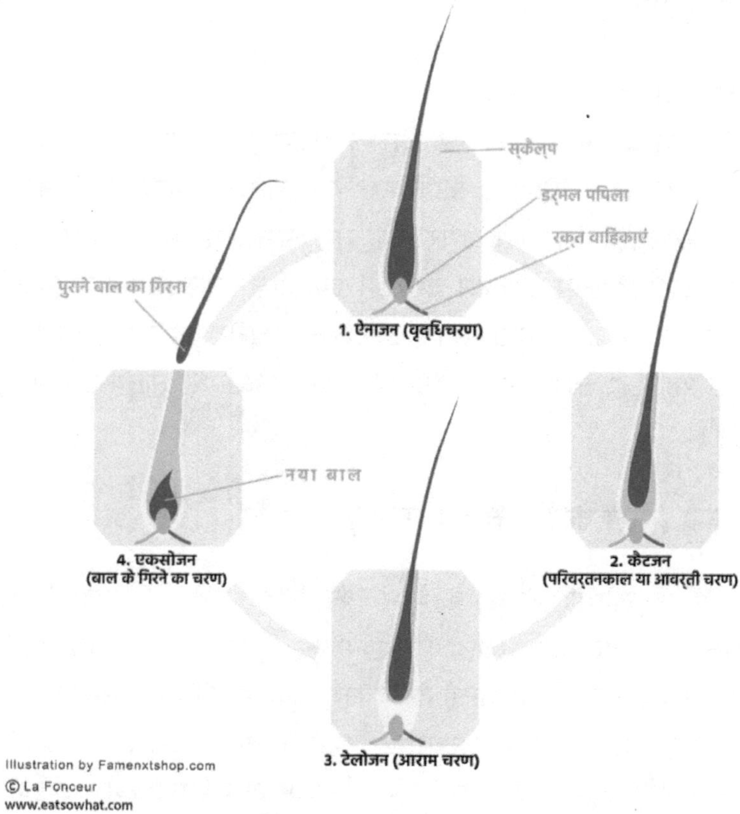
स्कैल्प
डर्मल पपिला
रक्त वाहिकाएं
पुराने बाल का गिरना
1. ऐनाजन (वृद्धिचरण)
नया बाल
4. एकसोजन
(बाल के गिरने का चरण)
2. कैटजन
(परियर्तनकाल या आवर्ती चरण)
3. टेलोजन (आराम चरण)
Illustration by Famenxtshop.com
© La Fonceur
www.eatsowhat.com

हेयर ग्रोथ साइकिल

2. स्वस्थ बालों के लिए 10 सबसे महत्वपूर्ण पोषक तत्व

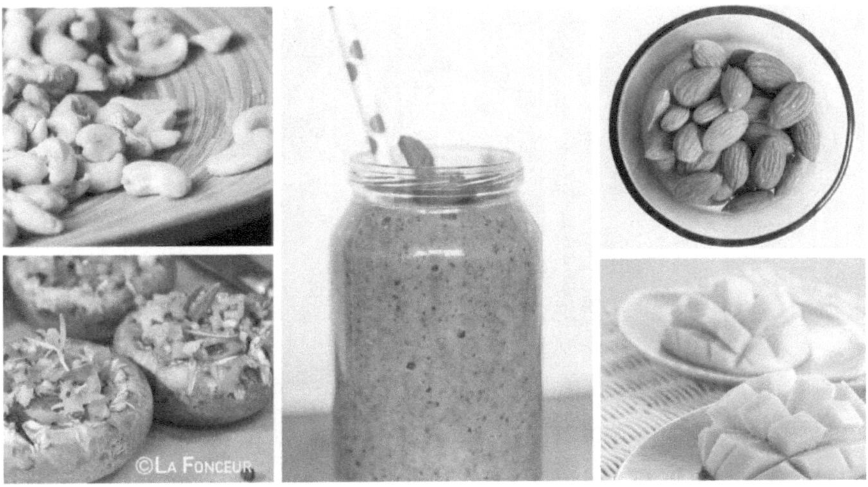

स्वस्थ बालों के लिए 10 सबसे महत्वपूर्ण पोषक तत्व

जी हाँ, बालों के झड़ने की समस्या के साथ साथ बालों की अन्य अधिकांश समस्याओं का हल स्वस्थ आहार हो सकता है। आहार जिसमे पोषक तत्वों की कमी हो वो रूखे, कमजोर और खुरदरे बालों का कारण हो सकता है। खुरदरे और आसानी से टूट जाने वाले बाल आयरन की कमी वाले एनीमिया का संकेत हो सकते हैं। विटामिन बी12 की कमी से समय से पहले बाल सफ़ेद हो सकते है। आपके आहार में प्रोटीन की कमी बालों के झड़ने को बढ़ावा देती है।

अपने आहार में सही पोषक तत्वों के साथ, आप अपने बालों की गुणवत्ता को बेहद प्रभावित कर सकते हैं। स्वस्थ आहार रेशमी, चमकदार, दीप्तिमान, और घने बालों की कुंजी है।

आपके आहार में शामिल करने के बालों के लिए 10 सबसे महत्वपूर्ण पोषक तत्व जो लाभ प्रदान कर सकते हैं:

1. प्रोटीन

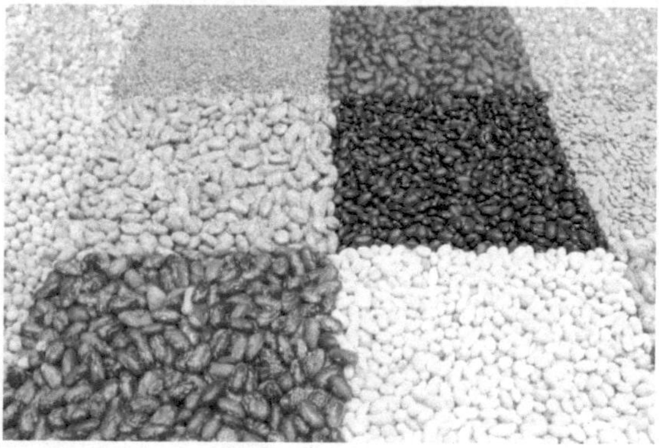

स्वस्थ और मजबूत बालों के लिए पर्याप्त प्रोटीन का सेवन आवश्यक है। प्रोटीन बालों के विकास को बढ़ावा देता है क्योंकि बाल ज्यादातर कैरेटिन नामक प्रोटीन से बने होते हैं। प्रोटीन युक्त आहार शरीर को कैरेटिन का उत्पादन करने में मदद करता है, जो बालों की संरचना के लिए मूलभूत है। जब कैरेटिन कमजोर हो जाता है, तो बाल रूखे और कमजोर हो जाते हैं। बालों को झड़ने से रोकने के लिए उच्च प्रोटीन और आयरन युक्त आहार खाना चाहिए।

2. आयरन

आयरन की कमी से एनीमिया हो सकता है, जो पुरुषों या महिलाओं में बालों के झड़ने का एक प्रमुख कारण है। पर्याप्त आयरन के बिना, शरीर लाल रक्त कोशिकाओं में पर्याप्त हीमोग्लोबिन का उत्पादन नहीं कर सकता। हीमोग्लोबिन लाल रक्त कोशिकाओं का मुख्य हिस्सा है और ऑक्सीजन को शरीर में हर कोशिकाओं तक पहुँचाने का काम करता है। रक्त में हीमोग्लोबिन शरीर में कोशिकाओं की मरम्मत और विकास के लिए फेफड़ों से

ऑक्सीजन लेता है, इनमें बालों के विकास को प्रोत्साहित करने और बनाए रखने के लिए जिम्मेदार कोशिकाएं भी शामिल हैं।

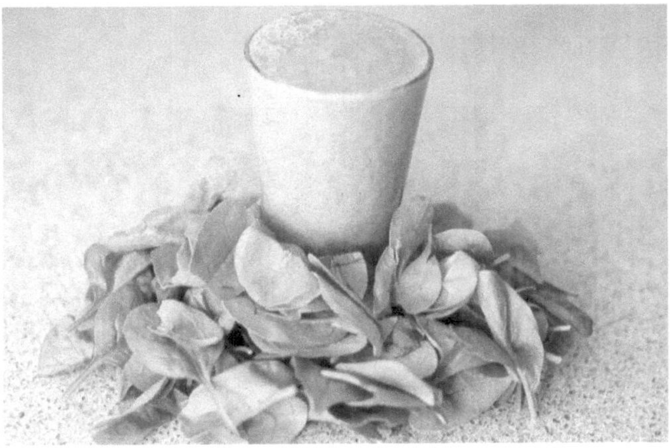

विटामिन सी के सेवन से नॉन-हीम आयरन का शरीर में अवशोषण बढ़ जाता है। आयरन के अवशोषण को बढ़ाने के लिए नॉन-हीम आयरन वाले खाद्य पदार्थों को विटामिन सी (उदाहरण के लिए, एक गिलास नींबू का रस, संतरा, या जामुन) के साथ सेवन करें।

एनीमिया से छुटकारा पाने के 10 पावर फूड्स पढ़ें पिछली किताब में ईट सो व्हॉट! द पॉवर ऑफ़ वेजटेरियनिस्म वॉल्यूम 2 (मिनी एडिशन)।

3. विटामिन बी12

विटामिन बी12 या कोबालामिन, पानी में घुलनशील आवश्यक विटामिन में से एक है। विटामिन बी12 की कमी से बाल समय से पहले सफ़ेद हो सकते हैं। विटामिन बी12 डीएनए संश्लेषण में एक सहायक कारक है। फैटी एसिड और अमीनो एसिड के मेटाबोलिज्म के लिए शरीर को विटामिन बी12 की आवश्यकता होती है। यह लाल रक्त कोशिका के उत्पादन में मदद करता है और नए बालों की कोशिकाओं के उत्पादन के लिए जिम्मेदार है। विटामिन बी12 की कमी से एनीमिया हो सकता है, जो बालों के विकास की प्रक्रिया को प्रभावित

करता है और बालों के झड़ने का एक प्रमुख कारण है। अगर आप खाने में विटामिन बी12 का सेवन बढ़ा दे तो विटामिन बी12 की कमी के कारण होने वाली बालों की समस्या जैसे समय से पहले बाल सफ़ेद होना या बाल गिरना को रोका एवम इसका असर पलटा जा सकता है।

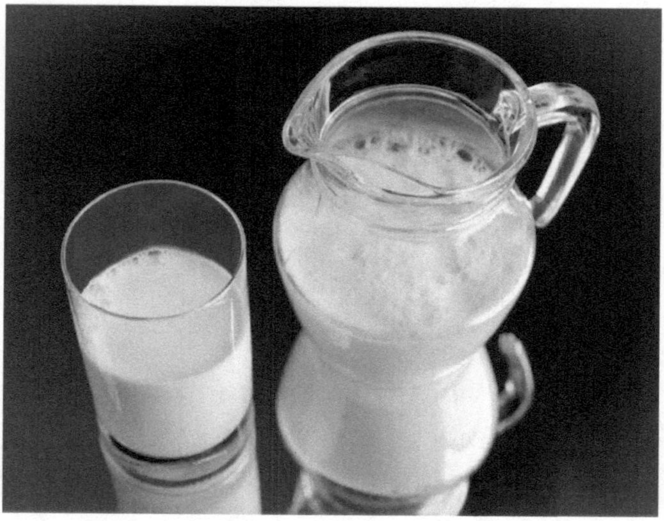

शाकाहारियों के लिए विटामिन बी12 की कमी से बचने के शीर्ष 10 खाद्य पदार्थ पढ़ें पिछली किताब में ईट सो व्हॉट! द पॉवर ऑफ़ वेजटेरियनिस्म वॉल्यूम 2 (मिनी एडिशन)।

4. विटामिन डी

शोध से पता चलता है कि जिन लोगों के बाल झड़ने की समस्या नहीं है, उनकी तुलना में बालों के झड़ने की समस्या वाले लोगों में विटामिन डी का स्तर बहुत कम होता है। विटामिन डी की कमी से बालों के झड़ने और बालों की अन्य समस्याएं हो सकती हैं। विटामिन डी नए और पुराने हेयर फॉलिकल्स को बढ़ने के लिए उत्तेजित करता है।

अगर शरीर में पर्याप्त मात्रा में विटामिन डी न हो तो बालों का विकास रुक सकता है। त्वचा को सूर्य के प्रकाश के पराबैंगनी किरणों (अल्ट्रावॉइलेट रेज़) के

संपर्क में ला कर विटामिन डी का शरीर द्वारा संश्लेषित किया जा सकता है। प्रतिदिन सुबह-सुबह 10-15 मिनट धूप में निकलें।

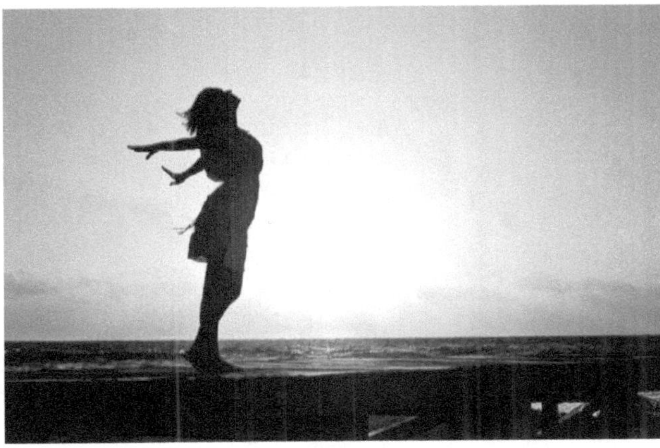

5. ओमेगा-3 फैट्स

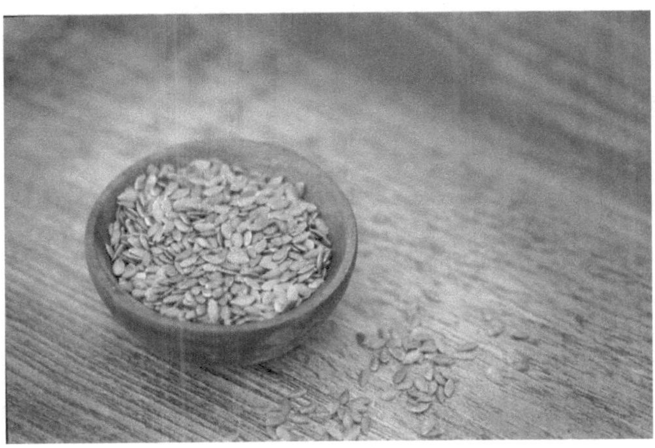

ओमेगा-3 फैट्स सूजन और शुष्क परतदार सिर की त्वचा को कम करते हैं, बालों को पोषण देते हैं, और स्वस्थ बालों को बढ़ावा देते हैं। शरीर में ओमेगा-3 फैटी एसिड्स की कमी से रूखे, अपारदर्शी और कमजोर बाल हो सकते हैं, जो रूसी का कारण बन सकते हैं। ओमेगा-3 फैट्स हेयर फॉलिकल्स को मॉइस्चराइज करते है जो आपके बालों में इलास्टिसिटी, और चमक देता हैं।

ओमेगा-3 और ओमेगा-6 फैटी एसिड्स से भरपूर आहार बालों का झड़ना कम करते हैं और बालों का घना बनाते हैं।

6. जिंक

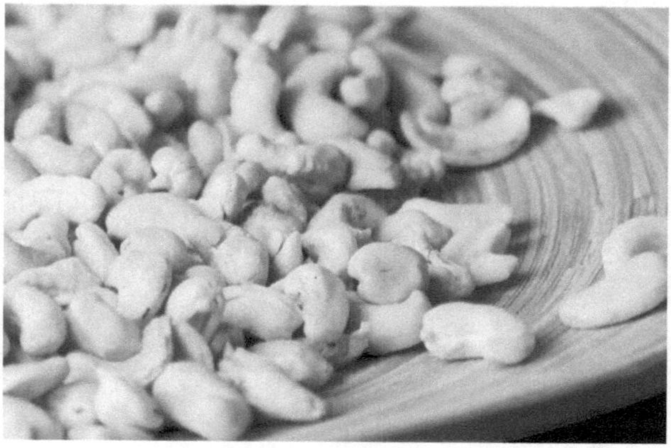

टिश्यू की मरम्मत और बालों के विकास में जिंक एक महत्वपूर्ण भूमिका निभाता है। एलोपेसिया (गंजापन) जिंक की कमी का संकेत है।, डायहाइड्रोटेस्टोस्टेरोन हार्मोन गंजेपन के लिए जिम्मेदार है, जिंक टेस्टोस्टेरोन के डायहाइड्रोटेस्टोस्टेरोन (DHT) हार्मोन में परिवर्तन को रोकता है। जिंक सीबम का उत्पादन करने के लिए भी आवश्यक है, जो सिर द्वारा स्रावित प्राकृतिक तेल है जो बालों को रेशमी रखने और बालों के रोम को मजबूत करने में मदद करता है। जिंक की कमी से बाल ड्राई हो सकते हैं और यहां तक कि बालों का झड़ना भी हो सकता है। बीन्स और दाल जिंक के अच्छे स्रोत हैं। इनको हमेशा रात में भिगो के ही खाये क्योंकि इनमे फाइटिक एसिड होता है जो जिंक के अवशोषण को कम करता है। इन खाद्य पदार्थों को भिगोने से उनमें मौजूद फाइटिक एसिड कम हो जाते हैं।

7. बायोटिन

बायोटिन पानी में घुलनशील विटामिन B7 है और इसे विटामिन H या कोएंजाइम R के नाम से भी जाना जाता है। बालों का झड़ना और बालों का

पतला होना बायोटिन की कमी के लक्षण हैं। बायोटिन एक कोएंजाइम है जो कार्बोहाइड्रेट और वसा के मेटाब्रोलिज्म में शामिल एंजाइम गतिविधि को बढ़ाता है, बालों के टिश्यू के विकास को प्रभावित करता है। बायोटिन प्रोटीन संश्लेषण में शामिल एमिनो एसिड्स को प्रभावित करता है, जो आपके बालों के स्वास्थ्य में मदद करते है। बायोटिन बालों के विकास को प्रभावित करता हैं और आपके बालों को मोटाई और मजबूती प्रदान करता हैं।

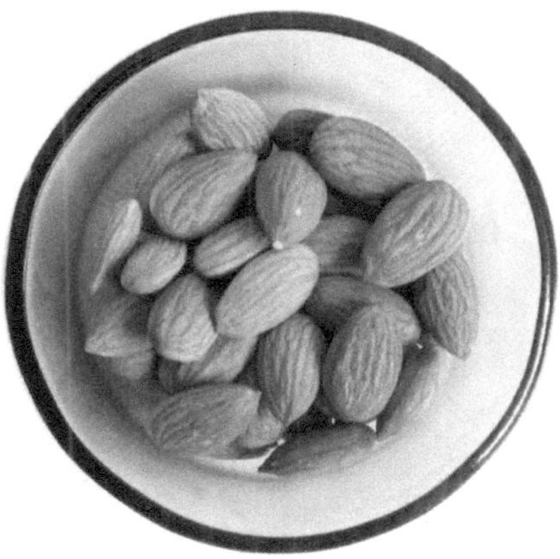

8. सेलेनियम

सेलेनियम एक आवश्यक ट्रेस तत्व है जिसका अर्थ है कि शरीर इसे संश्लेषित नहीं कर सकता है, इसलिए आपको इसे आहार स्रोत के माध्यम से ही लेना होगा। 35 से अधिक प्रोटीन के संश्लेषण में सेलेनियम एक महत्वपूर्ण भूमिका निभाता है। सेलेनियम की कमी बचपन या प्रारंभिक वयस्कता के दौरान बालों के झड़ने के कारणों में शामिल है। सेलेनियम युक्त खाद्य पदार्थ खाने से समय से पहले होने वाले सफ़ेद बाल, रूसी और सूखी खोपड़ी में सुधार होता है और स्वस्थ बालों के विकास को बढ़ावा मिलता है। सेलेनियम स्रोत: बीन्स, मशरूम, नट्स, और सीड्स।

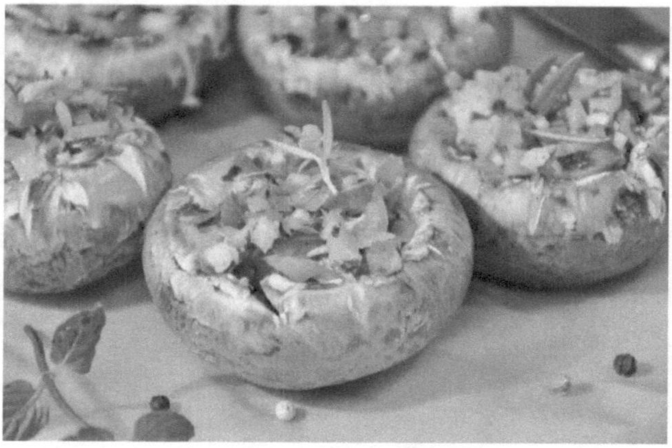

9. विटामिन ई

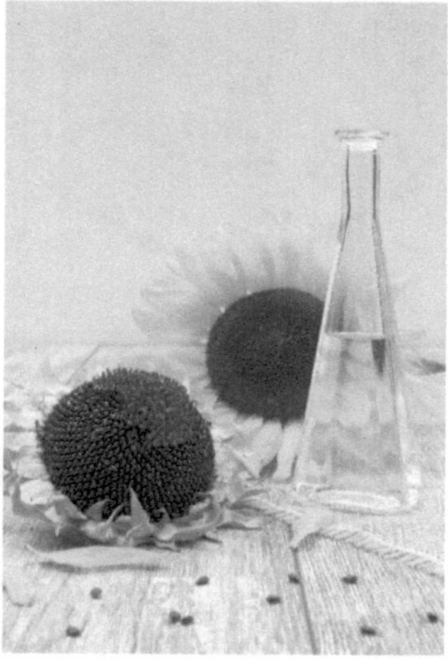

विटामिन ई सिर की त्वचा के स्वास्थ्य को बनाए रखने के लिए जिम्मेदार है। इसमें प्राकृतिक एंटीऑक्सिडेंट प्रभाव होते हैं जो फ्री रेडिकल्स से लड़ते हैं। यह इंफ्लामेशन (प्रदाह) को कम करता है जो हेयर फॉलिकल्स के टूटने का कारण है, अतः बालों को झड़ने से रोकता हैं, और बालों के स्वास्थ्य को बनाए रखता है। विटामिन ई बालों में नमी बनाए रखता है, और आपको चमकदार, मजबूत, स्वस्थ बाल देता है।

10. विटामिन ए

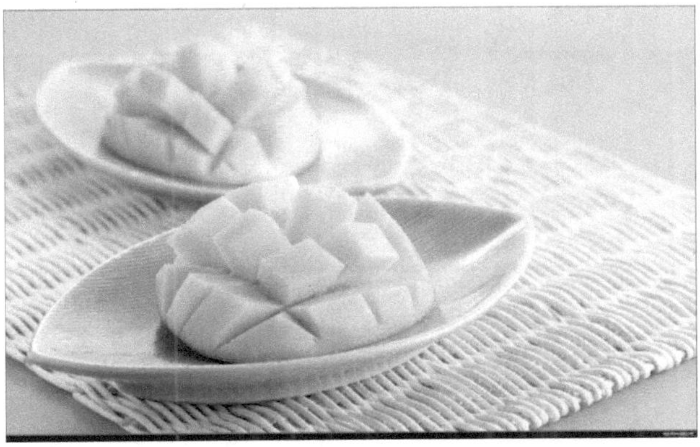

स्वस्थ बालों के लिए विटामिन ए आवश्यक है। विटामिन ए बालों की कोशिकाओं की मरम्मत के लिए आवश्यक है। विटामिन ए त्वचा की ग्रंथियों को सीबम का उत्पादन करने में भी मदद करता है। सीबम वो प्राकृतिक तेल है जो सिर की त्वचा (स्कैल्प) को नमीयुक्त और बालों को स्वस्थ रखने के लिए जिम्मेदार है। यह विटामिन बालों को पोषण देता है, बालों के विकास को प्रोत्साहित करता है और शुष्क, भंगुर बालों को रोकता है। हालांकि, विटामिन ए की बहुत अधिक मात्रा बालों के झड़ने में योगदान कर सकती है।

निष्कर्ष

खराब आहार समग्र बाल स्वास्थ्य को प्रभावित करता है। बालों के लिए महत्वपूर्ण पोषक तत्वों की कमी से बाल टूटने की समस्या और पतले बाल पैदा हो सकते हैं। समय से पहले बाल सफ़ेद होना और बालों का झड़ना एनीमिया, विटामिन बी12 एवं विटामिन डी की कमी, शरीर में कम सेलेनियम और जिंक के स्तर का संकेत हो सकता है। अगर आप कमी वाले विटामिन और खनिजों का सेवन बढ़ा दें तो पोषक तत्वों की कमी से झड़ने वाले बाल प्रतिवर्ती हैं।

3. बालों के लिए 10 सबसे खराब खाद्य पदार्थ जिनसे आपको बचना चाहिए

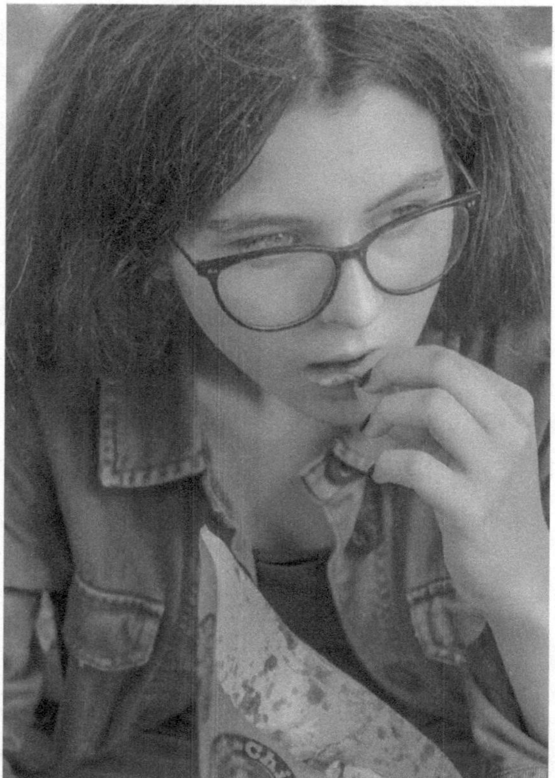

बालों के लिए 10 सबसे खराब खाद्य पदार्थ जिनसे आपको बचना चाहिए

आपके बालों को बेहतरीन दिखने के लिए अच्छे शैम्पू और कंडीशनर के अल्वा कहीं अधिक देखभाल की आवशयकता होती है। आप जो भी खाते हैं उससे आपके बाल प्रभावित होते हैं। आपके बाल बताते हैं कि

आप अपने शरीर को कितना अच्छा या खराब आहार दे रहे हैं। खराब आहार से बालों को नुकसान हो सकता है या आपके बाल रूखे, कमजोर और पतले हो सकते हैं। बेशक, कई अन्य जीवनशैली विकल्प जैसे धूम्रपान करना और बालों में तेल लगाना भी आपके बालों के स्वास्थ्य को प्रभावित करने में एक महत्वपूर्ण भूमिका निभाते हैं, लेकिन पोषक तत्वों से भरपूर खाद्य पदार्थ खाने से और जो बालों को नुकसान पहुँचाये उनसे बचने से, आप अपने बालों के विकास, घनत्व और उसके चमक को प्रभावित कर सकते हैं।

नीचे दिए बालों के लिए 10 सबसे खराब खाद्य पदार्थों से आपको बचना चाहिए:

1. चीनी

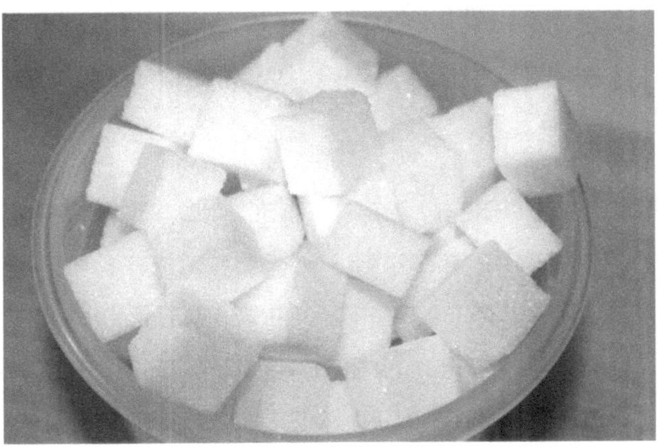

चीनी आपके बालों के लिए अच्छी नहीं है; यह इन्फ्लामेशन को बढ़ावा देता है। ज्यादा चीनी का सेवन रक्त शर्करा के स्तर को बढ़ाता है, जिससे इंसुलिन और एण्ड्रोजन की एक स्पाइक बनती है, जो बालों के रोम से बंधती है और संभवतः बालों के झड़ने में तेजी लाती है। इसका मतलब यह नहीं है कि आपको चीनी पूरी तरह से बंद करने की आवश्यकता है; यह आमतौर पर उन लोगों में देखा जाता है, जिनमें लंबे समय तक इंसुलिन का उच्च स्तर होता है। लंबे समय तक, जब ज्यादा चीनी का

सेवन लगातार इन्फ्लामेशन को बढ़ाता है, तो इससे प्रतिरक्षा प्रणाली प्रभावित होती है जो समग्र रूप से बालों के स्वास्थ्य को प्रभावित करता है। यदि आप मीठे के शौकीन हैं तो अपने आहार में ताज़े फलों को शामिल करें क्योंकि वे आपके मीठे की लालसा को पूरा करने के साथ-साथ आपके शरीर को पोषण देते हैं।

2. शराब

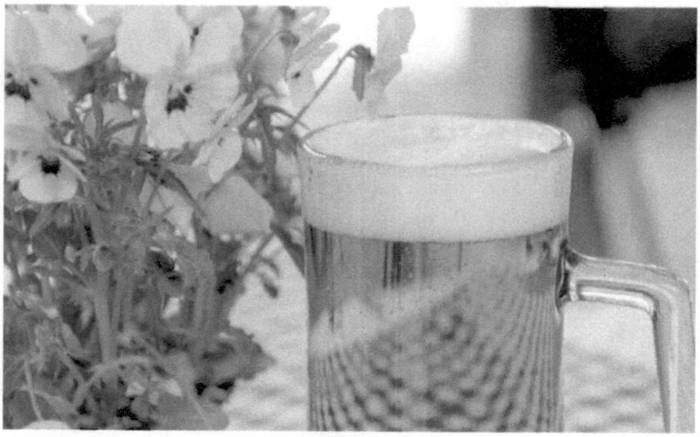

स्पिरिट, बीयर और वाइन सहित कोई भी मादक पेय जिंक के मेटाबोलिज्म में हस्तक्षेप करता है और शरीर में जिंक के स्तर में कमी का कारण बनता है। जिंक एक महत्वपूर्ण खनिज है जो आपके बालों के विकास में महत्वपूर्ण भूमिका निभाता है। जब शरीर में जिंक का स्तर बहुत कम होता है, तो इससे बालों का विकास रुक जाता है, और बालों का गिरना शुरू हो जाता है। शराब आपको डीहाइड्रेट करती है और आपके बालों को भी रुखा, कमजोर और टूटने के लिए अधिक प्रवण बनाती है।

3. स्टार्चयुक्त भोजन

केक, व्हाइट ब्रेड, और पास्ता जैसे खाद्य पदार्थों में स्टार्च होता है। संसाधित स्टार्च शरीर में चीनी में जल्दी से टूट जाते हैं और बालों के पतले होने का कारण बनते हैं। शोध से यह भी पता चला है कि

स्टार्चयुक्त भोजन एण्ड्रोजन के स्तर को बढ़ा सकता है, विशेष रूप से एक एंड्रोजेन जिसे डायहाइड्रोटेस्टोस्टेरोन (DHT) कहा जाता है, जो बालों के विकास चक्र को छोटा कर सकता है और हेयर फॉलिकल्स को पतला बना सकता है। इसलिए, इस तरह के खाद्य पदार्थ केवल अल्प मात्रा में खाने चाहिए और जब भी संभव हो चोकरयुक्त गेहूं खाने चाहिए।

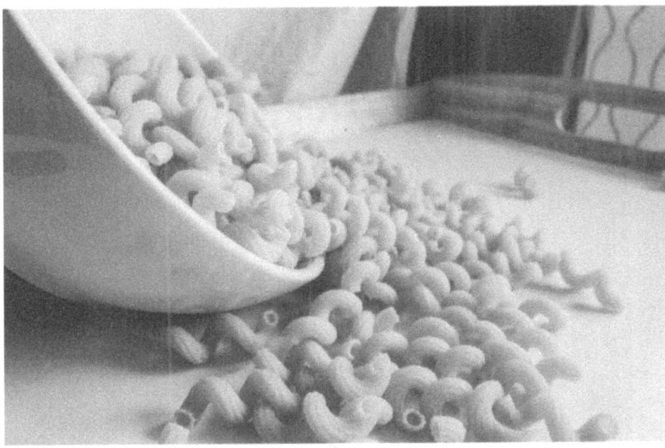

4. नमक

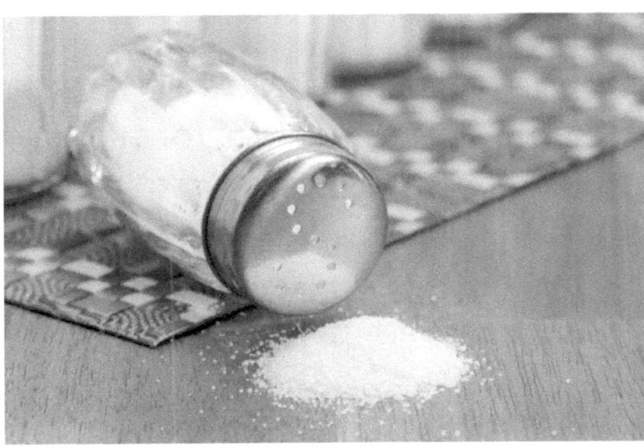

नमक का सेवन मध्यम मात्रा में करना चाहिए। अत्यधिक मात्रा में नमक लेने के दुष्प्रभाव न केवल गुर्दे की समस्याओं और उच्च रक्तचाप तक सीमित हैं, बल्कि यह आपके बालों पर भी कहर बरपा सकता है।

नमक को बालों के लिए हानिकारक माना जाता है क्योंकि इसमें सोडियम होता है जिसका अपना दुष्प्रभाव है। इसलिए, हमेशा कम सोडियम और कम नमक वाले आहार का विकल्प चुनें। आपको समुद्री नमक का सेवन करना चाहिए जो नमक का दूसरा रूप है जिसमें 26 खनिज होते हैं जो आपके बालों को बेहतर चमक, मोटाई और ताकत देते हैं क्योंकि यह स्कैल्प में रक्त परिसंचरण को तेज करते हैं जो बालों के विकास को बढ़ाते हैं।

5. डाइट सोडा

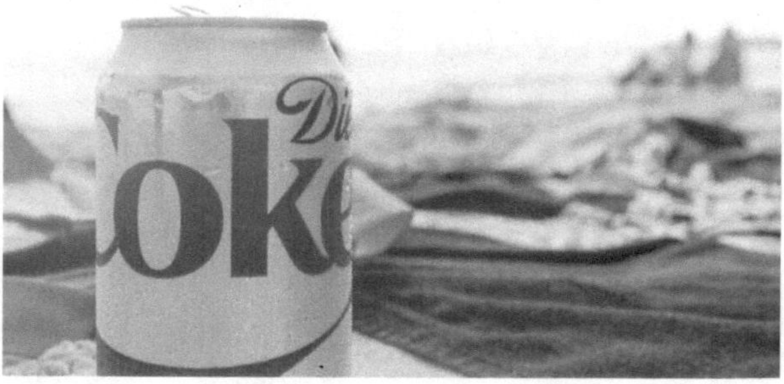

डाइट सोडा में एसपारटेम जैसे कृत्रिम स्वीटनर होते हैं, जो आपके बालों के लिए अच्छा नहीं है। एसपारटेम बालों के झड़ने का कारण बन सकता है। न केवल बालों के लिए बुरा है, बल्कि एस्पार्टेम अवसाद, गठिया, नपुंसकता और सूजन का भी कारण बन सकता है। इस तरह के पेय से पूरी तरह दूर रहने से आपके बाल चमकदार और स्वस्थ रहेंगे। आप हाइड्रेटेड रहने के लिए डाइट सोडा से प्राकृतिक स्वस्थ पेय पर स्विच कर सकते हैं।

6. जिंक और आयरन की कमी

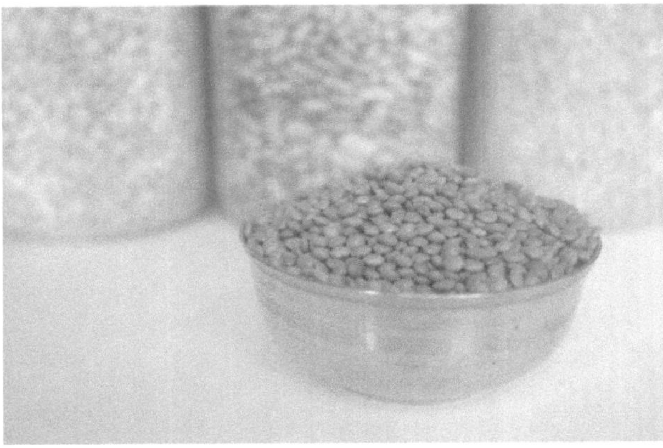

जिंक बालों के विकास और मरम्मत में महत्वपूर्ण भूमिका निभाता है। जिंक डीएचटी हार्मोन को रोकता है, डीएचटी गंजेपन (एलोपेसिया) का कारण बनता है। जिंक सीबम का उत्पादन करने के लिए भी आवश्यक है, जो खोपड़ी द्वारा स्रावित प्राकृतिक तेल है जो बालों को स्वस्थ रखने और बालों के रोम को मजबूत करने में मदद करता है। जिंक की कमी से बाल रूखे हो सकते हैं और यहां तक कि बालों का झड़ना भी शुरू हो सकता है।

आयरन की कमी का मतलब है कि आपका शरीर आपके रक्त में पर्याप्त हीमोग्लोबिन का उत्पादन नहीं कर सकता है। यह लाल प्रोटीन कोशिकाओं के विकास और मरम्मत के लिए रक्त में ऑक्सीजन के परिवहन के लिए जिम्मेदार होता है, जिसमें वो कोशिकाएं भी शामिल हैं जो बालों के विकास को प्रोत्साहित करती हैं। आयरन की कमी से बाल झड़ सकते हैं।

7. अपर्याप्त प्रोटीन

स्वस्थ और मजबूत बालों के लिए पर्याप्त प्रोटीन का सेवन महत्वपूर्ण है। प्रोटीन बालों के विकास को बढ़ावा देता है क्योंकि बालों के रोम प्रोटीन

कैरेटिन से बने होते हैं। कैरेटिन आपके बालों को स्वस्थ रखने में मदद करता है। प्रोटीन युक्त आहार शरीर को कैरेटिन का उत्पादन करने में मदद करता है, जो बालों की संरचना के लिए मूलभूत है। जब कैरेटिन कमजोर हो जाता है, तो बाल रूखे और कमजोर हो जाते हैं।

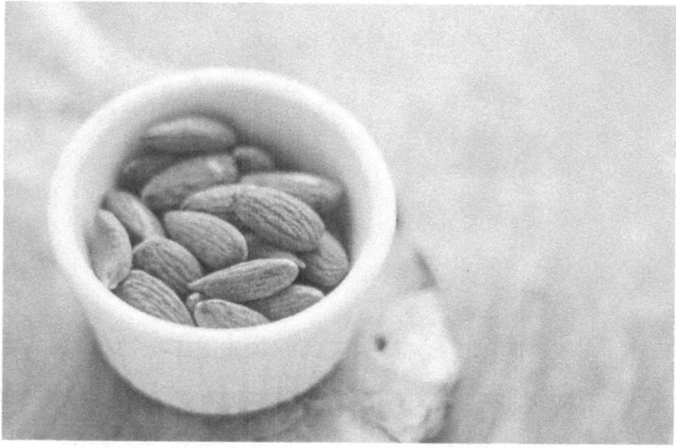

8. चिकना भोजन

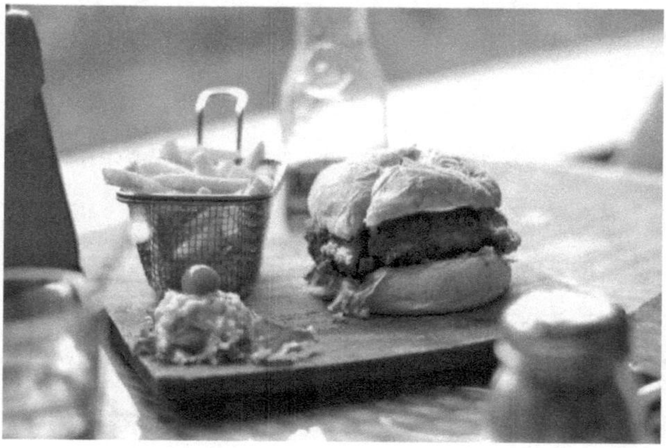

खाद्य पदार्थ जो सैचुरेटेड फैट और ट्रांस फैट में उच्च हैं, न केवल धमनियों को रोक सकते हैं, यहां तक कि आपकी सिर पर पसीने के छिद्रों को बंद कर सकते हैं और तैलीय बाल भी पैदा कर सकते हैं। जैसे ही सिर के छिद्र बंद हो जाते हैं, हानिकारक हार्मोन अंदर ही फंसे रह

जाते हैं, जो बालों के झड़ने के तंत्र को ट्रिगर करते हैं। उन खाद्य पदार्थों से बचें जिनमे सैचुरेटेड फैट अधिक होता है जैसे कि हार्ड मार्जरीन, मक्खन, और तले हुए खाद्य पदार्थ।

9. विटामिन ए की अधिकता

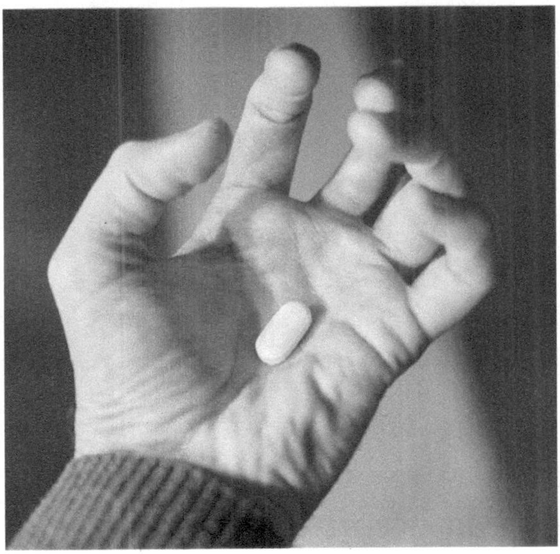

हालांकि विटामिन ए वसामय ग्रंथियों को सीबम का उत्पादन करने में मदद करता है, जो प्राकृतिक तैलीय पदार्थ है जो खोपड़ी को मॉइस्चराइज़ करता है और बालों को स्वस्थ रखने में मदद करता है। लेकिन विटामिन ए की अधिकता बालों के झड़ने का कारण बन सकती है, और हेयर फॉलिकल्स के लिए टॉक्सिक हो सकती है। शरीर में अत्यधिक विटामिन ए वसामय ग्रंथियों को सिकोड़ सकती हैं; परिणामस्वरूप, वसामय ग्रंथिया उतने तेल का उत्पादन नहीं करेंगी जितना बालों को कोट करने और उन्हें चमकदार और स्वस्थ बनाने के लिए आवश्यक है।

इसका मतलब यह नहीं है कि आपको गाजर खाना बंद कर देना चाहिए क्योंकि शरीर में विटामिन ए की अधिकता के लिए करीब लाखों गाजर

लगेंगे, यह आमतौर पर उन लोगों में देखा जाता है जो बहुत से विटामिन सप्लीमेंट लेते हैं, जो बालों को नुकसान पहुँचा सकते हैं।

10. कार्बोनेटेड पेय

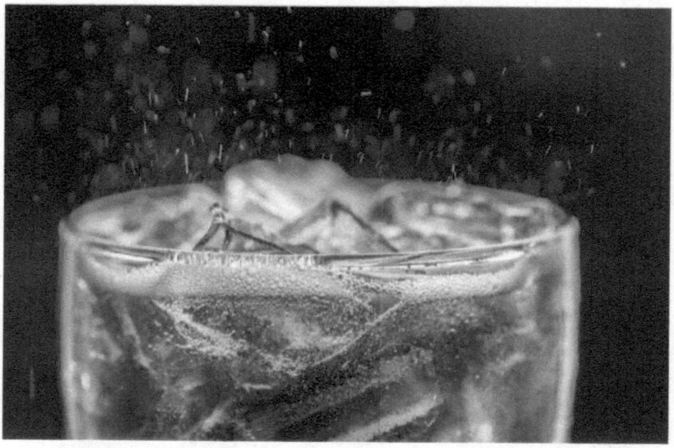

कार्बोनेटेड पेय अत्यधिक एसिड बनाने वाले होते हैं। उन्हें अत्यधिक चीनी से भी भरा जाता है, जो रक्त शर्करा के स्तर को बढ़ाता है। कई अध्ययन अतिरिक्त रक्त शर्करा और पुरुष पैटर्न गंजेपन के बीच की कड़ी को दर्शाते हैं। जितना हो सके कार्बोनेटेड पेय से बचने की सलाह दी जाती है।

निष्कर्ष

चमकदार, मजबूत और स्वस्थ बाल कौन नहीं चाहता? आपके बालों को संपूर्ण पोषण की आवश्यकता होती है। अस्वास्थ्यकर आहार से बाल रूखे, कमज़ोर, और बेजान हो सकते हैं। जब शरीर को प्रोटीन, बायोटिन, जिंक, आयरन, और अन्य पोषक तत्व आहार से नहीं मिलता है, तो इसका परिणाम बालों का झड़ना हो सकता है। अगर आप बालों के झड़ने की समस्या का सामना कर रहे हैं, तो अपने आहार पर ध्यान दें, आपने लगभग दो से तीन महीने में क्या खाया? क्या आपके आहार में प्रोटीन

की कमी है? या फिर आयरन, एवं जिंक की कमी है? या हो सकता है कि आपका आहार अस्वास्थ्यकर खाद्य पदार्थों से भरा हो जो पोषण रहित है और आपके बालों के स्वास्थ्य को नुकसान पहुँचा रहा है। कुछ महीनों के लिए इन अस्वास्थ्यकर खाद्य पदार्थों पर प्रतिबंध लगाने के साथ-साथ अपने आहार में अधिक पौष्टिक भोजन शामिल करने से आपको अपने चमकदार और घने बाल वापस मिल सकते हैं।

4. 10 रोजमर्रा की ख़राब आदतें जो बालों को नुकसान पहुँचाती हैं

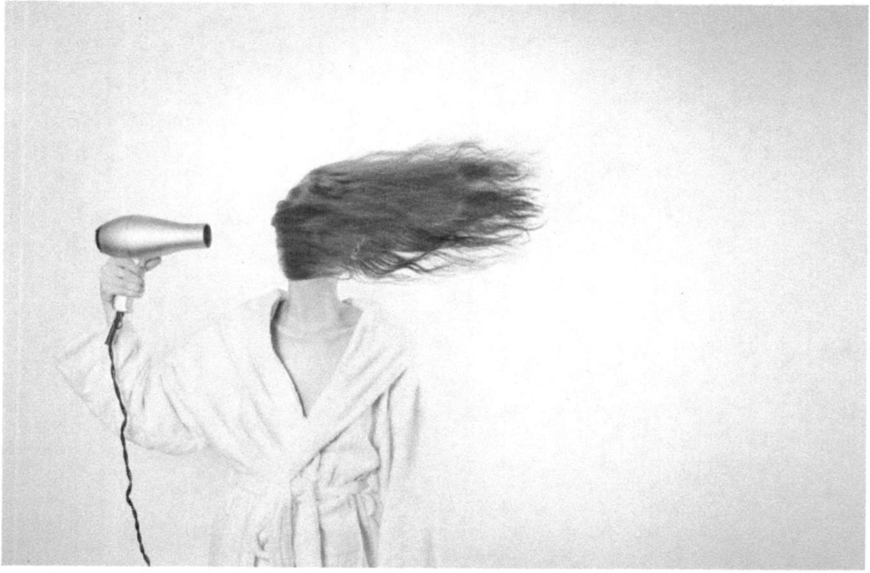

10 रोजमर्रा की ख़राब आदतें जो बालों को नुकसान पहुँचाती हैं

कभी-कभी हम अपने दिनचर्या में अनायास ही ऐसे काम करते हैं, जो वास्तव में हमारे बालों के स्वास्थ्य को नुकसान पहुँचाते हैं। आपके बालों का स्वास्थ्य इस बात पर निर्भर करता है कि आप अपनी देखभाल कितनी अच्छी तरह से करते हैं। जीवनशैली के कई पहलू, जैसे आपके द्वारा खाए जाने वाले भोजन से लेकर आपके बालों के स्टाइल तक आपके बालों की गुणवत्ता को प्रभावित कर सकते हैं। हालाँकि कुछ स्वास्थ्य समस्याओं, दवा, तनाव और आनुवांशिकी का हमारे बालों के स्वास्थ्य से सीधा संबंध है, लेकिन रोजमर्रा की ऐसी कई बुरी आदतें हैं जो आपके बालों पर कहर बरपा सकती हैं।

जानिये वो 10 रोजमर्रा की ख़राब आदतें जो बालों को नुकसान पहुँचाती हैं:

1. गीले बालो को झाड़ना

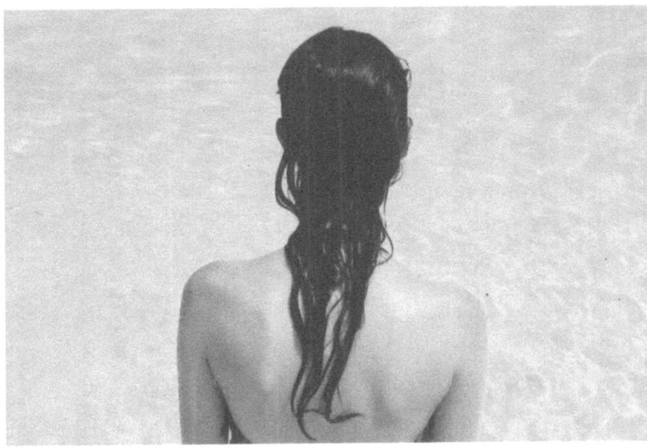

जब आपके बाल गीले होते हैं, तो वो सूज जाते हैं और अपनी ताकत खो देते है, जिससे कम दबाव में भी बाल टूटने लगते हैं। आपके गीले बाल सूखे बालों की तुलना में अधिक कमजोर होते हैं। गीले बालों को महीन दांतों वाली कंघी से ब्रश करने से बाल जड़ से टूट सकते हैं।
अतिरिक्त सुरक्षा के लिए, शैम्पू के बाद कंडीशनर लगाकर बालों के स्ट्रैंड्स के बीच के घर्षण को कम करें, जिससे आसानी से ब्रश किया जा सके। अपने बालों को प्राकृतिक रूप से सूखने दें, और सूखने पर ही कंघी करें।

2. हॉट शावर लेना

हम सभी गर्म स्नान का आनंद लेते हैं, खासकर जब मौसम ठंडा होता है। कोई शक नहीं, गर्म स्नान तुरन्त हमें बहुत अच्छा और आराम महसूस कराता है, लेकिन, यह आपके बालों के लिए अच्छा नहीं है। अत्यधिक गर्म पानी से अपने बालों को धोने से बचें। गर्म पानी से सिर

में अस्थायी सूजन हो सकती है और आप दर्द और त्वचा की लालिमा का अनुभव कर सकते हैं और साथ ही यह आपकी सिर से प्राकृतिक तेलों को हटाकर आपके सिर को डीहाइड्रेट कर देता है। गर्म स्नान के बाद आखिर में हमेशा ठंडे पानी से सिर धोए; अन्यथा, आपके कमजोर बालों की किस्में टूटने लग सकती हैं।

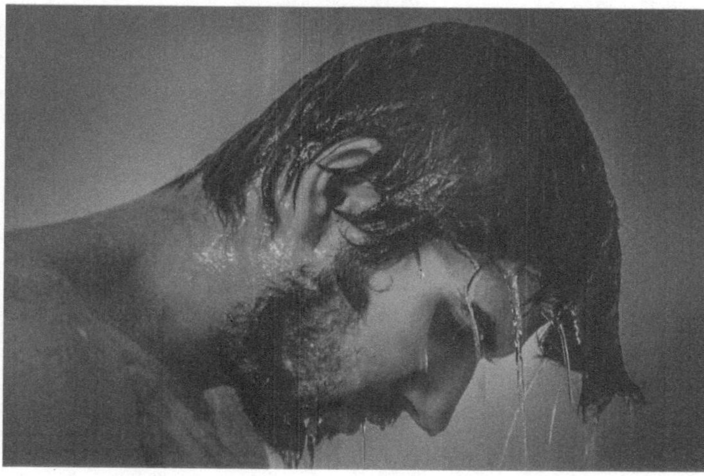

3. सूर्य का ओवरएक्सपोजर

आपकी त्वचा की तरह, आपके बालों को भी कठोर यूवीए और यूवीबी किरणों से सुरक्षा की आवश्यकता होती है। यदि आपके बाल लंबे समय तक धूप में रहते हैं, तो यूवीए और यूवीबी किरणें हेयर क्यूटिकल (बालों के शाफ्ट का सबसे बाहरी हिस्सा) को नुकसान पहुँचा सकती हैं, और आपके बालों को डीहाइड्रेट कर सकती हैं। आपके बालों के रंग, रूप और बनावट में बदलाव सूरज की क्षति के संकेत हो सकते हैं। क्षतिग्रस्त बालों में रुखापन, स्प्लिट एंड्स, घुंघरालापन, पतलापन और कमजोर किस्में होती हैं। ऐसे शैम्पू का उपयोग करें जो यूवी संरक्षण देता हो और स्प्लिट एंड्स से छुटकारा पाने के लिए अपने बालों को छंटनी कराते रहे।

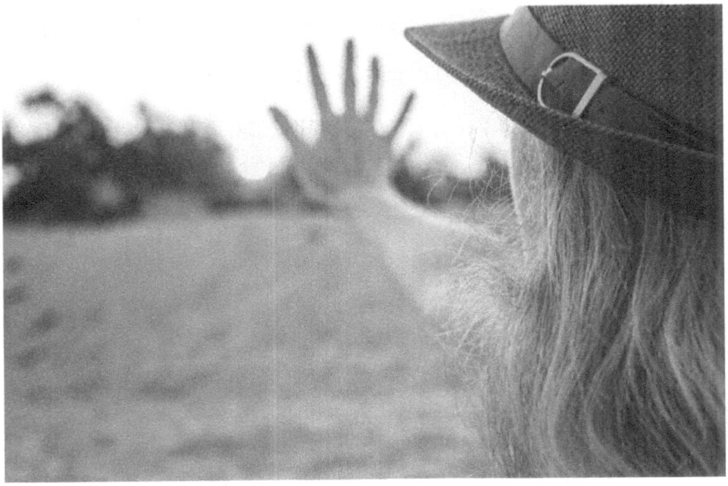

4. बालों को कसकर बांधना

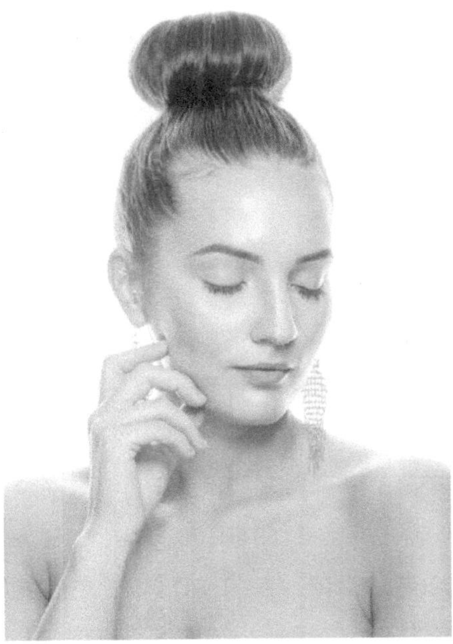

जब आप अपने बालों को बहुत कसकर बाँधते हैं, तो इलास्टिक बालों पर बहुत अधिक दबाव डालता है, और लगातार खिंचाव से आपके बालों की किस्में टूट सकती हैं, जो लंबे समय में आपके हेयर फॉलिकल्स को

नुकसान पहुँचाता है। इसके परिणामस्वरूप ट्रैक्शन एलोपेसिया हो सकता है, जो गंजेपन का एक रूप है, या फिर धीरे-धीरे बाल झड़ सकते हैं, जिसका मुख्य कारण, बालों के खिंचाव से पड़ने वाला दबाव है। क्षति से बचने के लिए बालों को ऐसे बैंड से बांधें जो कपड़े से ढका हों और जब आपको अपने बालों को चेहरे से हटाने की आवश्यकता हो तो बॉबी पिन या हेयर क्लिप का उपयोग करें।

5. बालों के उपचार के बाद भी अपने नियमित बालों के उत्पादों का उपयोग करना

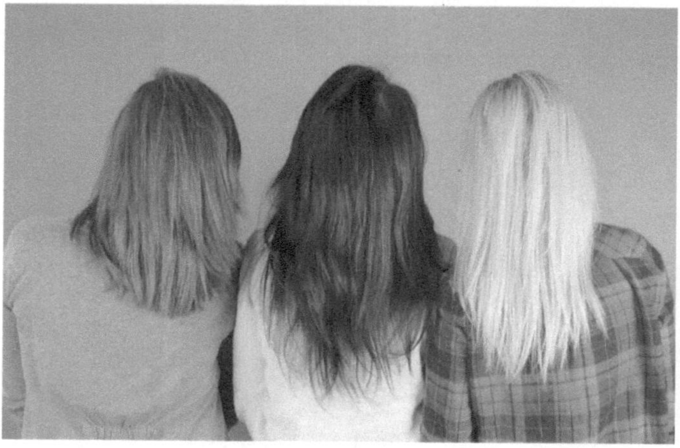

अगर आपने बालों का उपचार जैसे हाइलाइट या कैरेटिन उपचार करवाया है, तो आपको अपने नियमित शैम्पू या कंडीशनर का उपयोग नहीं करना चाहिए। आपके नियमित शैम्पू में सोडियम लॉरिल सल्फेट (एसएलएस) जैसे कठोर रसायन होते हैं जो प्राकृतिक तेलों और बालों के प्रोटीन को नष्ट कर देते हैं, इसके अलावा इसमें सोडियम क्लोराइड (नमक) होता है जो स्वभाव से अपघर्षक होता है। आपके उपचारित बाल उचित शैम्पू और कंडीशनर के साथ स्वस्थ दिखेंगे और लंबे समय तक रहेंगे।

6. बालों को बार-बार धोना

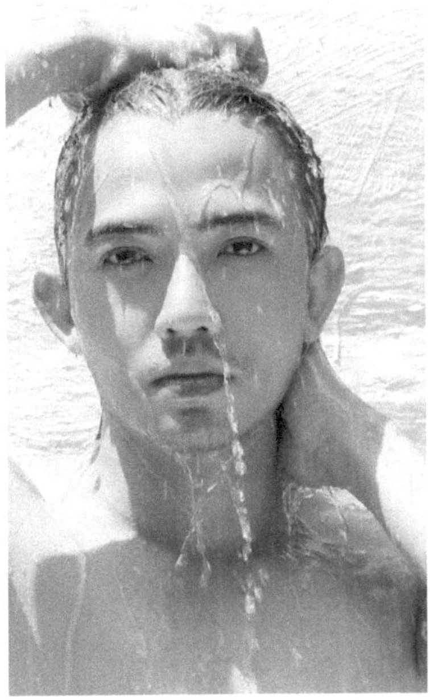

हर दिन अपने बालों को धोने से पानी के साथ बालों का सीबम भी निकल जाता है, सीबम वो प्राकृतिक तेल है जो वसामय ग्रंथियों द्वारा स्रावित होता है। सीबम बालों को मॉइस्चराइज रखता है और इसकी कमी से बाल रूखे, शुष्क और बेजान हो सकते हैं। मॉइस्चराइज्ड बाल स्वस्थ और चमकदार दिखते हैं, और उनके टूटने और रूखे या शुष्क दिखने की संभावना कम होती है। यदि आपके बाल रूखे हैं, तो आपको सप्ताह में अधिकतम दो बार शैम्पू करना चाहिए।

7. गीले बालों को सख्ती से तौलिये से सुखाना

गीले बाल कमजोर होते हैं और इनके टूटने की संभावना अधिक होती है। अपने गीले बालों को सूती या टेरी क्लॉथ तौलिये के जोर से रगड़ने से घर्षण होता है, जिससे बालों का अधिक टूटना और बाल झड़ना शुरू हो सकता हैं। आपके गीले बालों को सुखाने के लिए प्राकृतिक हवा में सुखाना सबसे स्वास्थ्यवर्धक तरीका है। जोर से रगड़ने के बजाय, एक

माइक्रोफ़ाइबर तौलिया से अपने बालों को निचोड़ें। माइक्रोफ़ाइबर तौलिए सुपर अब्सॉर्बेंट होते हैं और उन्हें ज़्यादा रगड़ने की ज़रूरत नहीं होती है।

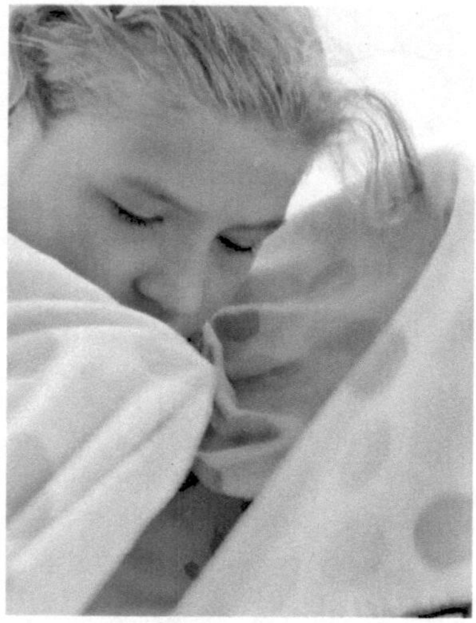

8. बालों को अत्यधिक गर्म करना

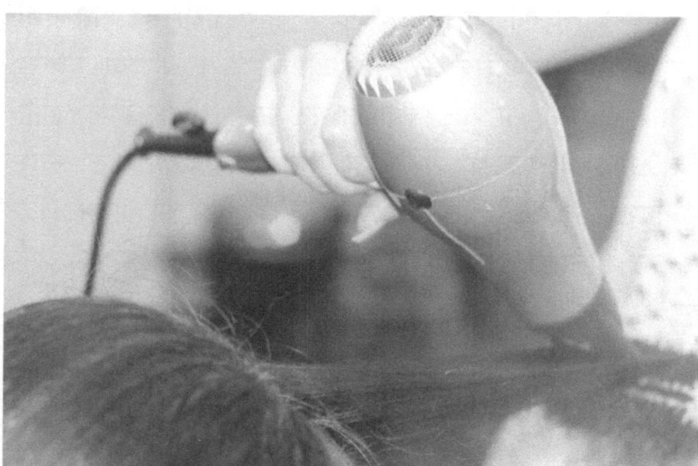

हालाँकि गीले बालों के टूटने का खतरा अधिक होता है, लेकिन इसका मतलब यह नहीं है कि आप हर बार अपने बाल ब्लोअर से सुखाए। अपने बालों को प्राकृतिक रूप से सूखने दें। उच्च तापमान पर ब्लो ड्रायर का उपयोग करना या गर्म स्ट्रेटनर का उपयोग करना या हर दिन अपने

बालों को कर्ल करना, आपके बालों को डीहाइड्रेट करता है, जिससे बाल रूखे और बेजान हो जाते हैं। इन उपकरणों का उच्च तापमान आपके बालों के तंतुओं को कमजोर करता है। इस तरह के उपकरणों का उपयोग करते समय अपने बालों को अत्यधिक गर्म करने से बचें और स्प्रे-इन हीट प्रोटेक्टर का उपयोग करें।

9. रसायन का अत्यधिक प्रयोग

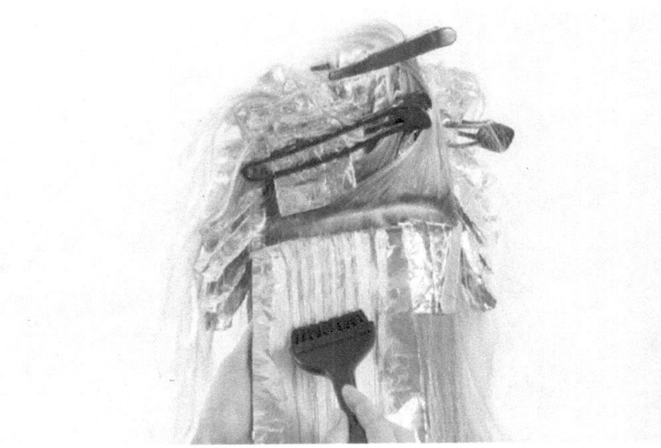

अपने बालों को बार-बार डाई, पर्म या ब्लीच न करें। लगातार डाई, पर्म या ब्लीच से आप अपने बालों में बहुत सारे रसायन डालते हैं। स्थायी बालों के रंगों में कठोर रसायन होते हैं, जैसे कि अमोनिया, जिससे बाल कमजोर और टूट सकते हैं। यदि आप रासायनिक प्रक्रियाओं का ओवरडोज करते हैं तो आपकी खोपड़ी जल भी सकती है। बालों के रासायनिक उपचार जैसे कि डाई, और पर्म के बीच समय बढ़ाएं। हमेशा अपने हेयरड्रेसर को किसी भी पिछले उपचार के बारे में अग्रिम रूप से सूचित करें ताकि वे आपके बालों के लिए सबसे अच्छा और सुरक्षित उपचार चुन सकें।

10. अपने बालों को बार बार छूना

अपने बालों के साथ खेलना फ्लर्ट का एक तरीका हो सकता है, लेकिन इसे ज़्यादा करना आपके बालों के स्वास्थ्य को नुकसान पहुँचा सकता है।

अगर आपको दिन भर अपने बालों को नियमित रूप से छूने की बुरी आदत है, तो आपको इसे नियंत्रित करने की आवश्यकता है। आपके हाथ पूरे दिन बहुत सी चीजों को छूते हैं; वे गंदगी और तेल जमा करते हैं। अगर आप अपने बालों को बार बार छूते हैं, तो आपकी उंगलियों की गंदगी और तेल आपके बालों के प्राकृतिक तेलों के साथ मिक्स हो जाती है, और प्राकृतिक तेलों को चुरा लेते हैं जिससे आपके बाल रूखे और फ्रिज़ी हो जाते हैं, और आसानी से टूट जाते हैं।

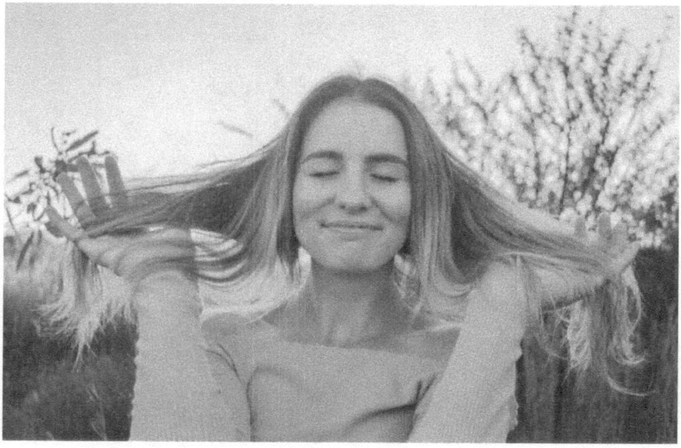

निष्कर्ष

कुछ सावधानियों के साथ जैसे कि यूवी प्रोटेक्टेंट शैम्पू का उपयोग करना, अत्यधिक गर्म पानी की बौछार से बचना, और बालों के उपचार के बीच का समय बढ़ाने से, साथ ही अपने बालों को संभालने के तरीके में बदलाव करने से जैसे सूती तौलिये के बजाय माइक्रोफ़ाइबर तौलिये का उपयोग करना, और बालों के सूखने पर कंघी करने से आप मजबूत, चमकदार और स्वस्थ बाल पा सकते हैं। इसलिए, बालों की बुरी आदतों को अलविदा कहें, और आपका फिर कभी बैड हेयर डे नहीं होगा।

5. मुलायम, रेशमी, मजबूत और स्वस्थ बालों के लिए 10 अच्छी आदतें

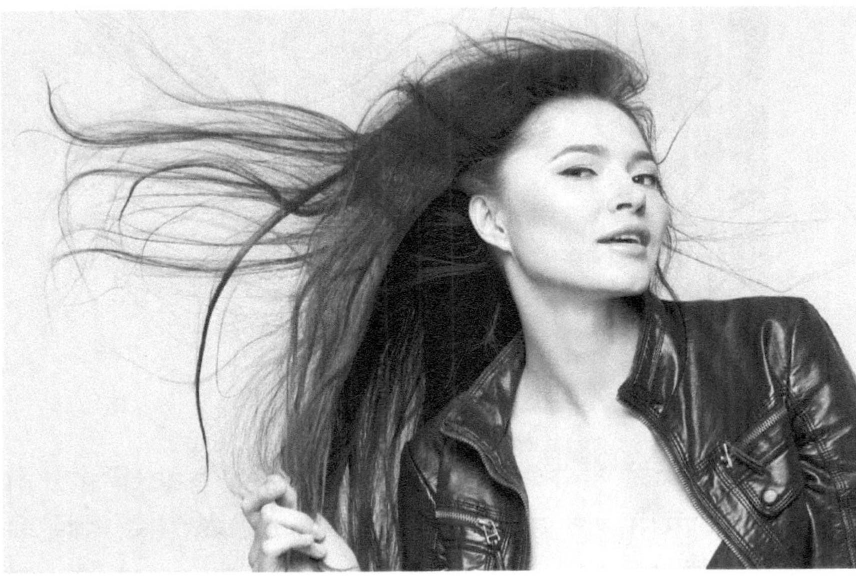

मुलायम, रेशमी, मजबूत और स्वस्थ बालों के लिए 10 अच्छी आदतें

आपके बाल कितने रेशमी, मजबूत और स्वस्थ हैं ये विभिन्न कारकों पर निर्भर करता है। यह सब इस बात पर निर्भर करता है कि आप अपने बालों की कितनी अच्छी देखभाल करते हैं। हम सभी मजबूत और स्वस्थ बाल चाहते हैं, लेकिन इसके लिए उचित देखभाल और पोषण की आवश्यकता होती है। सिर्फ कुछ सरल स्वस्थ आदतों का पालन करके आप वैसे बाल पा सकते हैं जसका आप हमेशा सपना देखते हैं।

सही पोषक तत्वों से भरपूर आहार खाने से ले कर अपने बालों को नियमित रूप से तेल लगाने तक, यहाँ कुछ सरल स्वस्थ आदतों के बारे

में बताया जा रहा है जिनका उपयोग आप बालों के विकास को प्रोत्साहित करने और इन्हे रेशमी, मजबूत और स्वस्थ बनाने के लिए कर सकते हैं।

1. हर दो से तीन महीने में अपने बालों को ट्रिम करवाएं

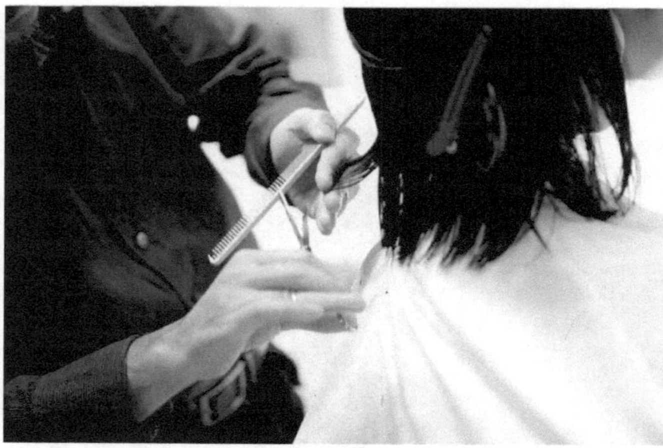

बाल कटाने से बालों के स्वास्थ्य को बनाए रखने में मदद मिलती है। हालांकि यह आखिरी बात लगती है, जब आप अपने बालों को बढ़ाने की कोशिश कर रहे हो, मगर जब आप अपने बालों को हर दो से तीन महीनों में ट्रिम करवाते हैं, तब असल में आप स्प्लिट एंड्स और क्षतिग्रस्त बालों से छुटकारा पाते हुए बालो के विकास को प्रोत्साहित करते हैं। ट्रिमिंग सुनिश्चित करता है कि कम से कम स्प्लिट एंड्स और ब्रेकेज हो और आपके बाल स्वस्थ बने रहें।

2. प्रतिदिन कंघी करें

हर दिन कंघी करना आपके बालों के लिए अच्छा है। बालों के विकास को प्रोत्साहित करने के लिए वुडेन-ब्रिसल ब्रश (लकड़ी के दांतो वाली कंघी) के साथ हर दिन अपनी खोपड़ी की मालिश करें। वुडेन-ब्रिसल ब्रश द्वारा लागू दबाव हेयर फॉलिकल्स के रक्त परिसंचरण को सक्रिय करता है,

और बालों की जड़ों को अधिक पोषक तत्व प्रदान करता है, खोपड़ी की स्थिति और बालों के विकास को उत्तेजित करता है।

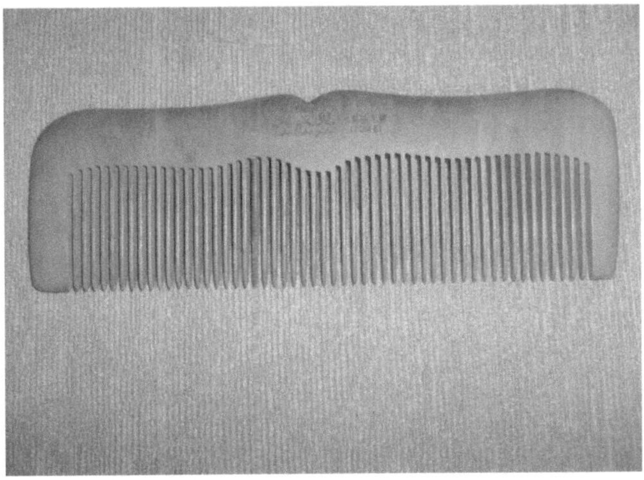

3. सल्फेट-फ्री शैम्पू का इस्तेमाल करें

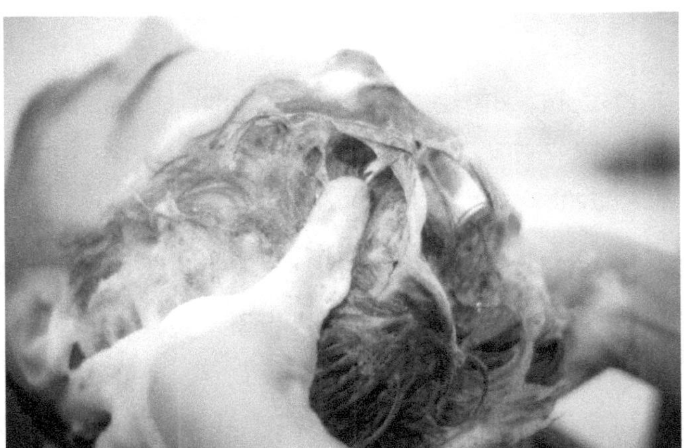

सोडियम लॉरिल सल्फेट और सोडियम डोडेसिल सल्फेट कई सुपरमार्केट में मौजूद शैम्पुओं में पाए जाने वाला सामान्य फोमिंग (झाग बनाने वाला) एजेंट हैं। ये हानिकारक एजेंट हैं जो प्रकृति में कठोर हैं। सल्फेट्स की उच्च सांद्रता का लगातार उपयोग बालों के प्राकृतिक नमी और प्रोटीन

को दूर करने से जुड़ा हुआ है। यदि आप सप्ताह में तीन बार शैम्पू करते हैं, तो सल्फेट मुक्त शैम्पू का उपयोग कम से कम तीन में से एक बार करें। सल्फेट फ्री शैम्पू आपके बालों को नुकसान से बचाकर मजबूत बनाता है।

4. तनाव ना लें

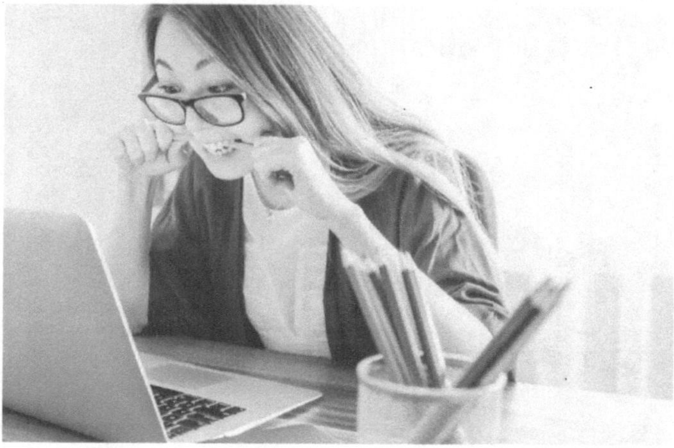

आपने पाया होगा कि आप अपने खूबसूरत बालों को खोना शुरू कर देते हैं, जिस पल आप तनाव महसूस करते हैं। आराम करें! आपके बालों के लिए तनाव से ज्यादा खतरनाक कुछ नहीं हो सकता।

उच्च-तनाव के स्तर के परिणामस्वरूप तीन प्रकार से बाल झड़ सकते हैं-
टेलोजन एफ्लुवियम - तनाव हेयर फॉलिकल्स की बड़ी संख्या को हेयर फॉलिकल्स के आराम चरण (टेलोजन चरण) में धकेल देता है, जिससे आपके बाल साधारण से धोने या कंघी करने से भी गिर सकते हैं।
एलोपेशिया एरेटा - जब प्रतिरक्षा प्रणाली (इम्यून सिस्टम) बालों के रोम पर हमला करती है तब बाल गोल पैच में गिर जाते हैं।
ट्रिकोटिलोमेनिया - जब आप अपने स्कैल्प से बालों को खींच के तोड़ने के आग्रह को नियंत्रित नहीं कर पाते। इसलिए, आराम करें और अपने बालों को जीवित रहने दें।

5. बालों में तेल लगाएं

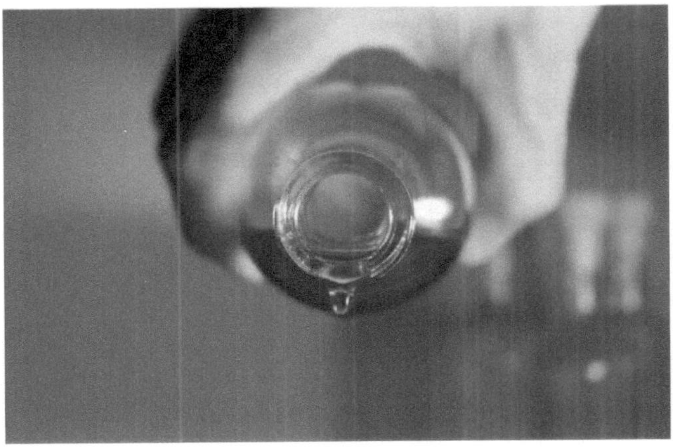

प्राकृतिक तेलों से अपने बालों को पोषण दें। नारियल तेल, जैतून का तेल और बादाम के तेल की समान मात्रा लें और 10 -15 मिनट के लिए धीरे धीरे मालिश करें। रात भर तेल छोड़ दें; ताकि, प्रत्येक कतरा तेल सोख ले। अगले दिन शैम्पू और कंडीशनर से धो लें। यदि रात भर छोड़ना संभव नहीं है, तो कम से कम 45 मिनट बालों में तेल लगा कर रखे, जितनी देर आप तेल लगा कर रखेंगे परिणाम उतने बेहतर होंगे। लेकिन ध्यान रहे 24 घंटे से ज्यादा तेल लगा कर न रखे। तेल वाले बालों के साथ कभी भी बाहर न जाएं क्योंकि यह गंदगी, प्रदूषण और ग्रीज़ को आकर्षित करता है, जो आपके बालों को कमजोर बनाता है और बालों के समग्र स्वास्थ्य को प्रभावित करता है।

6. हर चार से छह हफ्ते में मेंहदी लगाएं

मेंहदी एक प्राकृतिक हेयर कंडीशनर और प्राकृतिक हेयर डाई है। मेंहदी एक बेहतरीन हेयर ब्यूटी सीक्रेट है जिसे भारत ने दुनिया के साथ बाँटा है। मेंहदी के कई फायदे हैं, यह बालों के विकास में सुधार करता है, रूसी को रोकता है, बालों के झड़ने को कम करता है। यह एक प्राकृतिक हेयर कंडीशनर है जो बालों को गहराई से कंडीशन और पोषण देता है।

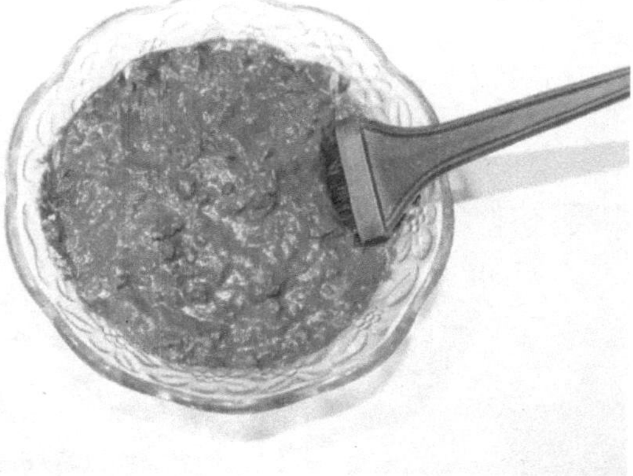

हमेशा मेंहदी खरीदने से पहले लेबल की जांच कर लें, इसमें केवल 100% मेंहदी ही होनी चाहिए बिना किसी अन्य रसायनिक एजेंट के, जैसे रासायनिक पी-फिनाइलिनडाइमिन (PPD) जो आपकी खोपड़ी में जलन कर सकता है। किसी भी एलर्जी की प्रतिक्रिया की जांच करने के लिए हमेशा मेंहदी को पूरे सिर में लगाने से पहले, अपनी त्वचा पर एक छोटे से हिस्से में टेस्ट करे, आमतौर पर कान के पीछे। मेंहदी पाउडर को पानी के साथ मिलाकर गाढ़ा पेस्ट बना लें। अब इस पेस्ट को अपने बालों में लगाएं। एक घंटे के बाद, शैम्पू के साथ धुल लें।

7. डाइल्यूट सिरके से बाल धोएं

सफेद सिरके या एप्पल साइडर विनेगर बालों को रेशमी और चमकदार बनाते है। सामान्य प्रकार के बालों के लिए सिरका का एक हिस्सा और पानी के दो हिस्से लें, शैम्पू के बाद इस मिश्रण से अपने बालों को रगड़ें। 5-8 मिनट के लिए प्रतीक्षा करें फिर सामान्य पानी से धुल लें। आपके बाल पहले की तुलना में ज्यादा रेशमी और चमकदार होंगे। अगर आप डाइल्यूट सिरके का इस्तेमाल कर रहे हैं तो शैम्पू करने के बाद अपने बालों को कंडीशन करने की कोई ज़रूरत नहीं है।

अगर आपके बाल तैलीय हैं, तो समान मात्रा में सिरका और पानी लें। अगर आपके बाल रूखे हैं, तो पानी की मात्रा बढ़ा दें। हालांकि, किसी भी मामले में,

सिर्फ डाइल्यूटेड सिरके (पतला किया हुआ सिरका) का उपयोग करें, कभी भी कॉन्सेंट्रेटेड सिरके का उपयोग न करें क्योंकि यह आपके बालों को रुखा कर सकता है और टूटने के लिए अधिक प्रवण बना सकता है।

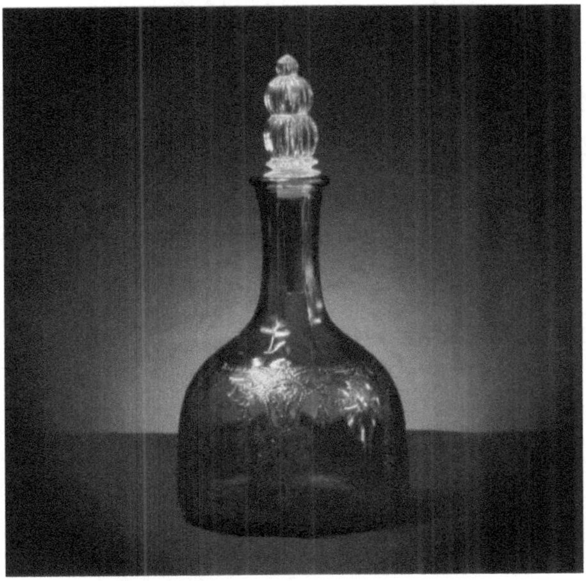

8. हमेशा शैम्पू के बाद कंडीशनर लगाएं

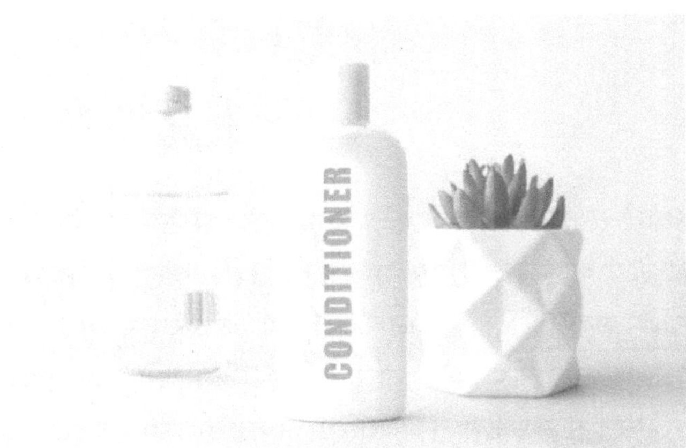

शैम्पू का प्राथमिक काम बालों को साफ करना है, मुख्य रूप से खोपड़ी को। यह किसी भी अतिरिक्त तेल, गंदगी या अवांछित निर्माण को साफ़ कर देता है। सफाई करते समय, शैम्पू अक्सर बालों को रूखा कर देता है, जिससे बाल फ्रिज़ी, पेचीदा और प्रबंधन करने में मुश्किल हो जाते हैं।

उलझे हुए बालों को सुलझाना बालों के टूटने का कारण हो सकता है। कंडीशनर बालों के स्ट्रैंड्स पर काम करता है, यह हेयर क्यूटिकल पर एक कोटिंग बनाता है, बालों की नमी को लॉक करता है और बालों को स्मूथ बनाता है, यह बालों को गंदगी और प्रदूषण से बचाता है, जिससे एक चमकदार फिनिश मिलती है।

9. बालों को बांधकर न सोएं

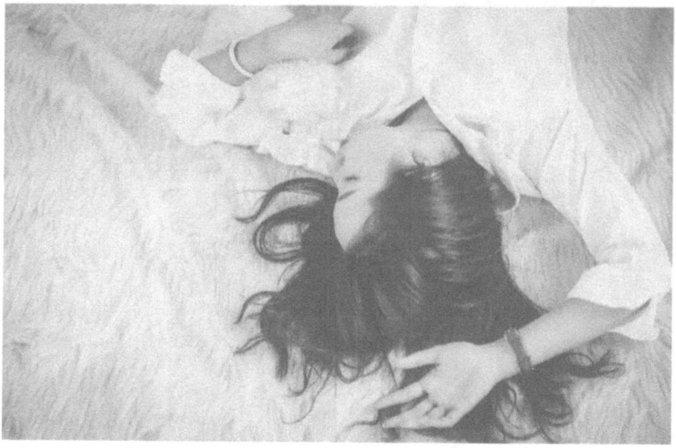

लगभग 7-8 घंटे तक अपने बालों को बांधकर सोने से आपके स्कैल्प पर खिंचाव पड़ता है, जो जड़ों को कमजोर कर सकता है जिससे बालों को नुकसान पहुँचता है और बाल गिर सकते हैं। आप जानते ही होंगें कि जब हम सोते हैं तो शरीर की मरम्मत होती है, जब आप अपने बालों को बांधते हैं, तो आप अपने बालों को प्राकृतिक मरम्मत से रोक देते हैं। इसलिए, अपनी स्कैल्प पर दबाव न डालें और उसे सांस लेने दें।

10.अच्छा खाएं

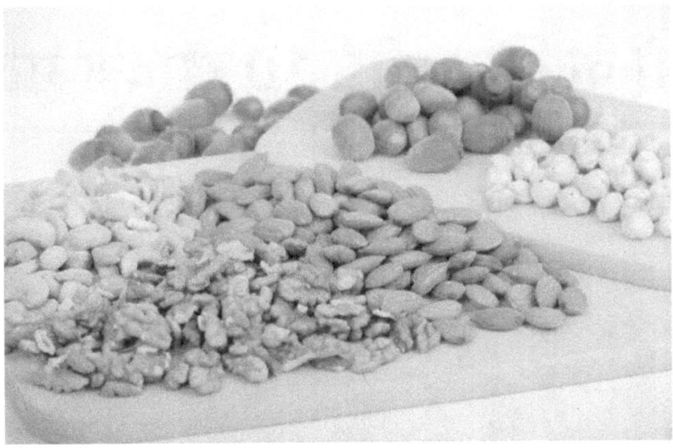

आप जो खाते हैं, उससे बालों पर गहरा असर पड़ता है। आपका आहार प्रोटीन, बायोटिन, आयरन और ओमेगा-3 फैट्स से भरपूर होना चाहिए। प्रोटीन बालों के विकास को बढ़ावा देता है क्योंकि बालों के रोम ज्यादातर कैरेटिन नामक प्रोटीन से बने होते हैं। बायोटिन और आयरन बालों के झड़ने को रोकते हैं, और ओमेगा-3 फैटी एसिड्स इंफ्लामेशन को कम करते हैं, आपके बालों को पोषण देते हैं, और बालों के विकास को बढ़ावा देते हैं। अगर आपके आहार में इन महत्वपूर्ण पोषक तत्वों की कमी है, तो आपके बालों का स्वास्थ्य बुरी तरह प्रभावित होगा।

निष्कर्ष

आपके बालों को अपना सर्वश्रेष्ठ दिखने के लिए थोड़ी देखभाल और पोषण की आवश्यकता होती है। आपके खाने की आदत और दैनिक दिनचर्या की आदतें आपके बालों के स्वास्थ्य को प्रभावित करतीं हैं। अपने बालों की आंतरिक साथ ही साथ बाहरी रूप से देखभाल करने से आपको सबसे अच्छे परिणाम मिलते हैं। सही पोषक तत्व खाना और अपने तनाव के स्तर को कम से कम रखना आंतरिक रूप से आपके बालों को पोषण देगा, वहीं नियमित तेल लगाना और अपने बालों को डाइल्यूटेड सिरके से धोना आपके बालों की रक्षा करेगा और आपको चमकदार और स्वस्थ बाल देगा।

6. मुलायम, रेशमी, मजबूत और स्वस्थ बालों के लिए शीर्ष 10 खाद्य पदार्थ

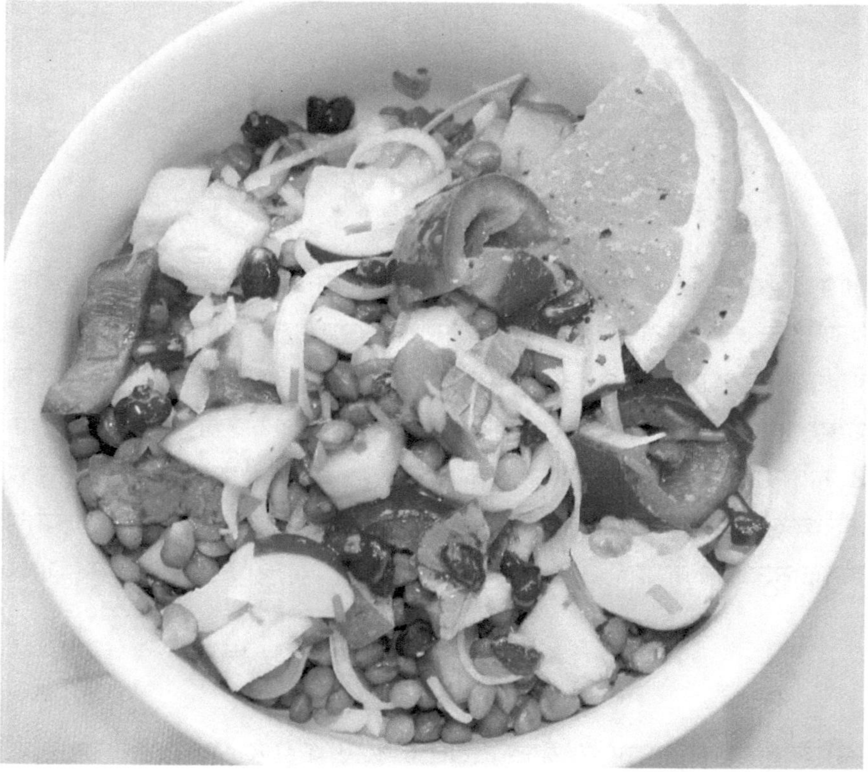

मुलायम, रेशमी, मजबूत और स्वस्थ बालों के लिए शीर्ष 10 खाद्य पदार्थ

बाजार में बहुत सारे हेयर केयर उत्पाद उपलब्ध हैं। इसके अलावा, उन्हें इस तरह से विज्ञापित किया जा रहा है जिससे हमें लगता है कि हमारे बालों का स्वास्थ्य और सौंदर्य केवल और केवल उन पर निर्भर है। हालाँकि, वास्तविकता यह है कि वे आपकी बालों की समस्याओं का इलाज नहीं करते हैं; वे सिर्फ खामियों को कवर करते हैं। निसंदेह वे आपका कुछ समय बचा सकते हैं और आपको एक

अस्थायी समाधान दे सकते हैं। लेकिन, इन उत्पादों में कठोर रसायन होते हैं जो लंबे समय में आपके बालों को नुकसान पहुँचा सकते हैं और आपके बालों को अच्छे से अधिक नुकसान पहुँचा सकते हैं।

अपने बालों का आंतरिक रूप से उपचार ही एकमात्र तरीका जिससे आप मुलायम, रेशमी, मजबूत और स्वस्थ बाल पा सकते हैं। आपके बालों को ठीक से काम करने और बढ़ने के लिए पोषण की आवश्यकता होती है। कुछ खाद्य पदार्थ ऐसा करने में उस्ताद हैं। ये खाद्य पदार्थ सभी बालों के पोषक तत्वों से भरे होते हैं जो स्प्लिट एंड्स, टेंगल्स, रूखे और बेजान बालों को रोकते हैं, और आपके बालों को मजबूती, घनत्व और चमक प्रदान करते हैं।

यहाँ स्वस्थ बालों के लिए शीर्ष 10 खाद्य पदार्थों की सूची दी गई है:

1. गहरे रंग के पत्तेदार साग

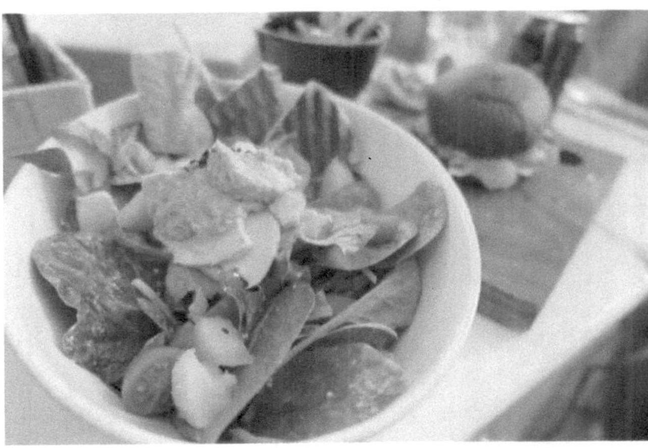

गहरे रंग के पत्तेदार साग जैसे पालक, केल (kale), मेथी का साग आयरन, विटामिन ए, विटामिन सी, और कैल्शियम का उत्कृष्ट स्रोत हैं। इसके अलावा, पत्तेदार साग कैलोरी में कम होते हैं। शरीर में आयरन की कमी का मतलब है कि ऑक्सीजन और आवश्यक पोषक तत्व आपके बालों की जड़ों और रोम तक नहीं पहुँच रहे हैं, जिससे बाल बेजान और कमजोर हो जाते हैं। आयरन की कमी से

बालों का झड़ना, समय से पहले सफ़ेद होना और बालों के बेजान होने की समस्या हो सकती है। पत्तेदार साग के पूर्ण लाभ प्राप्त करने के लिए, उन्हें बहुत लंबे समय तक न उबालें, अन्यथा, आप आवश्यक पोषक तत्वों को खो देंगे।

पत्तेदार साग खाने का सबसे अच्छा तरीका: पत्तेदार साग को पका के खाना वास्तव में उनके एंटीऑक्सिडेंट और आयरन की मात्रा को बढ़ावा देता है। आप उन्हें ग्रिल या भून कर खा सकते हैं। उपयोग करने से पहले हमेशा ब्लांच करें लेकिन ब्लांच करते समय अपने पत्तेदार साग को लंबे समय तक न उबालें। पानी में उबालने से विटामिन सी, और फोलेट जैसे पोषक तत्वों की एक महत्वपूर्ण मात्रा कम हो जाती है। ब्लांच करते समय पानी में थोड़ा नमक डालने से पानी में सभी बाहर आने वाले पोषक तत्वों को आप रोक सकते हैं।

एनीमिया से छुटकारा पाने के 10 पावर फूड्स पढ़ें पिछली किताब में ईट सो व्हॉट! द पॉवर ऑफ़ वेजटेरियनिस्म वॉल्यूम 2 (मिनी एडिशन)।

2. नट्स

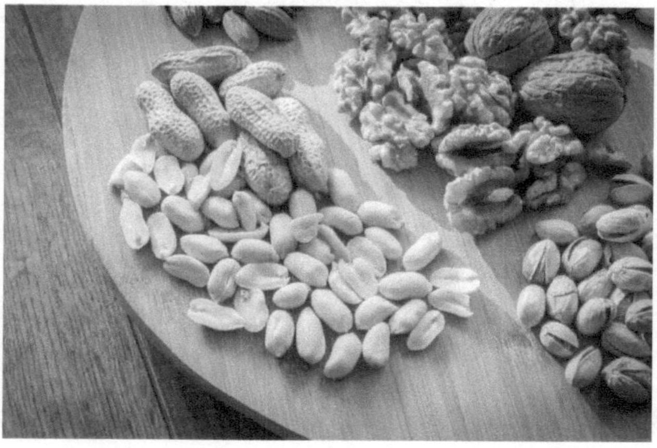

ओमेगा-3 फैट्स आवश्यक पोषक तत्व हैं और अन्य फैट्स के मुकाबले सबसे ज्यादा स्वास्थ्यप्रद हैं। आपका शरीर ओमेगा-3 फैट्स स्वाभाविक रूप से उत्पादन नहीं कर सकता, इसलिए आपको उन्हें खाद्य पदार्थों से ही प्राप्त करना होता है। नट्स ओमेगा-3 फैटी एसिड्स का एक बड़ा स्रोत

हैं, जो आपके बालों को चिकनाई देते हैं, आपके बालों के रोम को पोषण देता है और आपके बालों को मोटाई और चमक देते हैं।

बादाम जैसे नट्स विटामिन ई का एक बड़ा स्रोत हैं जो आपके बालों को मजबूत करते हैं, रूसी और नुकसान से बचाते हैं। अखरोट का तेल इलास्टिन की मात्रा में योगदान देता है, इलास्टिन एक प्रोटीन है जो आपके बालों में इलास्टिसिटी के लिए जिम्मेदार होता है अतः उन्हें टूटने से रोकता है। पिस्ता में पाए जाने वाले उच्च बीटा-साइटोस्टेरॉल को पुरुष-पैटर्न गंजेपन में मदद करने के लिए सिद्ध किया गया है।

नट्स में फाइटिक एसिड होता है जो इनके स्वास्थ्य लाभ को कम करता है इसलिए नट्स की गर्मी और फाइटिक एसिड मात्रा को कम करने के लिए नट्स को रात भर पानी में भिगोकर खाना चाहिए।

3. सीड्स

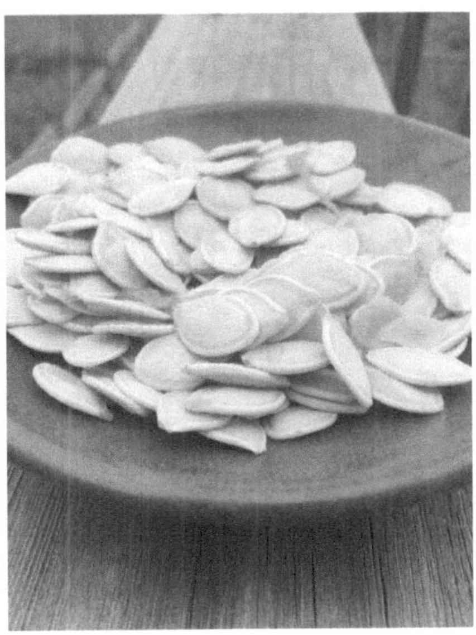

सीड्स न केवल ओमेगा-3 फैटी एसिड्स का एक बड़ा स्रोत हैं, बल्कि जिंक, मैग्नीशियम और एंटीऑक्सिडेंट्स का भी अच्छा स्रोत हैं। सीड्स कैलोरी में बहुत

कम होते हैं जो आपके वजन को नियंत्रण में रखने में मदद करते हैं। फ्लैक्ससीड्स (अलसी), तिल और कद्दू के बीज जैसे बीज हेयर फॉलिकल्स और बालों को पोषण देते हैं, जिससे उन्हें नुकसान होने का खतरा कम होता है। वे स्कैल्प की कंडीशनिंग द्वारा बालों के विकास को प्रोत्साहित करते हैं।

हार्मोन डिहाइड्रोटेस्टोस्टेरोन (DHT) हेयर फॉलिकल्स से जुड़ जाता है और ऐनाजन (बालों के वृद्धि चरण) को कम कर देता है जो पुरुष पैटर्न गंजेपन का कारण बनता है। कद्दू के बीजों का बीटा-साइटोस्टेरोल, टेस्टोस्टेरोन को डाइहाइड्रोटेस्टोस्टेरोन में परिवर्तित करने वाले 5-अल्फा-रिडक्टेस एंजाइम को रोक कर बालों को झड़ने से रोकता है। कद्दू के बीजों में जिंक की अच्छी मात्रा होती है जो रूसी को रोकता है।

फ्लैक्ससीड्स आपके बालों में नमी को बनाए रखते हैं, जिससे बाल स्मूथ होते हैं और गाँठ और उलझन नहीं पड़ती।

फ्लैक्ससीड्स लिग्निन का सबसे समृद्ध आहार स्रोत है, लिग्निन एक शक्तिशाली एंटीऑक्सिडेंट है जो बालों की उम्र बढ़ने की प्रक्रिया को धीमा करता है और बालों को पतला होने से रोकता है।

4. खट्टे फल

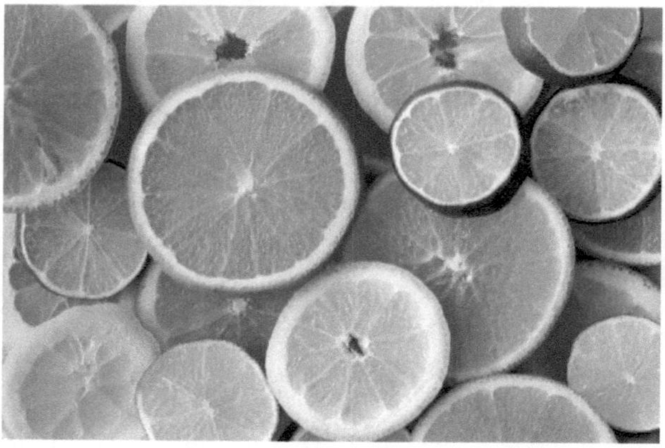

साइट्रस फ्रूट्स (खट्टे फल) उन फलों की श्रेणी है जो विटामिन सी के उत्कृष्ट स्रोत हैं। वे प्रतिरक्षा प्रणाली को मजबूत करते हैं और इनमें एंटी इंफ्लेमेटरी और

एंटीऑक्सिडेंट गुण होते हैं। क्यों खट्टे फल बालों के लिए महत्वपूर्ण हैं? क्योंकि विटामिन सी आपके शरीर में नॉन-हीम आयरन के अवशोषण को बढ़ाता है। जब आप आयरन युक्त भोजन विटामिन सी युक्त भोजन के साथ खाते हैं, तो यह आपको बेहतरीन परिणाम देता है। कोलेजन उत्पादन में विटामिन सी मदद करता है। कोलेजन एक प्रकार का प्रोटीन है जो अमीनो-एसिड, प्रोलाइन, हाइड्रॉक्सीप्रोलाइन और ग्लाइसिन से बना होता है। प्रोलाइन कैरेटिन का मुख्य घटक है, कैरेटिन वो प्रोटीन का प्रकार है जो आपके बालों को बनाता है। खट्टे फलों के कुछ उदाहरण हैं नींबू, संतरा और अंगूर। पालक को ब्लांच करते समय नींबू का रस डालें, यह आपके आयरन के अवशोषण को बढ़ाएगा और साथ ही पालक के गहरे हरे रंग को खोने से बचाएगा।

इसके अलावा, फलों के जूस के बजाय पूरे फल खाएं, क्यों कि संतरे में मौजूद फाइबर, और अंगूर पाचन में सहायता करते हैं।

5. दूध और दूध से बनी चीजें

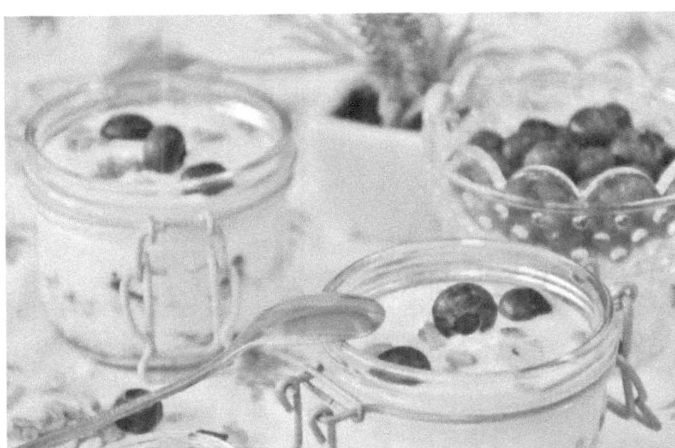

दूध का हर घूंट आपके बालों के लिए जादू है। दूध में व्हे (whey) और कैसिइन होता है, जो स्वस्थ बालों के लिए दो महत्वपूर्ण प्रोटीन हैं। रोजाना दूध पीने से बालों का झड़ना रुकता है और बालों के विकास को बढ़ावा मिलता है, और आपके बाल मजबूत होते हैं। इसके अलावा, दूध विटामिन बी12 का एक उत्कृष्ट स्रोत

है। विटामिन बी12 की कमी से समय से पहले बाल सफ़ेद हो सकते है और एनीमिया हो सकता है, जो बालों के झड़ने, टंगल्स और बेजान बालों का एक आम कारण है।

दूध की क्रीम आपके बालों के लिए एक उत्कृष्ट कंडीशनर हो सकती है। ये बालों में नमी देती है और रूखे बाल, स्प्लिट एंड्स और बालों को टूटने से रोकती है।

जब आप दही बाल में लगाते है तो वो रूखे और बेजान बालों को कंडीशन करता है और उनको मुलायम और रेशमी बनाता है।

तरल व्हे, पनीर का एक उप-उत्पाद, बालों के रोम को उत्तेजित करता है, बालों को मजबूत बनाता है, तेजी से बढ़ने में मदद करता है और बालों को झड़ने से रोकता है।

दूध और दूध से बनी चीजें प्रोटीन, विटामिन डी, और कैल्शियम में उच्च होती हैं। कैलोरी पर कटौती करने के लिए स्किम्ड दूध और कम वसा वाले दही और पनीर का सेवन करें। दूध से बनी चीजें बालों की संरचना को मजबूत करते हुए प्राकृतिक चमक देने का काम करती हैं।

अपने बालों को संपूर्ण पोषण देने के लिए नाश्ते में शहद, नट्स, और जामुन के साथ ग्रीक दही खाएं।

6. लेग्यूम्स

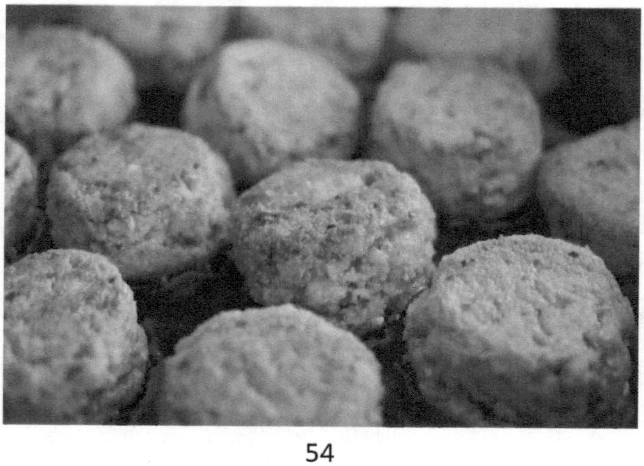

लेग्यूम्स जैसे दाल, छोले, राजमा, मटर, और मूंगफली प्रोटीन, आयरन, फोलिक एसिड, जिंक और बायोटिन जैसे पोषक तत्वों से भरे हैं जो आपके बालों के साथ-साथ संपूर्ण स्वास्थ्य का कल्याण करते हैं। लेग्यूम्स में आवश्यक विटामिन और अमीनो एसिड होते हैं जो आपके बालों के स्वास्थ्य के लिए महत्वपूर्ण होते हैं।

दाल फोलिक एसिड्स में समृद्ध है, जो सेल नवीकरण और बालों के विकास के लिए आवश्यक है। फोलिक एसिड आपके शरीर को लाल रक्त कोशिकाओं को बनाने में मदद करता है जो स्कैल्प में बहुत जरूरी ऑक्सीजन की आपूर्ति करते हैं।

बीन्स प्रोटीन का एक बड़ स्रोत है, प्रोटीन बालों का निर्माण खंड है। पर्याप्त प्रोटीन के बिना, बाल बहुत कमजोर हो जाते हैं, और कमजोर बालों की किस्मों को टूटने का खतरा होता है। बीन्स जिंक का एक अच्छा स्रोत है, जो बालों के विकास और मरम्मत चक्र को प्रभावित करता है और रूसी को रोकता है।

मटर में पर्याप्त मात्रा में विटामिन सी होता है, विटामिन सी कोलेजन गठन में शामिल होता है, हेयर फॉलिकल्स को विकास के लिए कोलेजन प्रोटीन की आवश्यकता होती है। विटामिन सी की कमी से बाल रूखे और कमजोर हो सकते हैं।

ताजे हरे पत्तेदार सलाद के साथ फलाफिल, एइनचिलाडस या दाल का सूप आपके स्वाद के साथ-साथ आपके बालों के लिए भी एक अच्छा विकल्प हो सकता है।

7. मूंग बीन स्प्राउट्स

प्रणाली जिसके द्वारा बीज नई पत्तियों या कलियों का उत्पादन करते हैं उसे अंकुरित कहा जात है। बीन्स को अंकुरित करने से उनके पोषक मूल्य में वृद्धि होती है, जो बीन्स को प्रोटीन, आयरन, कैल्शियम, जिंक, मैग्नीशियम, फास्फोरस और विटामिन सी से भरपूर बनाती है।

स्प्राउट्स में एंटी-बैक्टीरियल और एंटी-फंगल गतिविधियां होती हैं जो उन फंगल विकास का मुकाबला करने में मदद करतीं हैं जो रूसी और अन्य समस्याओं का कारण बनती है। स्प्राउट्स सीबम के उत्पादन को उत्तेजित करते हैं, यह प्राकृतिक तेल जड़ों और बालों की किस्मों को मॉइस्चराइज रखने और स्प्लिट एंड्स होने से रोकने में मदद करता है।

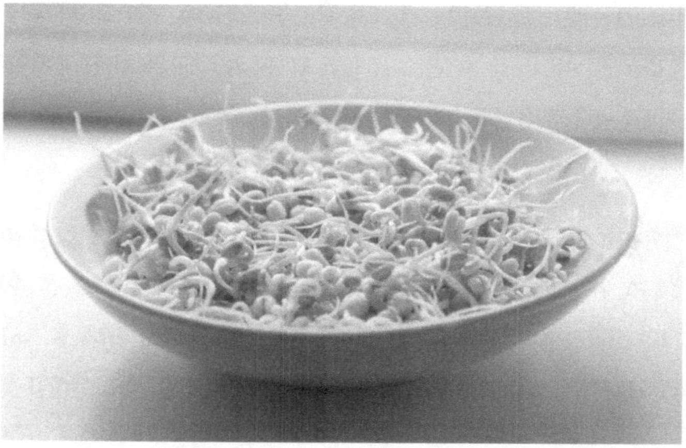

स्प्राउट्स में पर्याप्त विटामिन सी होता है जो प्रतिरक्षा प्रणाली को मजबूत करता है; विटामिन सी शरीर में फ्री रेडिकल्स को नष्ट कर देता है और बालों के विकास को बढ़ावा देता है।

अंकुरित होने की प्रक्रिया बीन्स को ठंडे पानी से धोने से शुरू होती है। बीन्स को एक जार में पानी के साथ रखें और 8-10 घंटे के लिए भिगो दें। एयरफ्लो बनाये रखने के लिए, एक जाली ढक्कन या मलमल के कपड़े से ढंक दें और रबर बैंड से बांध ले। 8-10 घंटे के बाद मलमल के कपड़े से पानी को बाहर निकाल दें। इसे ताज़े पानी से धोएं और बचा सारा पानी मलमल के कपड़े से छान के निकाल दें। अगले तीन दिनों के लिए दिन में कम से कम दो से तीन बार इस प्रक्रिया को दोहराएं और आपके पौष्टिक अंकुरित बीन्स खाने के लिए तैयार हैं। इन्हें कच्चा खाएं या थोड़े से जैतून के तेल में भुन के खाएं।

8. आम

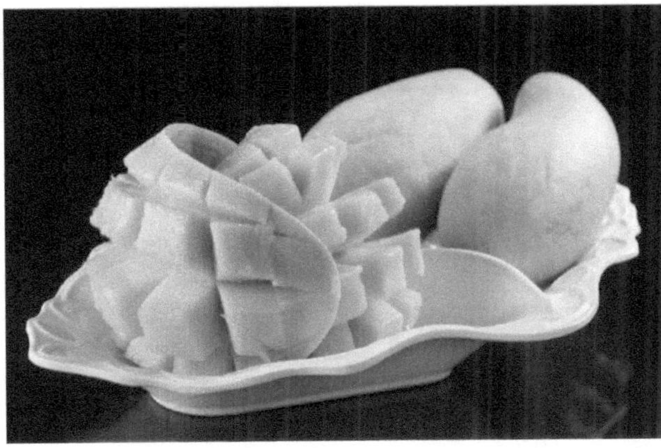

बीटा-कैरोटीन एक चमकदार लाल-नारंगी पिग्मेंट है जो पौधों और फलों में पाया जाता है। यह बीटा-कैरोटीन है जो आमों को उनके पीले-नारंगी रंग देता है। यह अपनी एंटीऑक्सीडेंट गुण और उच्च विटामिन ए गतिविधि के लिए जाना जाता है। शरीर बीटा कैरोटीन को विटामिन ए में परिवर्तित करता है।

पके आम में बड़ी मात्रा में बीटा कैरोटीन, विटामिन सी और विटामिन ई होते हैं, इन सभी में एंटीऑक्सीडेंट गुण होता है जो सुरक्षित रूप से फ्री रेडिकल्स से जुड़ कर उनकों बेअसर कर देता है और आपके बालों को स्वस्थ और मजबूत बनाता है। यह बालों के रोम को सिकुड़ने से रोकता है और बालों के विकास को बढ़ावा देता है।

अगर आपके बाल रूखे हैं, या बालों में चमक कम है, तो अपने आहार में आम शामिल करें - इसमें स्कैलप कंडीशनिंग गुण होते हैं और यह आपके बालों को अतिरिक्त चमक देता है। आम विटामिन ए का एक अच्छा स्रोत है, जो सीबम के उत्पादन को प्रोत्साहित करता है, सीबम वो प्राकृतिक तेल जो आपके स्कैलप को मॉइस्चराइज़ करता है ताकि आपके बाल स्वस्थ रहें। आम में विटामिन सी, कोलेजन उत्पादन को बढ़ावा देता है - कोलेजन वो प्रोटीन है जो बालों को इलास्टिसिटी प्रदान करता है और इसे टूटने से रोकता है।

बीटा कैरोटीन के कारण पतले बालों वाले लोगों के लिए आम विशेष रूप से अच्छा होता है। बालों का पतला होना विटामिन ए की कमी का संकेत हो सकता है। अपने आहार में बीटा कैरोटीन बढ़ाना कमजोर, क्षतिग्रस्त बालों को पुनर्स्थापित करता है, और मजबूत और स्वस्थ बालों को बढ़ावा देता है।

9. शकरकंद

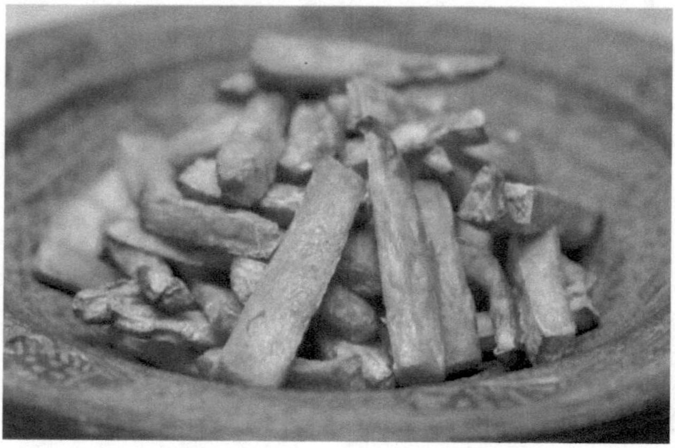

शकरकंद आपके बालों के लिए एक पूर्ण सुपरफूड है जिसमें लगभग सभी पोषक तत्व होते हैं जिनकी आपके बालों को आवश्यकता होती है। ये कैलोरी में कम और एंटी-इंफ्लेमेटरी गुणों से भरपूर होते हैं। यह बीटा कैरोटीन, विटामिन बी6, सी, डी और ई और जिंक, कॉपर, आयरन, कैल्शियम, मैग्नीशियम और पोटेशियम जैसे आवश्यक खनिजों में उच्च है।

अगर आपके बाल रूखे हैं, तो अपने आहार में शकरकंद को शामिल करें। शकरकंद रूखे बालों को बड़े पैमाने पर पोषण प्रदान करता है। विटामिन ए आपकी खोपड़ी के प्राकृतिक तेलों को बढ़ावा देगा, नमी को लॉक रखेगा, और बालों के विकास को बढ़ावा देगा, जबकि विटामिन ई आपके बालों के रोम को पोषण देकर चमक को बढ़ाएगा।

विटामिन ए की कमी से रूखे और बेजान बाल हो सकते हैं और आपकी खोपड़ी खुजली और रूसी का कारण बन सकती है। बीटा-कैरोटीन जो हमारे शरीर में

विटामिन ए में परिवर्तित होता है, सीबम उत्पादन और बालों के विकास के लिए आवश्यक है। हालांकि, विटामिन ए अधिक मात्रा में न लें, विटामिन ए के अधिक सेवन से बालों पर हानिकारक प्रभाव पड़ सकता है।

10. पानी

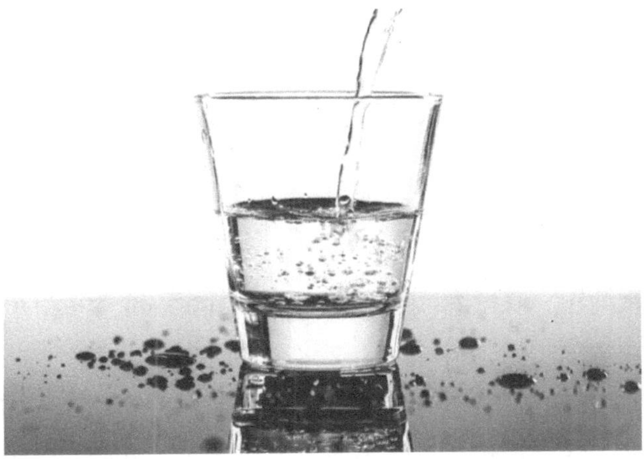

यह सूची आपके बालों के लिए सबसे महत्वपूर्ण तत्त्व के बिना पूरी नहीं की जा सकती, वो है पानी। पानी एक प्रमुख तत्त्व है जो बालों को विटामिन, और मिनरल प्रदान करता है, जो आपके बालों के विकास में योगदान करते हैं।

भले ही आप सभी विटामिन, प्रोटीन और मिनरल्स का सेवन कर लें, लेकिन अगर आप अपने शरीर की दैनिक पानी की आवश्यकता को पूरा नहीं करते हैं, तो पोषक तत्व आपके बालों के विकास के लिए जिम्मेदार कोशिकाओं तक नहीं पहुँचेंगे। नतीजतन, कोशिकाएं रिप्रोड्यूस और बढ़ने में सक्षम नहीं होंगीं, और आपके बालों के सिरे विभाजित हो जाएंगे और बाल ब्रिटल हो जाएंगे। यह संभव है कि डिहाइड्रेशन आपके बालों के प्राकृतिक विकास चक्र को पूरी तरह से रोक दे।

पौधों की तरह, बालों की जड़ ही एकमात्र साधन है जिसके द्वारा बाल पानी को अवशोषित करते हैं और बालों को जल प्रदान करते हैं, जो स्वाभाविक रूप से और आंतरिक रूप से बालों के विकास को बढ़ाता है।

दिन में कम से कम दो लीटर पानी पीने से न केवल आपका शरीर स्वस्थ रहेगा बल्कि आपके हेयर फॉलिकल्स को मजबूत करने और बालों के विकास को बढ़ावा देने में मदद मिलेगी।

निष्कर्ष

आप जो भी खाते हैं वह आपके बालों पर प्रतिबिंबित होता है। अपने शरीर को पौष्टिक आहार दें; यह बदले में आपको स्वस्थ बाल देगा। इसी तरह, आपके शरीर को जंक फूड देना आपके बालों को नुकसान पहुँचता है और उनकी वृद्धि को रोकता है। यदि आप अपने बालों की समस्याओं का अंतिम स्थायी समाधान चाहते हैं, तो अपने आहार में उपरोक्त सभी खाद्य पदार्थों को शामिल करें। इसके अलावा, ये खाद्य पदार्थ न केवल आपके बालों को स्वस्थ बनाते हैं, बल्कि दाग रहित, चिकनी और कोमल त्वचा भी देते हैं और आपके बालों के साथ-साथ आपकी त्वचा की भी उम्र बढ़ने से रोकते हैं।

7. शीर्ष 10 खाद्य पदार्थ जो बालों के झड़ने को रोकते हैं और बालों के विकास को बढ़ावा देते हैं

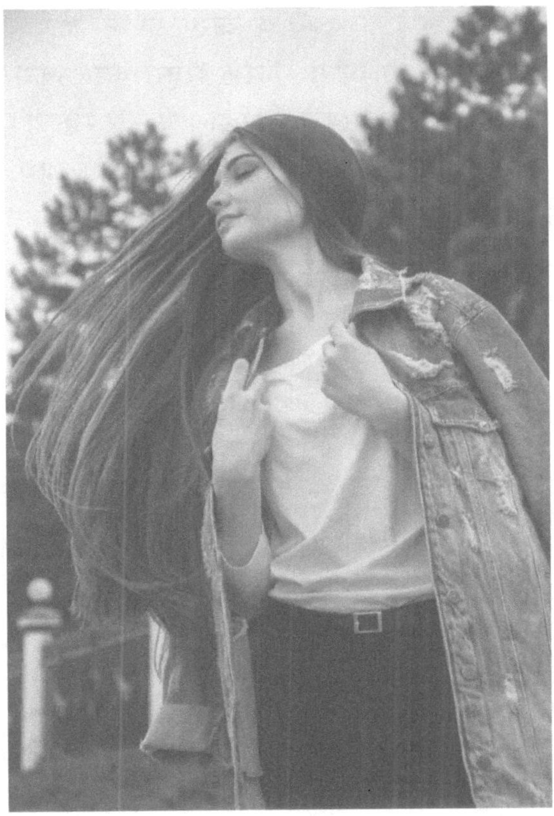

शीर्ष 10 खाद्य पदार्थ जो बालों के झड़ने को रोकते हैं और बालों के विकास को बढ़ावा देते हैं

बालों के विकास को बढ़ावा देने वाले हमारे सुपर खाद्य पदार्थों के विवरण करने से पहले, इस बात पर ध्यान दें कि बालों का झड़ना या अचानक बालों के

स्वास्थ्य में परिवर्तन एक आंतरिक बीमारी जैसे कि थायराइड रोग, ल्यूपस (एक ऑटोइम्यून स्थिति), या लिवर की समस्या का संकेत हो सकता है। अचानक शॉक लगने से या उच्च-तनाव का स्तर भी बालों के झड़ने का कारण बन सकता है। एक दिन में 50 से 100 बालों का गिरना सामान्य है, लेकिन यदि आप बड़े पैमाने पर बालों के झड़ने का अनुभव करते हैं, तो इसके अंतर्निहित कारण को निर्धारित करने के लिए अपने डॉक्टर से परामर्श लें।

बालों के झड़ने के अधिकांश सामान्य कारण पोषण की कमी और पर्यावरणीय क्षति है। सौभाग्य से, पोषण की कमी के कारण झड़ने वाले बालों को आप बालों के पोषण की आवश्यकता को पूरा करके रिवर्स कर सकते हैं। न केवल ये खाद्य पदार्थ बालों के झड़ने को रोकते हैं बल्कि नए और स्वस्थ बालों के विकास को बढ़ावा देने में भी सुपर प्रभावी होते हैं। इन सुपरफूड्स के साथ, आपके वैसे ही लंबे, मजबूत और स्वस्थ बाल हो सकते हैं जैसा आप हमेशा चाहते थे।

नीचे शीर्ष 10 खाद्य पदार्थ हैं जो बालों के झड़ने को रोकते हैं और बालों के विकास दर को बढ़ाते हैं:

1. आंवला

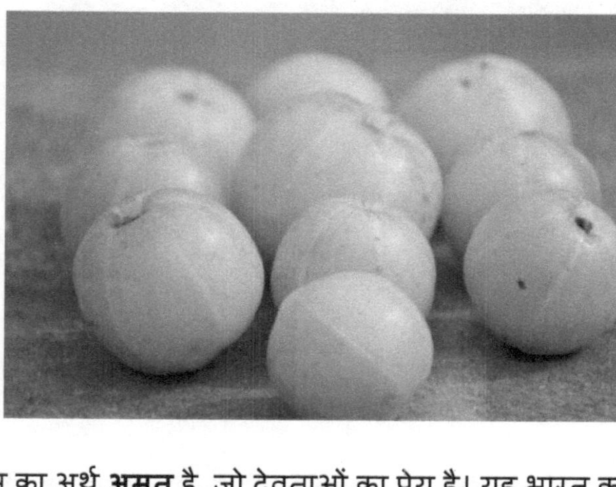

आंवला नाम का अर्थ **अमृत** है, जो देवताओं का पेय है। यह भारत का एक खट्टा फल है। इसे आयुर्वेद के अनुसार बालों के लिए एंटी-एजिंग और प्राकृतिक टॉनिक

माना जाता है। इस एकल फल में अरबों पोषक तत्व होते हैं। आंवला विटामिन सी के सबसे समृद्ध स्रोतों में से एक है।

विटामिन सी के साथ, आंवला एंटीऑक्सिडेंट में भी बहुत समृद्ध है। एंटीऑक्सीडेंट्स फ्री रेडिकल्स को बेअसर करते हैं जो बालों के झड़ने, और धूसर होने का कारण बन सकते हैं। आंवले के तेल में आवश्यक फैटी एसिड्स होते हैं जो बालों के रोम को मजबूत करते हैं और बालों के विकास को बढ़ावा देते हैं।

आंवला में मौजूद फाइटोन्यूट्रिएंट्स, अमीनो एसिड्स, विटामिन्स और मिनरल्स स्कैल्प सर्कुलेशन को बढ़ाने, बालों के फॉलिकल्स को मजबूत बनाने और हेल्दी ग्रोथ को प्रोत्साहित करने में मदद करते हैं।

आंवला का विटामिन सी कोलेजन उत्पादन बढ़ाता है। कोलेजन प्रोटीन, बालों के निर्माण खंड हैं, बालों के रोम को मजबूती देते हैं और बालों के विकास और लंबाई को बढ़ाते हैं।

2. काले तिल

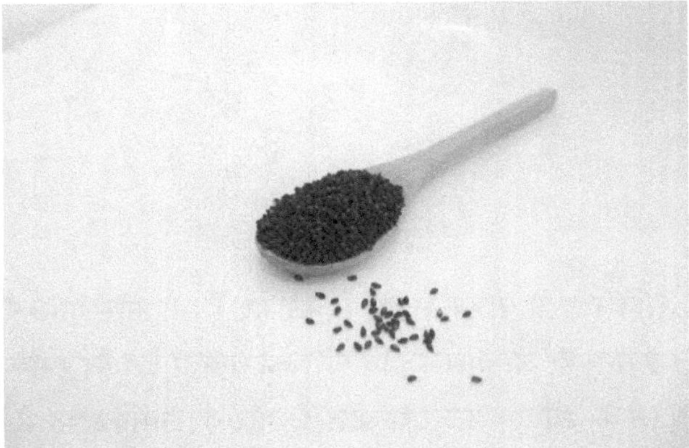

काले तिल में सफ़ेद बालों को काला बनाने और स्वस्थ बालों के विकास को प्रोत्साहित करने की शक्ति होती है। यह मेलानोसाइट कोशिकाओं को आपके बालों के रंग के लिए जिम्मेदार पिग्मेंट, मेलेनिन का उत्पादन करने के लिए बढ़ावा देता है। काले तिल में ओमेगा-3 जैसे आवश्यक फैटी एसिड्स होते हैं जो

स्वस्थ बालों के विकास को प्रोत्साहित करते हैं और स्वस्थ खोपड़ी को बढ़ावा देते हैं। काले तिल के बीज जिंक से भरे होते हैं, जो सीबम उत्पादन में मदद करता है। यह प्राकृतिक तेल आपके बालों को चमकदार बनाता है।

जिंक बालों के टिश्यू की मरम्मत और नए बालों की कोशिकाओं के उत्पादन में भी एक अहम भूमिका निभाता है। तांबे की कमी से बाल पतले और भूरे हो सकते हैं क्योंकि तांबा मेलेनिन उत्पादन में महत्वपूर्ण भूमिका निभाता है। काले तिल तांबे का एक अच्छा स्रोत हैं। इसके अलावा, काले तिल का उच्च लौह तत्व आयरन की कमी वाले एनीमिया को रोकता है, जो बालों के झड़ने का एक सामान्य कारण है।

3. चिया सीड्स

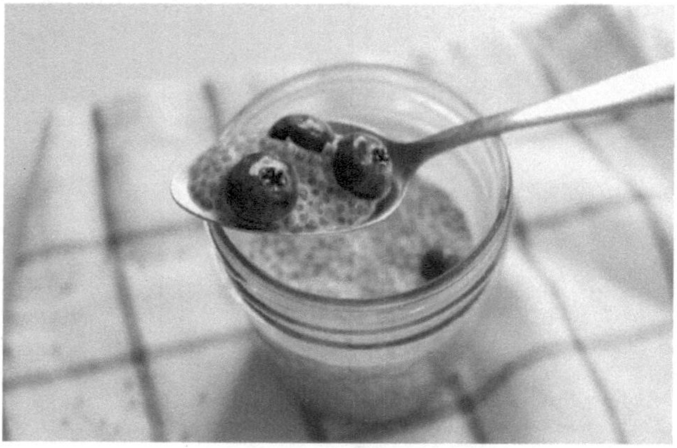

चिया सीड्स शक्तिशाली पोषक तत्वों से भरे हुए हैं। वे ओमेगा-3 फैटी एसिड्स का एक उत्कृष्ट स्रोत हैं, जो बालों के विकास को बढ़ावा देते हैं। इसके अतिरिक्त, वे फ़ाइबर, प्रोटीन के भी एक समृद्ध स्रोत हैं, और एंटीऑक्सिडेंट से भरपूर हैं। ये बालों के विकास को उत्तेजित करते हैं और आपके बालों को घना और स्वस्थ बनाते हैं। इसके अलावा, आयरन, जिंक, और कैल्शियम बालों के झड़ने को रोकते हैं, खोपड़ी को स्वस्थ बनाते हैं, बालों के रोम को मजबूत करते हैं, और मजबूत, घने और स्वस्थ बालों के विकास को सुनिश्चित करते हैं। चिया सीड्स की एक दिन की रेकमेंडेड खुराक 15-20 ग्राम (लगभग 1.5 बड़ा चम्मच) है।

सूखे, कच्चे रूप में इसका सेवन नहीं किया जाना चाहिए। चिया सीड्स को रात भर पानी में भिगो दें और सुबह या वर्क आउट के बाद खाएं।

4. काले चने

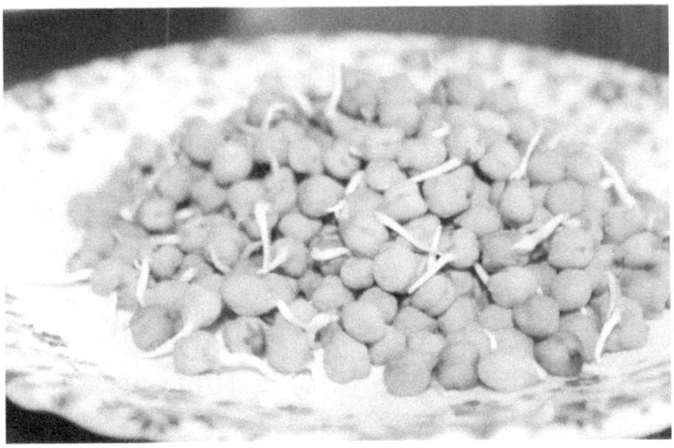

आपने अपनी माँ से बहुत सारे व्याख्यान सुने होंगे कि कैसे काले चने आपके बालों में चमत्कार कर सकते हैं, और वह गलत नहीं हैं। काले चने वास्तव में आपके बालों में जादू करते हैं। काले चनो का हर विटामिन और खनिज बालों के विकास के साथ-साथ बालों की गुणवत्ता में भी योगदान देता है।

शाकाहारी लोगों के लिए काले चने प्रोटीन का एक बड़ा स्रोत हैं। बाल ज्यादातर प्रोटीन से बने होते हैं। अपने बालों को पर्याप्त प्रोटीन देना आपके बालों के रोम को मजबूत करके नए स्वस्थ बालों के विकास को उत्तेजित करता है; इसके अलावा, काले चनो में जिंक और बायोटिन होते हैं। ये दोनों खनिज आपके शरीर के कैरेटिन के बुनियादी ढांचे नें सुधार करते हैं। कैरेटिन एक संरचनात्मक प्रोटीन है जो बालों को बनाता है। कैरेटिन वही प्रोटीन है जो खोपड़ी की त्वचा की कोशिकाओं को नुकसान या तनाव से बचाता है। काले चनो में विटामिन ए और आयरन होते हैं जो बालों के स्वास्थ्य के लिए महत्वपूर्ण होते हैं और शरीर में इनमें से किसी एक की भी कमी से बाल झड़ने की और रूसी की समस्या हो सकती है। इसके अलावा, आयरन रक्त की आपूर्ति सुनिश्चित करता है, जिससे बालों की जड़ों तक बालों के महत्वपूर्ण पोषक तत्व पहुँचते हैं।

5. कच्चा नारियल

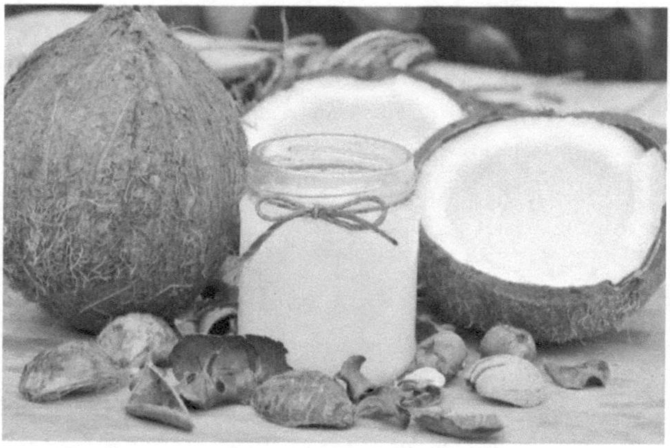

भारत में घरों में ताजा कच्चा नारियल होना काफी आम है, लेकिन पश्चिमी देशों में इसे पाना थोड़ा मुश्किल हो सकता है, अगर आपके पास कच्चे नारियल उपलब्ध हैं, तो जितना हो सके अपने आहार में इन्हें शामिल करें। नारियल की क्रीम, पानी और तेल भी समान रूप से स्वस्थ होते हैं। नारियल अत्यधिक पौष्टिक, फाइबर से भरपूर, और आवश्यक विटामिन और खनिजों से भरा है।
नारियल में मौजूद लॉरिक एसिड के कारण ही नारियल को एक स्वस्थ वसा माना जाता है जबकि इसमें लगभग 89% सैचुरेटेड फैट होता है। लॉरिक एसिड एक सैचुरेटेड फैटी एसिड है जिसमें 12-कार्बन एटम चेन होती है। इसमें जीवाणुरोधी, एंटीवायरल और रोगाणुरोधी गुण होते हैं; यह संभावित रूप से संक्रमण को रोकने में मदद करता है।

नारियल का तेल आपके बालों के लिए अच्छा होता है। अपने बालों को प्राकृतिक तरीके से घना, लंबा और तेज़ी से बढ़ने में मदद के लिए नारियल के तेल का उपयोग करें। प्राकृतिक रूप से नारियल के तेल में पाए जाने वाले विटामिन और आवश्यक फैटी एसिड्स खोपड़ी और बालों के रोम को पोषण देते हैं।
नारियल तेल को जैतून के तेल और बादाम के तेल के साथ मिलाएं, शैम्पू करने से एक रात पहले, इससे बालों की धीरे धीरे मालिश करें और इसे रात भर छोड़ दें। अगले दिन अपने बालों को शैम्पू से धोएं; यह आपके बालों के झड़ने को ठीक

करने और स्वाभाविक रूप से मॉइस्चराइज करने और स्प्लिट एंड्स और फ्रिज़ी बालों का इलाज करने में मदद करेगा।

6. पालक

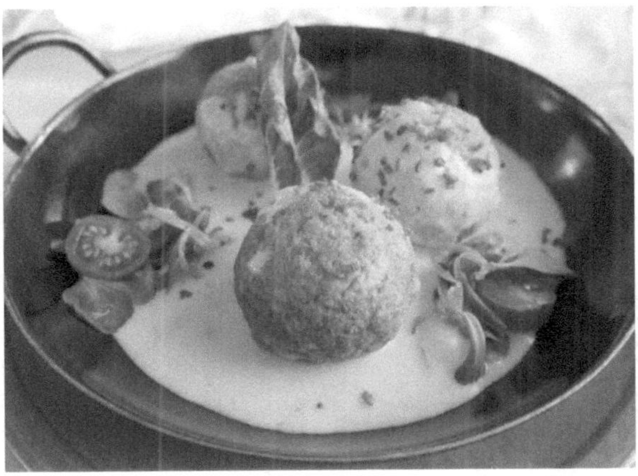

पालक आयरन, बीटा-कैरोटीन, कैल्शियम, विटामिन सी और फाइबर से भरपूर होता है। ये पोषक तत्व स्वस्थ बालों के विकास को सुनिश्चित करते हुए आपकी खोपड़ी और बालों को पोषण देने में मदद करते हैं। पालक का नियमित सेवन एनीमिया को रोक सकता है और बालों के रोम में ऑक्सीजन की आपूर्ति बढ़ाता है, और सुनिश्चित करता है कि आपके बाल सभी सही पोषक तत्वों के साथ शीर्ष स्थिति में रहें। इसके अलावा, पालक के एंटी-इंफ्लेमेटरी गुण स्कैल्प की जलन को शांत करते हैं

पालक रेड मीट से बहुत बेहतर है क्योंकि यह कम कैलोरी प्रदान करता है और वसा और कोलेस्ट्रॉल-मुक्त है। इसके स्वास्थ्य लाभों का अधिक से अधिक लाभ उठाने के लिए, अपने दैनिक आहार में पालक को शामिल करें। अवशोषण में सुधार के लिए पालक को विटामिन-सी-समृद्ध खाद्य पदार्थ जैसे खट्टे फल के साथ खाएं। गर्भवती महिलाओं को रोजाना पालक खाना चाहिए। स्वस्थ शिशु के विकास के लिए आयरन आवश्यक है, और इससे बच्चे के बाल

भी स्वस्थ होंगे। यह शिशु में मस्तिष्क के गंभीर दोषों को रोकने में भी मदद करता है।

7. साबुत अनाज

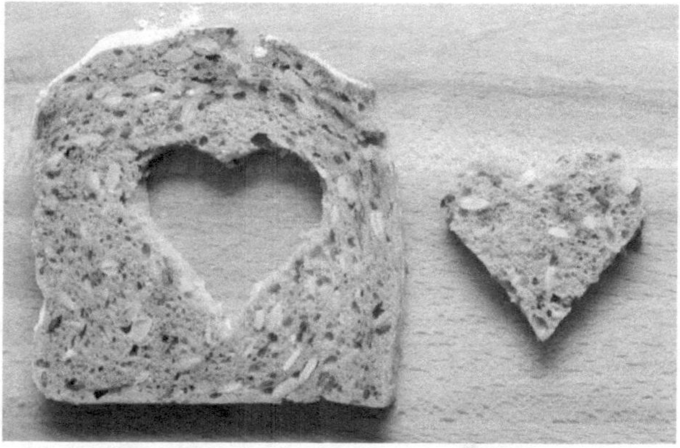

साबुत अनाज जैसे ब्राउन राइस और ओट्स (जई) आयरन, बी विटामिन और जिंक के साथ-साथ बायोटिन में समृद्ध हैं। बायोटिन रूखे बालों और गंजेपन को कम करने में मदद करता है।

कोशिकाओं के प्रसार के लिए बायोटिन आवश्यक है; यह प्रोटीन का निर्माण करने में भी महत्वपूर्ण भूमिका निभाता है जो शरीर में अमीनो एसिड में टूट जाता है जो आपके बालों को बढ़ने के लिए आवश्यक होता है। साबुत अनाज जैसे रॉ ओट्स भी आवश्यक बाल खनिज जैसे आयरन और जिंक का एक अच्छा स्रोत हैं, इन खनिजों की कमी से बालों का झड़ना शुरू हो सकता है।

ओट्स, दूध, और बादाम के तेल का एक संयोजन बालों के लिए उत्कृष्ट है। ये बालों के झड़ने को रोक सकते है, बालों के विकास को उत्तेजित कर सकते है, और आपके बालों के स्ट्रैंड में चमक लाते है। अगली बार जब आप केक बनाये, तो अपने नियमित आटे के साथ साबुत गेहूं का आटा, ओट्स का आटा (ओट्स को पीस लें) और सूजी को भी मिलाएं, इससे आपकी मीठी तृष्णा शांत होगी और आपके बालों को पोषण भी मिलेगा।

8. सोयाबीन

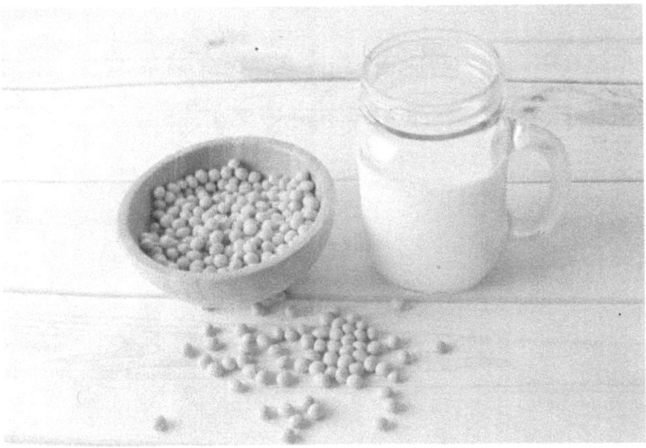

सोयाबीन उच्च गुणवत्ता वाले प्रोटीन में समृद्ध है, जिसका उपयोग आपका शरीर कोशिकाओं की मरम्मत करने और नए बालों को उत्पन्न करने के लिए करता है। इसके अतिरिक्त, सोयाबीन में कैल्शियम, फोलिक एसिड, आयरन, बी विटामिन, पोटेशियम और फाइबर अधिक होते हैं, जो सभी स्वस्थ बालों के लिए आवश्यक हैं। सोयाबीन तेल कोशिकाओं की क्षति को कम करता है और नए बाल के विकास को बढ़ाता है। बालों के झड़ने की समस्या से पीड़ित लोगों के लिए सोयाबीन का तेल विशेष रूप से बहुत फायदेमंद है।

सोयाबीन स्पर्मिडाइन, एक पॉलियामाइन के सबसे अमीर खाद्य स्रोतों में से एक है। स्पर्मिडाइन हेयर शाफ़्ट के बढ़ने को प्रोत्साहित करता है और एनाजन (बालों के विकास के चरण) को बढ़ाता है, और इस तरह वो बालों के विकास को बढ़ावा देता है।

9. गाजर

गाजर में पाए जाने वाले विटामिन ए, बी, सी, ई, फास्फोरस और मैग्नीशियम आपकी खोपड़ी में रक्त परिसंचरण में सुधार करते हैं जो बालों की जड़ तक अन्य

सभी महत्वपूर्ण पोषक तत्वों की पहुँच सुनिश्चित करता है, जो बालों के विकास को बढ़ावा देता है।

ये महत्वपूर्ण विटामिन और खनिज बालों के झड़ने से निपटने में प्रभावी होते हैं और आपके बालों को रूखे और बेजान होने से बचाते हैं।

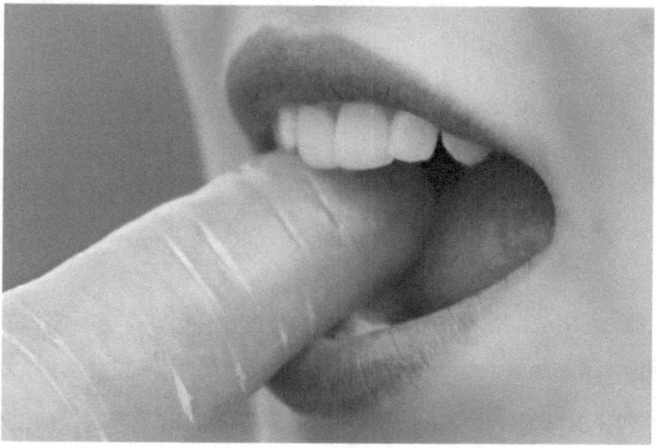

गाजर विशेष रूप से बीटा-कैरोटीन से भरा होता है, जो एक एंटीऑक्सिडेंट है जो शरीर में विटामिन ए में परिवर्तित होता है। यह खोपड़ी में वसामय ग्रंथियों को उत्तेजित करता है जो सीबम का उत्पादन करती हैं जो आपके बालों को नमीयुक्त रखने और उन्हें घने, चमकदार, मजबूत और तेजी से बढ़ने में मदद करता है। नियमित रूप से गाजर का ताजा रस पीने से आपके बाल स्वस्थ होते हैं और आपकी आंखों की रोशनी में सुधार होता है।

10. दही

प्राकृतिक दही प्रोटीन और विटामिन से भरी होती है, जो आपके बालों को मजबूत और स्वस्थ बढ़ने के लिए पोषण प्रदान करते हैं। दही में लैक्टिक एसिड होता है, जो सूखे, पपड़ीदार बालों को आराम देता है और उन्हें चिकना करता है, और प्राकृतिक नमी को बेहतर बनाता हैं, जिससे आपके बाल अधिक

मेनेजेबल हो जाते हैं। यही कारण है कि आप कई शैंपू और अन्य बालों के उत्पादों में लैक्टिक एसिड पाते हैं।

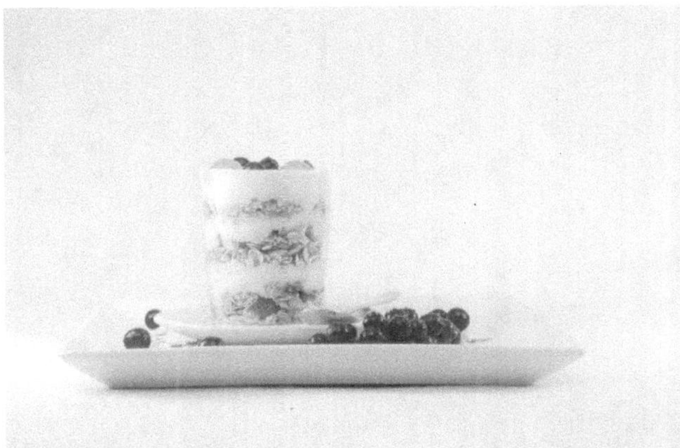

दही विटामिन बी5 में समृद्ध है, जो आपकी खोपड़ी में रक्त के प्रवाह को बढ़ाता है और बालों के विकास को बढ़ावा देता है। अपने शीतलन प्रभाव के कारण दही खोपड़ी की जलन को शांत करती है। इसके एंटी-फंगल गुण रूसी से छुटकारा पाने में मदद करते हैं, खोपड़ी के स्वास्थ्य में सुधार करते हैं और बालों के झड़ने को नियंत्रित करते हैं।

निष्कर्ष

स्वस्थ, रेशमी, मजबूत और घने बाल हर किसी का लक्ष्य होते है। इस लक्ष्य को प्राप्त करने के लिए आपको महंगे बालों के उपचारों और फैंसी हेयर उत्पादों की आवश्यकता नहीं है; लंबे और स्वस्थ बालों का राज़ आपकी रसोई में छिपा है। अपने आहार में उपरोक्त खाद्य पदार्थों को शामिल करने का प्रयास करें। ये खाद्य पदार्थ प्रोटीन, बी विटामिन, विटामिन ए, सी, डी और ई, जिंक, लोहा, बायोटिन, और आवश्यक फैटी एसिड्स जैसे बालों के पोषक तत्वों से भरपूर हैं। अपने आहार में इन पोषक तत्वों को शामिल करने से बालों को झड़ने से रोकने और उनके विकास दर को बढ़ाव देने में मदद मिलती है।

2

बालों की समस्याएं, उनके कारण और उनका समाधान

1. बालों की समस्याएं, उनके कारण और उनका समाधान भाग 1

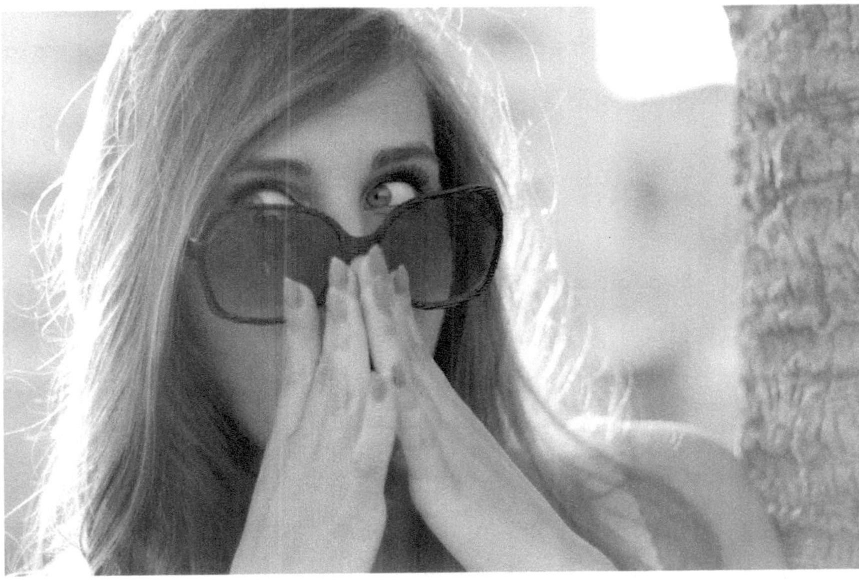

बालों की समस्याएं, उनके कारण और उनका समाधान भाग 1

इस अध्याय में निम्नलिखित बालों की समस्याओं, उनके कारणों और उनके समाधानों का वर्णन किया गया है:

- भूरे/सफेद बाल
- रूसी
- फ्रिज़ी हेयर
- उलझे हुए बाल

ग्रे/सफेद बाल

मेलानोसाइट्स हेयर बल्ब में मौजूद कोशिकाएं होती हैं जो आपके बालों को उनका प्राकृतिक रंग प्रदान करने के लिए मेलेनिन का उत्पादन करती हैं। उम्र के साथ मेलेनिन का उत्पादन धीमा हो जाता है और अंत में बंद हो जाता है, जिसके परिणामस्वरूप भूरे / सफेद बाल होते हैं। लेकिन कुछ लोगों में उम्र के पहले, यहाँ तक की किशोरावस्था में ही बाल सफ़ेद होने लगते हैं जिसे आमतौर पर समय से पहले बाल सफ़ेद होना कहते हैं।

समय से पहले बालों के सफेद होने के कारण

1. विटामिन बी12 की कमी से आपके बाल समय से पहले सफेद (सबसे आम कारण) हो सकते हैं।
2. हाइड्रोजन पेरोक्साइड एक ऑक्सीकरण एजेंट है जिसका उपयोग बालों को ब्लीच करने के लिए किया जाता है। यह बालों के कोर्टेक्स में प्रवेश करता है और बालों के प्राकृतिक पिग्मेंट, मेलेनिन को खत्म कर देता है। मेलेनिन के बिना, नए बाल बिना किसी पिग्मेंट के बढ़ते हैं, और ये ग्रे या सफेद दिखाई देते है।
3. समयपूर्व बाल ग्रे होने में आनुवंशिकी एक महत्वपूर्ण भूमिका निभाती है। यदि आपके माता-पिता में से कोई भी जल्दी ग्रे हो गया होगा, तो इसकी बहुत संभावना है कि आप भी होंगे।
4. धूम्रपान को लंबे समय से सफेद बाल होने का कारण माना गया है। सिगरेट के विषाक्त पदार्थ आपके हेयर फॉलिकल्स को नुकसान पहुँचा सकते हैं, जिससे बाल समय से पहले ग्रे/सफेद हो सकते हैं।

सफेद बालों की समस्या का इलाज कैसे करें?

1. यदि आप धूम्रपान करते हैं, तो जितनी जल्दी हो सके धूम्रपान बंद कर दें।
2. बालों को बार बार कलर या ब्लीच न कराएं।
3. एंटीऑक्सिडेंट और विटामिन ए से भरपूर खाना खाएं। अध्ययन से पता चलता है की एंटीऑक्सिडेंट और विटामिन ए आपके मेलेनिन उत्पादन को बढ़ावा दे सकते हैं। अपने आहार में गाजर, शकरकंद और गहरे रंग की पत्तेदार सब्जियों को शामिल करें।
4. पोषण की कमी के कारण होने वाले सफेद बालों को विटामिन पूरकता के साथ वापस काला किया जा सकता है। अपने विटामिन बी12 के स्तर की जाँच कराएं। एक साधारण रक्त परीक्षण दिखा सकता है कि आपके बी12 का स्तर कम है या नहीं। स्वयं डॉक्टर न बनें और अपने आप सप्लीमेंट लेना शुरू न करें बजाय इसके विटामिन बी12 की सही खुराक के लिए अपने डॉक्टर से मिलें।

बी12 की कमी को रोकने के लिए शाकाहारियों के लिए शीर्ष 10 खाद्य पदार्थ पढ़ें पिछली किताब में ईट सो व्हाट! द पॉवर ऑफ वेजटेरियनिस्म वॉल्यूम 1 (मिनी एडिशन)।

रूसी

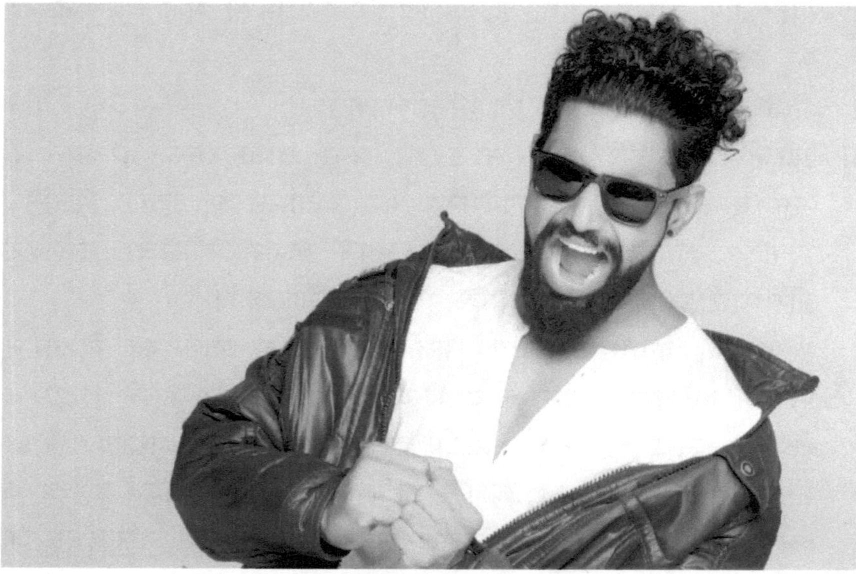

रूसी स्कैल्प की एक स्थिति है जिसमें खुजली, मृत त्वचा कोशिकाओं की पपड़ीदार सफेद फ्लेक्स शामिल हैं। दुनिया भर में पुरुषों और महिलाओं दोनों में रूसी आम है।

ऐसे कारक जो डैंड्रफ को ट्रिगर कर सकते हैं:

1. सीबम के स्राव से त्वचा तैलीय हो जाती है और रूसी होने का खतरा होता है।
2. मेलेसेजिया नामक यीस्ट त्वचा के सूक्ष्म जीवों का मेटाबोलिक बाई-प्रोडक्ट है जो खोपड़ी में जलन पैदा करता है और जिससे त्वचा की कोशिकाएँ झड़ती है और फ्लेक्स बनता है।
3. जिन लोगों में एलर्जी की संवेदनशीलता अधिक होती है, उनमें रूसी होने की संभावना अधिक होती है।
4. तनाव रूसी को ट्रिगर कर सकता है।

डैंड्रफ का इलाज और रोकथाम कैसे करें?

1. अधिक बार शैम्पू करें। तेल जमा होने या किसी फंगल संक्रमण से बचने के लिए माइल्ड शैम्पू का उपयोग करें।
2. ओमेगा-3 फैटी एसिड्स से भरपूर आहार लें। वे घाव भरने में और सीबम उत्पादन को प्रबंधित करने में मदद करते हैं। फ्लैक्ससीड्स, नट्स, और जैतून का तेल खाएं।
3. तनाव न लें। अपने तनाव के स्तर को प्रबंधित करें। सुबह टहलें और थोड़ी ताजी हवा लें।
4. एंटी-डैंड्रफ शैम्पू एक अच्छा विकल्प है। इनमे जिंक पिरीथीईऑन होता है, जो एक जीवाणुरोधी और एंटिफंगल एजेंट है जो कि फंगल और बैक्टीरिया के कोशिका विभाजन को रोकता है।

अगर आपको बहुत ज्यादा रूसी है या न केवल खोपड़ी पर, बल्कि शरीर के अन्य क्षेत्रों, जैसे कि चेहरे, भौंहों, ऊपरी छाती और पीठ पर भी फ्लैक्स है, तो यह सेबोरिड्क डर्मेटाइटिस हो सकता है। उचित उपचार के लिए अपने चिकित्सक से मुलाकात लें।

स्प्लिट एंड्स

जब छल्ली (क्यूटिकल लेयर), हेयर शाफ्ट की बाहरी सुरक्षात्मक परत क्षतिग्रस्त हो जाती है, तो यह एक स्ट्रैंड से दो या कई तक में विभाजित हो जाती है, इसे स्प्लिट एंड्स (दो मुहे बाल) कहते हैं। सिरा आपके बालों का सबसे पुराना और कमजोर हिस्सा होता है; इसलिए, विभाजन आमतौर पर बालों के सिरे में होते हैं। क्षतिग्रस्त छल्ली बालों के मुख्य अंग कॉर्टेक्स को उजागर करती है; जिससे बाल कमजोर हो जाते हैं और अपनी बनावट और घनत्व खो देते हैं।

स्प्लिट एंड्स के कारण?

1. ज्यादा कंघी करना

कंघी करना अच्छा है, यह आपके बालों में रक्त की आपूर्ति को बढ़ाता है, लेकिन ज्यादा और जोर जोर से कंघी करना अच्छे से अधिक नुकसान पहुँचा सकता है। यह आपके बालों की गुणवत्ता के साथ समझौता करता है। अपने बालों को जेंटली झाड़ने की सलाह दी जाती है।

2. घर्षण

यदि आपके बाल लंबे हैं और आपके बाल आपकी शर्ट के पीछे की तरफ रगड़ खाते हैं, तो यह घर्षण बालों को नुकसान पहुँचा सकता है। तौलिये से घर्षण पैदा होता है, जो विभाजन के सिरों के विकास में तेजी ला सकता है। यहां तक कि आपके स्कार्फ, स्वेटर और टोपी के कपड़े से घर्षण भी स्प्लिट एंड्स को जन्म दे सकता हैं।

3. हीट

स्ट्रेटनर, ब्लोअर, ड्रायर्स और कर्लिंग रॉड जैसे स्टाइलिंग टूल्स बालों में उच्च गर्मी पैदा करते हैं। अत्यधिक गर्मी आपके हेयर क्यूटिकल्स को काफी नुकसान पहुँचा सकती है जो स्प्लिट एंड्स का कारण बन सकता है। यह बालों के नमी के संतुलन को बिगाड़ता है और उन्हे रुखा और अस्वस्थ बना देता है।

4. रासायनिक उपचार

बालों के रंगों और रिलैक्स जैसे रासायनिक उपचार आपके बालों की रक्षा करने वाली छल्ली परत को नुकसान पहुँचाते हुए कोर्टेक्स (बालों की भीतरी, मुख्य परत) में काम करते हैं। उनमें मौजूद हानिकारक रसायन, आंतरिक परत, कोर्टेक्स को नुकसान पहुँचाते हैं, इस प्रकार के उपचार के कुछ हफ्तों के बाद स्प्लिट एंड्स होने लगते हैं।

5. शैम्पू का अत्यधिक उपयोग

शैम्पू में सल्फेट्स फोमिंग एजेंट होता है जो शैम्पू को झाग (फोम) देता है। सल्फेट्स के अत्यधिक उपयोग से आपके बाल रूखे हो जाते हैं जो बालों के स्प्लिट एंड्स का कारण बनता है।

6. शराब

यह न केवल आपके स्वास्थ्य के लिए बुरा है, बल्कि आपके बालों को भी खराब कर सकता है। अल्कोहल आपके बालों को डीहाइड्रेट करता है, बिना इष्टतम नमी के, आपके बाल टूटने और विभाजित होने के लिए अधिक प्रवण हो जाते हैं। आप सोच रहे होंगे कि कुछ शैंपू में अल्कोहल क्यों मिलाया जाता है? खैर, शैंपू में डाली जाने वाली शराब पीने वाली शराब से अलग होती है। सेटेअरयल अल्कोहल और सीटल अल्कोहल शैंपू में डाली जाने वाली आम अल्कोहल के प्रकार हैं।

7. अल्प खुराक

बालों के आवश्यक पोषक तत्वों की कमी से आपके बाल सूख सकते हैं। यदि आपका शरीर कुपोषित है, तो आपके बाल भी कुपोषित होंगे, जो उन्हें स्प्लिट एंड्स के लिए अधिक संवेदनशील बनाते हैं।

8. पर्यावरण

सूर्य और वर्षा जल के अत्यधिक संपर्क से क्षति और तेज हो जाती है और इसके परिणामस्वरूप स्प्लिट एंड्स हो जाते है।

स्प्लिट एंड्स को कैसे रोकें:

1. हर 2-3 महीने में एक नियमित रूप से बाल कटवाएं या जैसे ही आप स्प्लिट एंड्स देखे उन्हें ट्रिम करवा दें; इससे आप उन्हें फैलने से पहले ही रोक लेंगे।
2. एक माइल्ड शैम्पू का उपयोग करें जो SLS मुक्त हो।

3. शैम्पू के बाद कंडीशनर लगाएं; यह छल्ली को सील करता है।
4. हलके हाथों से कंघी करें।
5. बालों को धोने और स्टाइल करते समय कोमलता से पेश आएं।
6. अपनी शराब की खपत को सीमित करें और खूब पानी पिएं।
7. अपने बालों को आंतरिक रूप से पोषण देने के लिए पत्तेदार सब्जियां, नट्स, बीन्स और गाजर का खूब सेवन करें।
8. किसी भी अवांछित घर्षण को रोकने के लिए रेशम के साथ अपने स्कार्फ और टोपी को लाइन करें।

फ्रिज़ी हेयर

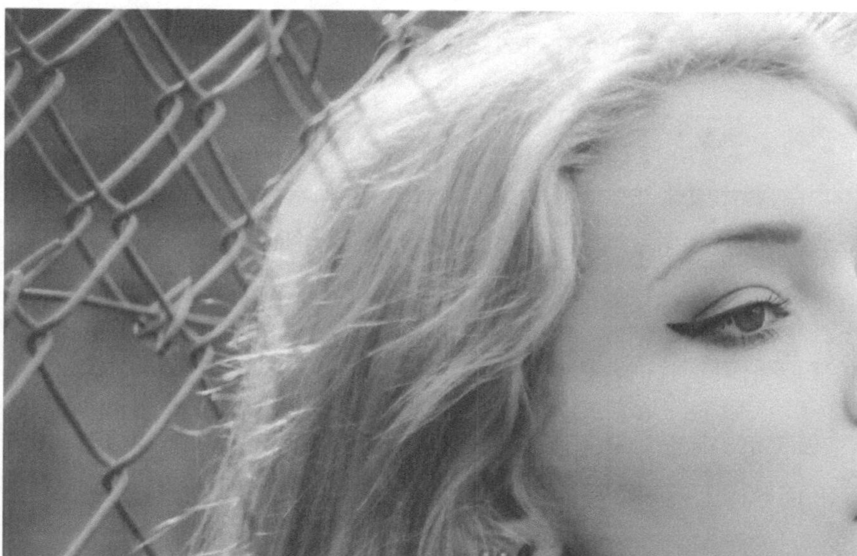

क्या है फ्रिज़ी हेयर?

यदि आपके बाल आसपास के अन्य बालों के साथ संरेखित नहीं होते हैं, इसके बजाय यह कर्ल हो जाते है या स्वतंत्र रूप से खड़े हो जाते है, और बालों में एक अनियमित सूजन की बनावट बनाते है, तो आपके बाल फ्रिज़ी हैं।

कैसे होते है बाल फ्रिज़?

फ्रिज़ तब होता है जब आपके बालों की छल्ली परत क्षतिग्रस्त हो जाती है, नमी बाल शाफ्ट में प्रवेश करती है, कोर्टेक्स में अवशोषित होती है, और प्रोटीन और नमी के संतुलन को बिगाड़ देती है। नतीजतन, बाल रेशमी, परिभाषित और मुलायम के बजाय रूखे, फुले हुए, और घुंघराले दिखाई देते हैं।

आपके बालों का फ्रिज़ी दिखाई देने का एक और कारण बालों में नमी की कमी भी हो सकता है। संतुलन बनाए रखने के लिए, आपके बाल अपने आस-पास की हवा से नमी को अवशोषित करते हैं। यही कारण है कि आपके बाल बारिश के मौसम में अधिकतम फ्रिज़ होते हैं।

फ्रिज़ी बालों के कारण

1. अपने बालों को गर्म पानी से धोना

अपने बालों को बहुत अधिक समय तक गर्म पानी से धोना आपके बालों को प्राकृतिक तेलों से दूर कर सकता है, जो इसे मॉइस्चराइज़्ड, मुलायम और चमकदार बनाए रखता है।

2. रफ ब्रश करना

अत्यधिक या कठोर ब्रशिंग से आपके बाल अपने आकार से फैल जाते हैं और फिर टूट जाते हैं, जिससे शेष छोटे बाल बाकी बालों से दूर हो जाते हैं और बाहर की ओर निकल आते हैं।

3. गीले बालों पर गर्म टूल्स का प्रयोग करना

गीले बालों पर कर्लिंग आयरन या स्ट्रेटनर जैसे गर्म टूल्स का इस्तेमाल करने से बालों में पानी उबल सकता है, जिससे हेयर फाइबर के अंदर बुलबुले बनते हैं जो बालों को कमजोर करते हैं।

4. ज्यादा शैंपू करना

हर दिन शैम्पू करना आपके बालों के लिए अच्छा नहीं है। शैंपू के कठोर फोमिंग एजेंट आपके बालों के प्राकृतिक तेलों को छीन लेते हैं, जिसके परिणामस्वरूप बाल रूखे और बेजान दिखते हैं।

5. बहुत अधिक प्रोटीन वाले उत्पादों का उपयोग करना

पर्याप्त नमी के बिना अपने बालों को बहुत अधिक प्रोटीन देना आपके प्रोटीन और नमी के संतुलन को बिगाड़ सकता है, जो फ्रिज़ का कारण बनता है।

6. आप डीहाइड्रेट हैं

आप पर्याप्त पानी नहीं पी रहे हैं, जो आपके बालों में नमी बनाए रखने के लिए आवश्यक है।

7. कठोर रसायन

ब्लीच और डाई में कठोर रसायन होते हैं जो छल्ली, बालों की सुरक्षात्मक परत को नुकसान पहुँचा सकते हैं; नतीजतन, नमी कोर्टेक्स में अवशोषित हो जाती है, जिससे फ्रिज़ बाल पैदा होते हैं।

फ्रिज़ी बालों को कैसे रोकें?

1. गीले बालों पर गर्म टूल्स का प्रयोग न करें। गर्म टूल्स का उपयोग कम से कम करें और हमेशा उनका उपयोग उनकी न्यूनतम तापमान सेटिंग पर करें।
2. खूब पानी पिएं और संतुलित आहार लें।
3. हर दिन अपने बाल न धोएं।
4. गुनगुने पानी से शॉवर लें।
5. अपने बालों पर रासायनिक अति-प्रसंस्करण से बचें।

6. अपने बालों में तेल लगाने के लिए जैतून के तेल का उपयोग करें। यह एक इमोलिएंट (चमड़ी को मुलायम करने वाला) के रूप में कार्य करता है और बालों की शाफ्ट में नमी को खींचता है। यह बालों के विकास के लिए भी अच्छा होता है।
7. एक ऐसे शैम्पू का उपयोग करें जिसमें डाईमेथिकोन हो। यह एक पानी में घुलनशील, हल्का सिलिकॉन है जो आपको रेशमी और मुलायम बाल देता है। हालांकि, अपने फ्रिज़ी बालों के लिए इस पर निर्भर नहीं हो क्योंकि यह आपको एक अस्थायी समाधान देता है। स्थायी समाधान के लिए आपको अन्य उपर्युक्त उपायों का पालन करना होगा।

उलझे हुए बाल

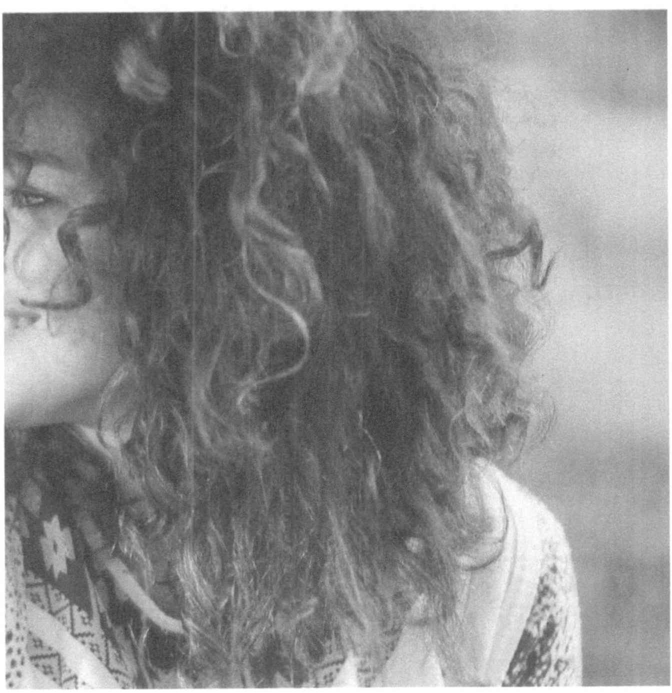

आप सुबह जल्दी में हैं, आपको देर हो रही है, आप लगभग तैयार है, बस बाल झाड़ना बाकी है, आप बाल झाड़ने की कोशिश करते हैं... लेकिन ... लेकिन ये पूरी तरह से उलझे हुए हैं, आप कंघी नहीं कर सकते। आप एक समय में बालों का एक छोटा हिस्सा ले रहे हैं, लेकिन नहीं, फिर भी ये सुलझ नहीं रहे। इसे सुलझाने में आप काफी समय बर्बाद कर चुके हैं, और एक बार फिर आज आप लेट हो चुके हैं! उलझे बालों को धन्यवाद!! आपने कितनी बार यह अनुभव किया है?

खैर, अब और नहीं, कुछ व्यावहारिक तरीके हैं जिनका उपयोग करके आप अपने बालों को उलझने से बचा सकते हैं। लेकिन इससे पहले कि हम इस पर चर्चा करें, आइए एक नज़र डालते हैं कि आखिर आपके ही बाल क्यों उलझते हैं और बालों के उलझने के क्या कारण हैं?

क्यों बाल उलझ जाते हैं?

यह तब होता है जब आपके बालों की बाहरी सुरक्षात्मक परत, छल्ली क्षतिग्रस्त हो जाती है। एक स्वस्थ छल्ली में मछली के त्वचा की जैसी कोशिकाएँ होती हैं जो एक-दूसरे को ओवरलैप करती हैं, वे मुलायम और बंद होती हैं, जबकि एक क्षतिग्रस्त छल्ली की परतें खुली होती हैं जो एक-दूसरे पर झपटी हुई होती हैं, जिसके परिणामस्वरूप आपके बाल उलझ जाते हैं।

बालों में उलझन के कारण क्या हैं?

1. नमी की कमी

आपके बालों में नमी की अनुपस्थिति से आपके बालों के शाफ्ट के क्यूटिकल्स टूट जाते हैं, जिससे आपके बालों में घर्षण और तनाव पैदा होता है; नतीजतन, आपको खुरदरे, क्षतिग्रस्त और उलझे हुए बाल मिलते हैं।

2. रोजाना कंघी नहीं करना

यदि आप हर दिन कंघी नहीं करते हैं, तो आप अपने बालों को पोषण से रोक रहे हैं। कंघी करना वसामय ग्रंथि को सीबम (बालों का प्राकृतिक तेल) का उत्पादन करने के लिए सक्रिय करता है, जो बालों को मॉइस्चराइज़्ड रखता है।

3. गीले बालों के साथ सोना

जब आप गीले बालों के साथ सोते हैं, तो 6-8 घंटों के लिए आपके बाल और आपके तकिए के कपड़े के बीच का घर्षण आपके बालों को उलझाने का कारण बन सकता है।

4. अस्वस्थ बाल

यदि आपके बाल रूखे हैं, तो यह स्प्लिट एंड्स और फ्रीज़ीनेस को बढ़ावा देते हैं, जिससे आपके बाल आसानी से उलझ सकते हैं।

5. तौलिये से रगड़ कर सुखाना

जब आप अपने बालों को जोरो के साथ तैलिये से रगड़ते हैं, तो यह आपके बालों को उलझा देता है।

6. पोषण का अभाव और अन्य चिकित्सीय स्थिति

कभी-कभी आयरन की कमी, शरीर में अमोनिया का निर्माण या हाइपोथायरायडिज्म उलझे हुए बालों को जन्म दे सकता है।

कैसे अपने बालों को उलझने से बचाएं?

1. शैम्पू के बाद कंडीशनर का इस्तेमाल करें

उलझे बालों को रोकने के लिए सबसे अच्छा उपाय शैम्पू के बाद कंडीशनर का उपयोग करना है। यह बालों के स्ट्रैंड्स को कोट करता है और बालों के स्ट्रैंड्स के बीच घर्षण को कम करता है, जो आपके बालों को मुलायम बनाता है और कंघी आसानी से होती है। यह नमी को लॉक करता है और साथ ही बालों को गंदगी और प्रदूषण से बचाता है।

2. पोषण से भरपूर खाद्य पदार्थ

बादाम, पालक, दही और फलियां खूब खाएं। आयरन और प्रोटीन से भरपूर भोजन क्यूटिकल्स की मरम्मत तेजी से करते हैं।

3. शॉवर के बाद ठंडे पानी से बाल धुलें

बालों को गर्म पानी से धोने से छल्ली परत खुल जाती है। यह एक सरल लेकिन प्रभावी कदम है। अपने शॉवर के अंत में ठंडे पानी से अपने बालों को धुलें; यह आपके क्यूटिकल्स को बंद करेगा और टेंगल्स को रोकेगा।

4. रेशम के तकिये का उपयोग करें

जैसे आपके शरीर को आराम की जरूरत होती है, वैसे ही आपके संवेदनशील बालों को भी आराम की जरूरत होती है। रेशम के तकिये का उपयोग करें क्योंकि यह घर्षण का कारण नहीं बनते और आपके बालों को उलझने से रोकते हैं। सूती तकिये से बचें; वे बनावट में खुरदरे होते हैं और घर्षण का कारण बनते हैं जो आपके बालों को तोड़ सकते हैं और आपके बालों में टेंगल्स और गाँठ पैदा कर सकते हैं।

5. चौड़े दांतों वाली कंघी का इस्तेमाल करें

उलझे बालों पर पतले दांतों वाली कंघी से ब्रश करने से बाल गिर सकते हैं और बालों को और नुकसान पहुँच सकता है क्योंकि वे हेयर शाफ्ट खोल सकते हैं जिससे बाल झड़ सकते हैं। इसके अलावा, पतले दांतों वाली कंघी के साथ बालों को सुलझाना काफी चुनौतीपूर्ण होता है। इसके बजाय, चौड़े दांतों वाली कंघी का इस्तेमाल करें। सिरों से शुरू करें और फिर जड़ों तक काम करें। इस तरह गाँठ आपके बालों को खींचने और क्षतिग्रस्त करे बिना हट जाएगी।

ध्यान दें

इन समाधानों को आजमाने के बाद भी, यदि आपके बालों की स्थिति नहीं सुधरती है या बालों की समस्या कमजोरी, थकान, अत्यधिक बालों के झड़ने या ठंडे से असहिष्णुता के साथ होती है, तो तुरंत अपने डॉक्टर से मिलके इसके अंतर्निहित कारण को निर्धारित करे और सुनिश्चित करें कि कही ये आपको किसी अन्य स्वास्थ्य समस्या के कारण तो नहीं हो रहा।

2. बालों की समस्याएं, उनके कारण और उनका समाधान भाग 2

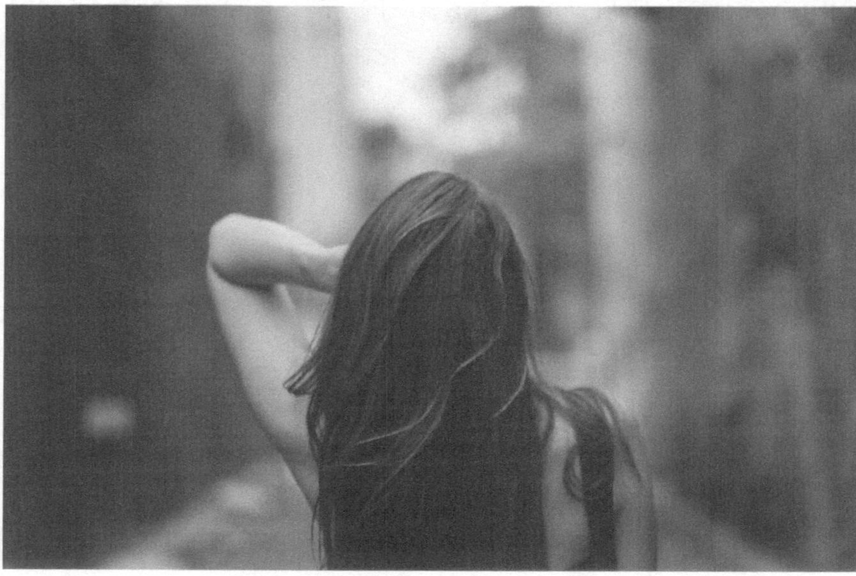

बालों की समस्याएं, उनके कारण और उनका समाधान भाग 2

इस अध्याय में निम्नलिखित बालों की समस्याओं, उनके कारणों और उनके समाधानों का वर्णन किया गया है:

- बालों का झड़ना
- सिर के जूं
- तैलीय बाल
- रूखे बाल

बालों का झड़ना

एक दिन में 50 और 100 बाल गिरना पूरी तरह से सामान्य है। बालों के झड़ने की समस्या जीवन के लिए खतरा नहीं है, लेकिन यह जिस तरह से व्यक्ति दिखता है उसे बदलकर किसी के आत्मविश्वास को गंभीर रूप से चोट पहुँचाती है। पुरुष, महिलाएं और यहां तक कि बच्चे भी बालों के झड़ने का अनुभव कर सकते हैं। यह स्थिति आमतौर पर हार्मोनल परिवर्तन, आनुवंशिकता, चिकित्सा स्थितियों या कुछ दवाओं के साइड-इफेक्ट के परिणामस्वरूप होती है।

बालों का झड़ना अस्थायी या स्थायी हो सकता है। लगभग 90 से 95% हेयर फॉलिकल्स सामान्य रूप से विकास के चरण में होते हैं और खोए हुए बालों को रिप्लेस करते हैं, लेकिन ऐसा हमेशा नहीं होता है। कुछ कारक बालों के विकास चक्र को प्रभावित करते हैं और इसके विकास को रोक देते हैं।

यदि आप अचानक बड़े पैमाने पर बालों का झड़ना अनुभव करते हैं, तो आपको अपने बालों के झड़ने के अंतर्निहित कारण का पता लगाने और उचित उपचार योजनाओं के लिए अपने डॉक्टर से परामर्श करना चाहिए।

बालों के झड़ने के अग्रणी कारक

1. तनाव

तनाव बालों के झड़ने, बालों के पतले होने और गंजे होने का एक प्रमुख कारण है। तनाव आपके हेयर फॉलिकल्स को आराम चरण में धकेल सकता है, जिससे वे नए बालों के स्ट्रैंड का उत्पादन नहीं कर पाते।

2. पोषण की कमी

प्रोटीन, आयरन और अन्य बी विटामिन की कमी वाले आहार से बाल गिर सकते हैं।

3. दवाएं

कुछ दवाएं जो अवसाद, रक्तचाप और हृदय की समस्याओं या कीमोथेरेपी के उपचार के लिए उपयोग की जाती हैं, आमतौर पर बालों के झड़ने का कारण बनती हैं।

4. अचानक या अत्यधिक वजन कम होना

बॉडी मास इंडेक्स में अचानक बदलाव से शारीरिक तनाव होता है, जो बालों के रोम को टेलोजन चरण (आराम करने वाले चरण) में जाने का संकेत देता है।

5. जेनेटिक्स

अगर आपके माता या पिता को बालों के झड़ने की समस्या है, तो इस बात की काफी संभावना है कि आपको भी यह समस्या हो सकती है।

6. हार्मोनल परिवर्तन

यौवन, गर्भावस्था और मेनोपॉज़ में हार्मोनल परिवर्तन बालों के झड़ने का कारण हो सकता है।

7. एजिंग

पुरुषों और महिलाओं दोनों में ही उम्र के साथ बालों का पतला होना सामान्य है।

8. ट्रॉमा

बालों का झड़ना एक झटके या दर्दनाक घटना के बाद हो सकता है जैसे कि नौकरी का खोना या सर्जरी।

9. कोई रोग या चिकित्सीय स्थिति

बालों का झड़ना एक अंतर्निहित बीमारी जैसे कि हाइपोथायरायडिज्म, यकृत रोग, और प्रणालीगत ल्यूपस एरिथेमेटोसस का परिणाम हो सकता है।

बालों के झड़ने के प्रकार

एलोपेशिया अरेटा: यह एक सामान्य ऑटोइम्यून डिसऑर्डर है जिसमें प्रतिरक्षा प्रणाली हेयर फॉलिकल्स पर हमला करती है, जिसके परिणामस्वरूप बाल झड़ जाते हैं, आमतौर पर गोल पैच में। बाल अक्सर एक वर्ष के भीतर वापस उग जाते हैं।

ट्रैक्शन एलोपेशिया: यह क्रमिक बालों के झड़ने, मुख्य रूप से बालों की जड़ों पर लगातार खींच या कर्षण के कारण होता है। यह आमतौर पर तंग पोनीटेल और ब्रैड्स के परिणामस्वरूप होता है, जिसे बाहर निकालने के लिए बालों पर खिंचाव पड़ता है और बाल टूट जाते हैं।

मेल पैटर्न बाल्डनेस: यह पुरुषों में बालों के झड़ने का सबसे आम प्रकार है। यह आमतौर पर सिर के बीचों बीच पर शुरू होता है।

फीमेल पैटर्न बाल्डनेस: महिलाओं में, बालों का पतला होना अक्सर बाल के एक हिस्से के केंद्र (हेयरलाइन) के चौड़ीकरण के रूप में शुरू होता है, मगर पुरुषो से अलग शायद ही कभी पूरी तरह से गंजेपन की और बढ़ता है।

पोस्टपार्टम एलोपेशिया: गर्भावस्था के दौरान हार्मोन में उतार-चढ़ाव होता है, और बाल फुलर और घने हो जाते हैं। हालांकि, महिलाओं को बच्चे की डिलीवरी के बाद बालों के झड़ने का अनुभव होता है जो अंततः उपचार के बिना सामान्य हो जाता है।

ट्रिकोटिलोमेनिया या ट्रिच: ट्रिच बालों को खींच कर बाहर निकालने के एक अनूठे आग्रह के रूप में चिह्नित है। लगातार बाल खींचना बालों के झड़ने का कारण बनता है।

टेलोजन एफ्लुवियम: एक प्रतिवर्ती स्थिति जिसमें तनावपूर्ण झटके के बाद जैसे सर्जरी के बाद बाल गिरने लगते हैं, बालों के आराम चरण में शुरुआती प्रवेश के परिणामस्वरूप बड़े पैच में अचानक बाल गिर सकते हैं। आमतौर पर, जब तनाव दूर हो जाता है, तो अक्सर बाल वापस उग जाते हैं।

टिनिआ कैपिटिस (रिंगवॉर्म/दाद): खोपड़ी का एक फंगल संक्रमण, जो की डर्माटोफाइट्स नामक फंगी से होता है, जो बालों के झड़ने के साथ खुजलीदार, पपड़ीदार त्वचा के गोल पैच बनाता है। वास्तव में टिनिया कैपिटिस में कीड़ा(वॉर्म) शामिल नहीं है; यह रिंगवॉर्म इसलिए कहा जाता है क्योंकि इसमें स्पॉट रिंग आकार में दिखाई देते हैं।

बालों के झड़ने का इलाज और रोकथाम कैसे करें?

1. अपने बालों के प्रकार के आधार पर नियमित रूप से सप्ताह में कम से कम 2-3 बार बालों को शैम्पू करें।
2. अपना सीबीसी (पूर्ण रक्त गणना) प्राप्त करें, सीबीसी एक रक्त परीक्षण है जिसका उपयोग थायरॉयड रोग, और एनीमिया जैसी अंतर्निहित चिकित्सा स्थितियों का मूल्यांकन करने के लिए किया जाता है।
3. बालों के विकास को बढ़ावा देने के लिए अपने आहार में आयरन और विटामिन बी से भरपूर भोजन को शामिल करें।
4. अपनी उंगलियों का उपयोग करके गर्म तेल (नारियल तेल, बादाम का तेल, और जैतून का तेल) के साथ अपने खोपड़ी की मालिश करें। यह हेयर फॉलिकल्स के रक्त परिसंचरण के प्रवाह को बढ़ाता है, आपकी स्कैल्प की स्थिति और बालों के विकास को बढ़ावा देता है।

5. हेयर ट्रीटमेंट जैसे कलरिंग और स्ट्रेटनिंग से जितना हो सके बचें।
6. अपने हीटिंग टूल्स के उपयोग को सीमित करें। यदि आपको वास्तव में उपयोग करने की आवश्यकता है, तो इसे सबसे कम गर्मी वाले सेटिंग पर रखें।
7. अपने बालों और खोपड़ी पर एलोवेरा लगाए, इसे लगभग 45 मिनट तक छोड़ दें और सामान्य पानी से धुल लें। बेहतर परिणाम के लिए सप्ताह में कम से कम दो बार ऐसा करें।

सिर के जूं

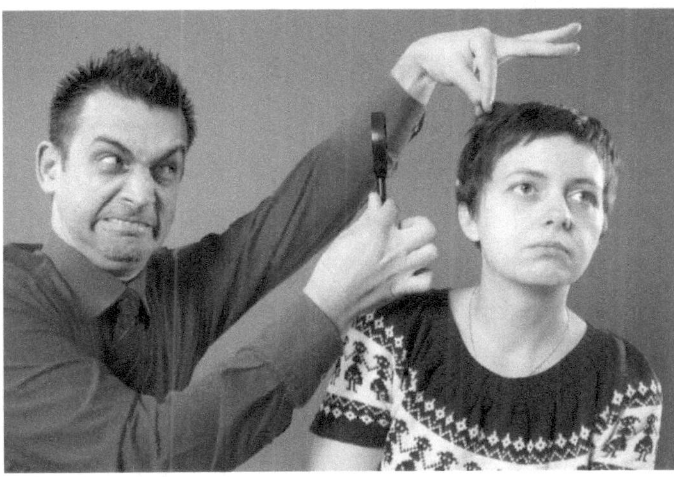

सिर की जूं और लीख सिर के बाल के संक्रमण होते हैं। जूं एक परजीवी है जो एक तिल के आकार के बराबर होता है और भूरे, गहरे भूरे या सफेद रंग के हो सकता हैं। जूं संक्रमण आम हैं, खासकर बच्चों में। वे संक्रमित लोगों के बालों के सीधे संपर्क से फैलते हैं। जूं के काटने से खुजली आम है।

सिर के जूं केवल मानव सिर के बालों पर जीवित रहने में सक्षम हैं क्योंकि वे केवल मानव रक्त पर फ़ीड करते हैं। मानव मेजबान के बिना, वे तीन दिनों से

ज्यादा जीने में असमर्थ हैं। सिर के जूं किसी भी बीमारी को फैलाने के लिए नहीं जाने जाते। किसी व्यक्ति के पहले संक्रमण के दौरान, हो सकता है कि खुजली छह सप्ताह तक विकसित न हो।

जूं के कारण

1. यह संक्रमित व्यक्ति के बालों के साथ सिर से सिर के संपर्क से फैलता है।
2. हेड-टचिंग आइटम जैसे कंघी, टोपी, स्कार्फ, तौलिया और ईयरबड्स साझा करने से भी फैलता है।

सिर के जूं से कैसे बचे और छुटकारा कैसे पाएं?

1. अपने शैम्पू की बोतल में टी ट्री ऑयल की 15-20 बूंदें डालें। यह जूं को दूर भगाता है।
2. अपने बालों की गर्म नारियल तेल और नीम के तेल से धीरे धीरे मालिश करें। दोनों तेलों में एंटीबायोटिक गुण होते हैं और जूं को रोकने के लिए जाने जाते हैं। तेल से उपचारित बालों को जुएं वाली कंघी की मदद से झाड़े। तेल निट्स गतिविधि को धीमा कर देता है, और वे आसानी से बाहर निकल आते हैं।
3. जूं मेन्थॉल, नीलगिरी, लैवेंडर और रोज़मेरी तेल जैसे आवश्यक तेलों (एसेंशियल ऑयल्स) की गंध को नापसंद करते हैं।
4. एसेंशियल आयल स्प्रे का उपयोग करें। 30 मिलीलीटर पानी लें और इसमें 5-6 बूंदें आवश्यक तेल की डालें। इस घोल को स्प्रे बोतल में भर लें। पेपरमिंट, नीलगिरी, लैवेंडर और रोजमेरी जैसे आवश्यक तेल से जूँए आसानी से अपनी पकड़ छोड़ देते हैं।
5. अपने स्थानीय फार्मेसी से एंटी लाइस (जूँ मारने वाला) शैम्पू खरीदें। शैम्पू लगाने के बाद, अपने बालों को प्लास्टिक की थैली से लपेटें और इसे आधे घंटे के लिए बैठने दें, इससे जूंओ की गतिविधियां

धीमी हो जाएगी। बाद में, जुएं वाली कंघी से झाड़ते हुए जूँ और अंडे बाहर निकाले और अच्छे से बालों को धो लें। अंत में, गर्म पानी में कपड़े, बेडशीट और पिलो-कवर को धोए और कंघी को उबलते पानी में साफ करें। उचित देखभाल के साथ, आप उन्हें वापस आने से रोक सकते हैं।

तैलीय बाल

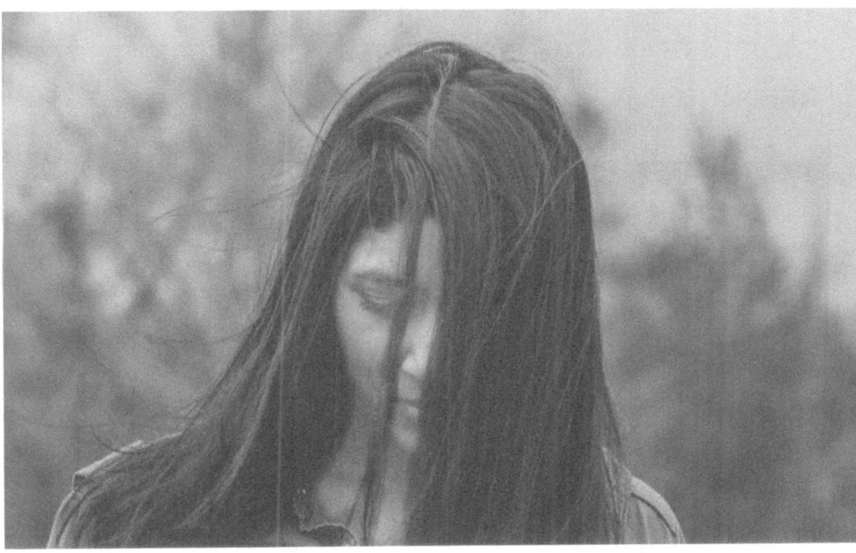

अति सक्रिय वसामय ग्रंथियां (सिबेसियस ग्लैंड्स) आपके तैलीय बालों के पीछे का कारण हैं। सिबेसियस ग्लैंड्स सीबम बनाती हैं, सीबम वो प्राकृतिक तेल है जो बालों को चिकना, स्वस्थ रखता है और इन्हें सूखने और टूटने से बचाता है। हालांकि, बहुत ज्यादा सीबम बालों को तैलीय बनाने का कारण बन सकता है। अत्यधिक तैलीय स्कैल्प रूसी का कारण बनती है।

तैलीय बालों के कारण क्या हैं?

1. अपने बालों को बार बार छूना

आपके बालों को बहुत अधिक स्पर्श करना आपके हाथों से तेल को आपके बालों में स्थानांतरित करता है, जिससे यह तैलीय हो जाते है।

2. बहुत ज्यादा कंघी करना

जब आप अपने बालों को कंघी करते हैं, तो यह हेयर फॉलिकल्स में रक्त के प्रवाह को बढ़ाता है, लेकिन यह वसामय ग्रंथियों को भी उत्तेजित करता है जिससे अधिक सीबम का उत्पादन होता है और बाल तैलीय हो जाते हैं।

3. अस्वास्थ्यकर खाने की आदतें

आप जो खाते हैं वह आपके बालों के स्वास्थ्य को प्रभावित करता है। जब आप ऐसे खाद्य पदार्थ खाते हैं जो सैचुरेटेड फैट में उच्च होते हैं, तो उससे बाल तैलीय हो जाते हैं।

4. जलवायु

जिस क्षेत्र में आप रहते हैं, वह तैलीय बालों के लिए एक और योगदान कारक हो सकता है। गर्म मौसम में वसामय ग्रंथियां अति सक्रिय हो जाती हैं। नमी का उच्च स्तर भी तैलीय स्कैल्प का कारण हो सकता है।

5. हार्मोनल परिवर्तन

कुछ लड़कियों को पीरियड्स के पहले दिन में तैलीय बालों का अनुभव हो सकता है। एण्ड्रोजन नामक हार्मोन में वृद्धि के कारण मासिक धर्म से पहले सीबम उत्पादन वास्तव में बढ़ जाता है। यह आपके तैलीय बालों का संभावित कारण हो सकता है।

6. आपके शैम्पू में तेल हो सकता है

कुछ शैंपू में चमकदार बालों के लिए प्राकृतिक तेल जैसे जैतून का तेल होते हैं, लेकिन यदि आपके बाल पहले से ही तैलीय हैं, तो यह आपके बालों को और भी तैलीय बना सकता है। शैम्पू खरीदने से पहले लेबल की जाँच करें।

बालों को तैलीय होने से कैसे रोकें?

1. उन खाद्य पदार्थों को खाने से बचें जो सैचुरेटेड फैट में उच्च हैं।
2. विटामिन बी2 और बी7 से भरपूर खाद्य पदार्थों को अपने आहार में शामिल करें। यह आपके सीबम उत्पादन को नियमित करने में मदद करता है।
3. अपने बालों में बार बार तेल न लगाए, इसे सप्ताह में एक बार ही लगाएं ।
4. अपने बालों को हफ्ते में कम से कम 2-3 बार धोएं।
5. ऐसे शैम्पू और कंडीशनर का प्रयोग करें जिसे विशेष रूप से तैलीय बालों के लिए बनाया गया हो, जिसमें कोई तेल मौजूद न हो।
6. अपने शॉवर के अंत में पतले किए हुए सिरके के साथ अपने बालों को धोएं। यह आपकी स्कैल्प के पीएच संतुलित करने और सीबम उत्पादन को नियंत्रित करने में मदद करेगा।
7. टैल्कम पाउडर और अन्य पाउडर भी तेल को सोखने में उपयोगी होते हैं, लेकिन यह आपके तैलीय बालों के लिए अंतिम मिनट सुझाव हैं। जितनी जल्दी हो सके अपने बालों को शैम्पू से धो लें अन्यथा यह आपके स्कैल्प पर बिल्डअप का कारण बनेगा।

रूखे बाल

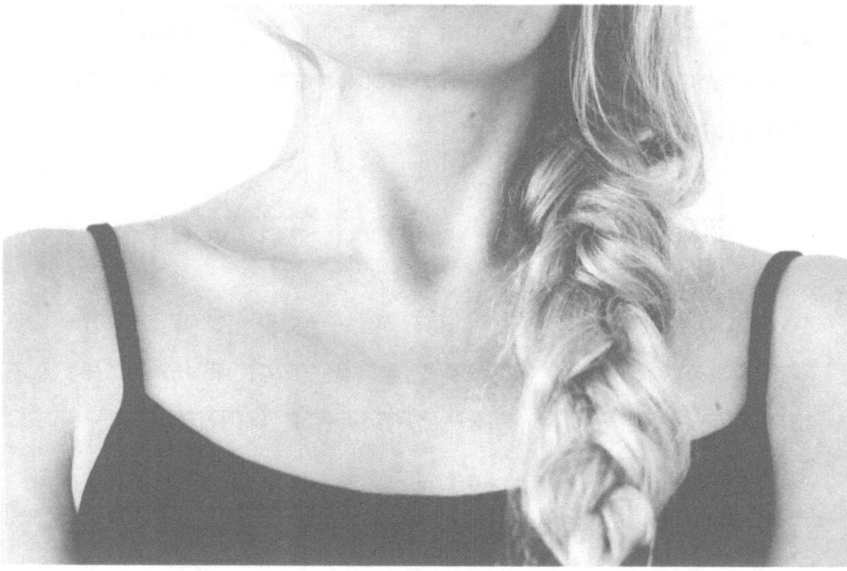

क्यों बाल रूखे हो जाते हैं?

पर्याप्त नमी न होने पर बाल सूख जाते हैं। कभी-कभी, खोपड़ी में वसामय ग्रंथियां पर्याप्त सीबम नहीं बनाती हैं, सीबम वो प्राकृतिक तेल है जो बालों को चिकनाई देता है और आपके बालों को नमीयुक्त रखता है और चमकदार दिखाता है। चूँकि बालों में पर्याप्त तेल नहीं होता है, इसलिए यह रूखे दिखते हैं।

बालों की क्षतिग्रस्त छल्ली परत (क्युटिकल लेयर) भी रूखे बालों को जन्म दे सकती है। छल्ली बालों की सबसे बाहरी सुरक्षात्मक परत है। यह बालों को पर्यावरण प्रदूषण, गंदगी और सूरज की क्षति से बचाती है; यह बालों में नमी को लॉक रखने में भी मदद करती है। जब यह परत क्षतिग्रस्त हो जाती है, तो यह अपनी करीबी संरचना खो देती है जिससे प्राकृतिक तेल बालों से खोने लगता है और बाल रूखे हो जाते हैं।

कौन से कारक रूखे बालों का नेतृत्व करते हैं?

1. आनुवंशिकी

कभी-कभी यह आपकी गलती नहीं होती कि आपके बाल रूखे हैं। रूखे बालों के लिए न तो आपकी कोई आदत और न ही कोई रसायन जिम्मेदार होता है, यह इसलिए होता है क्योंकि यह आपको अपने माता-पिता से विरासत में मिला है। यदि आपके माता-पिता में किसी के भी या दोनों के बाल रूखे हैं, तो इसकी अधिक संभावना है कि आपके भी बाल रूखे होंगे।

2. बालों को बार बार धोना

अपने बालों को धोना एक स्वस्थ आदत है, लेकिन अधिक मात्रा में बाल धोना आपके बालों से प्राकृतिक तेलों को दूर कर सकता है।

3. रसायन युक्त शैम्पू

आपके बालों को अच्छा लुक देने के लिए, शैंपू बनाने वाली कंपनियां, शैंपू में कभी-कभी बहुत सारे रसायन मिलाती हैं जो आपके बालों की खामियों को एक अच्छा कवर प्रदान करता हैं, लेकिन लंबे समय में, यह बालों को नुकसान पहुँचाता है और उन्हें रुखा बनाता है।

4. पर्यावरण प्रदूषण

जब आपके बाल बहुत सारी गंदगी, प्रदूषण या सूरज का सामना करते हैं, तो वो रूखे हो जाते हैं।

5. गर्म उपकरण

कर्लिंग आइरन, हेयर स्ट्रेटनर या ब्लो-ड्रायिंग के ज्यादा इस्तेमाल से आपके बालों की छल्ली परत (क्युटिकल लेयर) क्षतिग्रस्त हो जाती हैं और हीट से बालों की नमी सूख जाती है।

6. अल्कोहल-आधारित उत्पादों का ज्यादा प्रयोग

अल्कोहल-आधारित स्टाइलिंग उत्पादों का अत्यधिक उपयोग बालों को डीहाइड्रेट करता है।

रूखे बालों से बचाव और इसका इलाज?

1. यदि आपके बाल रूखे हैं, तो सप्ताह में एक या दो बार ही अपने बालों को धोएं।
2. शैम्पू से पहले अपने स्कैल्प में नारियल तेल से मालिश करें और कम से कम 45 मिनट के लिए छोड़ दें, इससे बालों की नमी फिर से लौट आएगी।
3. या तो कम से कम रसायन वाले प्राकृतिक शैम्पू का उपयोग करें या उपयोग करने से पहले अपने शैम्पू को पानी मिला कर पतला करें। शैम्पू की लगभग आधी मात्रा लें जो आप आमतौर पर लगाते हैं और इसे लगभग एक-चौथाई कप पानी में मिलाये। अपने हाथों से इसमें झाग बनाएं और अपने नियमित शैम्पू के स्थान पर इस पतले किए हुए शैम्पू का उपयोग करें।
4. शैम्पू के बाद ऐसा कंडीशनर लगाएं जिसमें आर्गन तेल और जैतून का तेल हो। इससे क्यूटिकल्स जुड़े रहेंगे, और प्राकृतिक तेल इसमें सील रहेंगे।
5. ऐसे हेयर प्रोडक्ट्स का इस्तेमाल करें जिनमें अल्कोहल न हो।

ध्यान दें

इन समाधानों को आजमाने के बाद भी, यदि आपके बालों की स्थिति नहीं सुधरती है या बालों की समस्या कमजोरी, थकान, अत्यधिक बालों के झड़ने या ठंडे से असहिष्णुता के साथ होती है, तो तुरंत अपने डॉक्टर से मिलके इसके अंतर्निहित कारण को निर्धारित करे और सुनिश्चित करें कि कही ये आपको किसी अन्य स्वास्थ्य समस्या के कारण तो नहीं हो रहा।

3

आहार योजना और जीवनशैली गाइड ऋतुओ के अनुसार:

शीत, ग्रीष्म, और वर्षा ऋतु

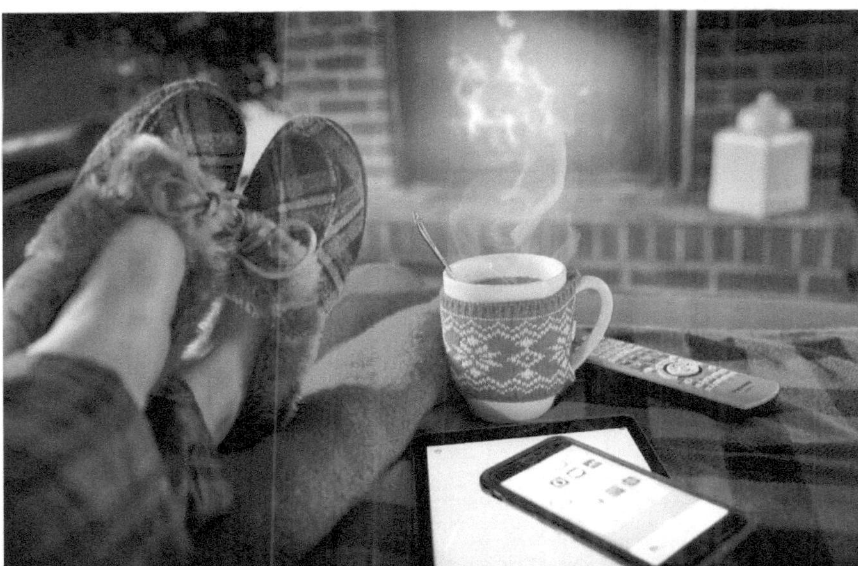

आहार योजना और जीवनशैली गाइड ऋतुओ के अनुसार: शीत, ग्रीष्म, और वर्षा ऋतु

शीत ऋतु

इस मौसम की ठंडी हवा आपके बालों और खोपड़ी को रूखा कर सकती हैं।

जीवनशैली गाइड

1. अपने बालों और स्कैल्प को डिहाइड्रेशन से बचाने के लिए खूब पानी पिएं।
2. सर्दियों में बाहर जाते समय टोपी पहनें। सुनिश्चित करें कि यह बहुत तंग नहीं हो अन्यथा यह आपके खोपड़ी में रक्त परिसंचरण को प्रतिबंधित करते हुए बालों के झड़ने का कारण बन सकता है।
3. अपने स्कैल्प और बालों पर नियमित रूप से तेल लगाएं। सर्दियों के मौसम के दौरान, आपका स्कैल्प सूख जाता है, जो वसामय ग्रंथियों (सिबेसियस ग्लैंड्स) को और अधिक सीबम बनाने के लिए मजबूर करता है, जिससे आपकी खोपड़ी में जलन और रूसी हो सकती है।
4. अपने बालों को गर्म पानी से धोएं। सुनिश्चित करें कि पानी बहुत गर्म न हो वरना यह बालों से प्राकृतिक तेलों को छीन लेगा।
5. यदि आप पाते हैं कि आपके बाल बहुत रूखे हो रहे हैं, तो आप शैम्पू के बाद अपने कंडीशनर की मात्रा बढ़ा सकते हैं।
6. गीले बालों के साथ बाहर मत जाइये। ठंड का मौसम नमी को अवशोषित करके आपके बालों को रुखा बना सकता है। बाहर जाने से पहले बालों को प्राकृतिक रूप से सूखने दें।

आहार योजना

1. नट्स और सीड्स खाने का यह सबसे अच्छा सीजन है। ये प्रकृति में गर्म होते हैं और शरीर में गर्मी पैदा करते हैं। सर्दियों में नट्स का सेवन आपको ठंड से बचाएगा, आपके बालों की नमी को बनाए रखेगा, और इन्हे झड़ने से रोकेगा।
2. रोजाना 8 बादाम, 2 अखरोट, 8 पिस्ता और 5 काजू खाएं। यदि आप वजन घटाने की कोशिश कर रहे हैं, तो इन्हें हर एक दिन छोड़कर खाएं, या मात्रा कम करें।
3. सर्दी हरी पत्तेदार सब्जियों का मौसम है। खूब पालक, मेथी के पत्ते, बथुआ (चेनोपोडियम एल्बम) खाएं।
4. इस मौसम में अधिक रंगीन फल और सब्जियां खाएं, जैसे गाजर और शकरकंद।

ग्रीष्म ऋतु

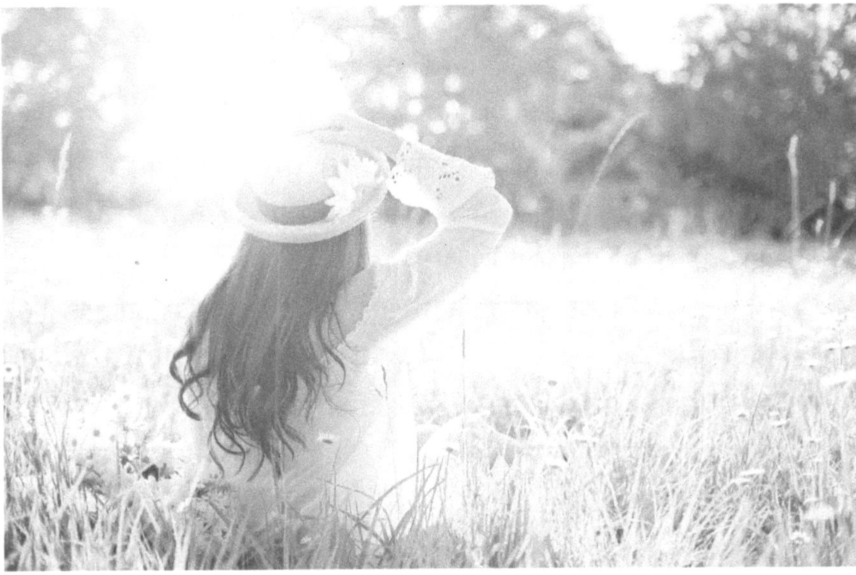

गर्मी तैलीय बाल और स्कैल्प में खुजलियों का मौसम है।

जीवनशैली गाइड

1. दोपहर 1 से 4 बजे के बीच बाहर जाने से बचें।
2. बाहर निकलते समय अपने बालों को टोपी, या स्टोल से ढकें।
3. कठोर यूवी किरणों से अपने बालों को बचाने के लिए एसपीएफ सुरक्षा वाले कंडीशनर का उपयोग करें।
4. ग्रीष्म ऋतु अत्यधिक पसीने का मौसम होता है। शरीर से टॉक्सिन्स को निकालने के लिए खूब पानी पिएं। सुबह जागने के बाद सादा नींबू पानी (चीनी या नमक के बिना) पिएं।
5. अपने बालों को नियमित रूप से धोएं।
6. बालों की अच्छी स्वच्छता बनाए रखें।

7. अपने बालों पर मेहंदी लगाएं। यह आपके स्कैल्प को ठंडक देगा और साथ ही आपके बालों को पोषण भी देगा।

आहार योजना

1. हर रोज नींबू पानी पिएं।
2. अंकुरित अनाज खाएं जैसे मूंग, काले चने और साबुत अंकुरित अनाज।
3. यह आमों का मौसम है। एक दिन में 3 आम तक खाएं। यदि आप अपने वजन घटाने के मिशन पर हैं, तो मात्रा को एक तक सीमित करें।
4. अपने आहार में दही को शामिल करें। अपने दही में चिया सीड्स मिलाएं। उपयोग करने से पहले चिया सीड्स को जरूर भिगोए।
5. अपने स्वस्थ और तेजी से बालों के विकास के लिए अंगूर और अनानास खाएं।

वर्षा ऋतु

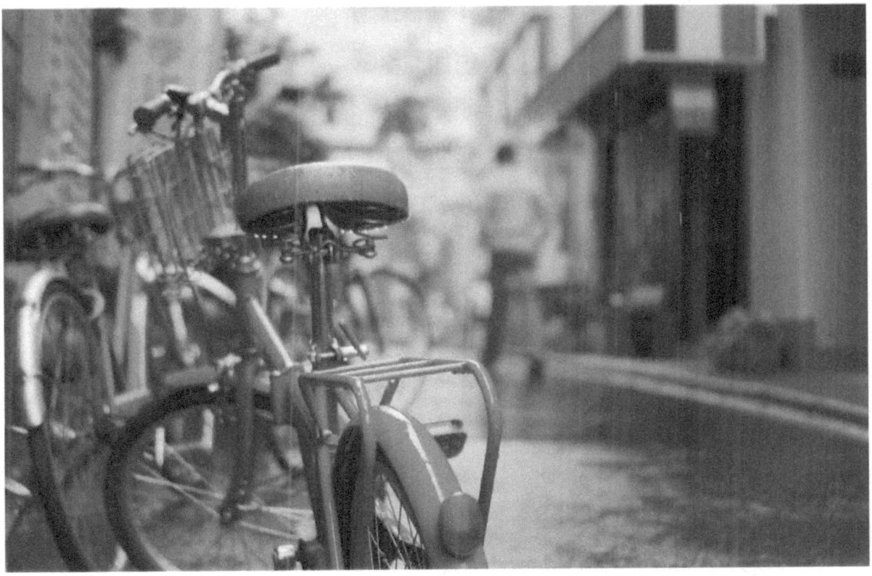

यह मौसम वातावरण में अधिक नमी के कारण आपके फंगल संक्रमण को बढ़ा सकता है।

जीवनशैली गाइड

1. वर्षा जल अक्सर प्रदूषकों से भरा होता है। अपने बालों से किसी भी गंदगी और दूषित को हटाने के लिए सप्ताह में 2-3 बार अपने बालों को शैम्पू करें।
2. इस मौसम में कंडीशनर बहुत जरूरी है। हर बार जब आप अपने बालों को शैम्पू करते हैं तो ऑलिव ऑयल और आर्गन ऑयल युक्त कंडीशनर का इस्तेमाल करें।

3. अपने बालों में नियमित रूप से तेल लगाएं, लेकिन इसे लंबे समय तक न रखें, इससे आपकी स्कैल्प पर जलन हो सकती है।
4. ऐसे हेयर प्रोडक्ट्स का इस्तेमाल करें जिनमें अल्कोहल न हो।
5. शॉवर के अंत में अपने बालों को पानी मिलाकर पतला किये हुए एप्पल साइडर विनेगर से धोएं। यह आपके फ्रिज़ी बालों को चमक देगा।
6. अगर आप अपने बालों के सिरे पर कोई नुकसान देखते हैं, तो उन्हें ट्रिम करवा लें। यदि आप उन छोरों को नहीं काटते हैं, तो वे हेयर शाफ्ट को पूरी तरह से विभाजित कर देंगे, जिससे आपके बालों को अधिक नुकसान होगा।

आहार योजना

1. गीले मौसम में बाल आसानी से खराब हो जाते हैं। इस मौसम में खूब प्रोटीन खाएं। प्रोटीन आपके बालों के रोम को मजबूत करेगा और बालों को मजबूत और अटूट बनाएगा।
2. सोयाबीन और सोया उत्पाद जैसे टोफू, सोया दूध का सेवन करें।
3. अपने आहार में ब्लूबेरी शामिल करें। ब्लूबेरी बालों के विकास को प्रोत्साहित करता है और समय से पहले होने वाले सफेद बालों को रोकता है।
4. अमरूद और अमरूद के पत्ते खाएं। अमरूद की पत्तियों में विटामिन सी होता है, जो कोलेजन गतिविधि को बढ़ावा देता है जिससे बाल तेजी से बढ़ते है और स्वस्थ रहते हैं।

4

रेसिपीज

जो बालों के स्वास्थ्य और विकास को बढ़ावा देते हैं

बीन सलाद

(ला फॉनसिएर की ओरिजनल रेसिपी)

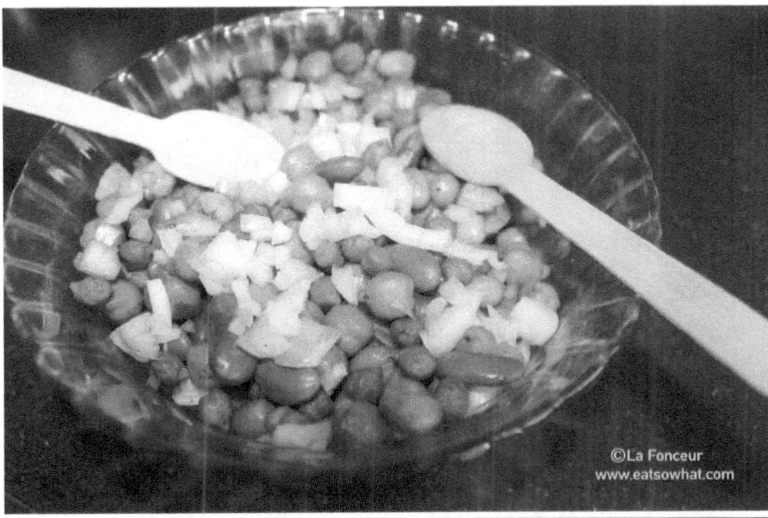

सामग्री:

काबुली चने/ छोले - **75** ग्राम

काले चने - **75** ग्राम

राजमा - **75** ग्राम

मूंगफली - ½ कप

प्याज - **1** मध्यम

सोया सॉस - **3** बड़े चम्मच

काली मिर्च पाउडर - एक चुटकी

नमक स्वादअनुसार

अमचूर - ½ चम्मच

विधि:

1. छोले, राजमा और काले चनो को अलग-अलग धो लें। उन्हें लगभग **8-10** घंटे के लिए गर्म पानी में भिगोएँ।
2. 8-10 घंटे के बाद, वे आकार में डबल हो जाएंगे। उन्हें ताजे पानी से धोएं।
3. मूंगफली को 2 घंटे के लिए पानी में भिगो दें। भीगी हुई मूंगफली एक अद्‌भुत स्वाद देती है।
4. अब एक प्रेशर कुकर लें, इसमें सभी भीगी हुई सामग्री डालें, लगभग **1** कप पानी और एक चुटकी नमक डालें। ढक्कन को बंद करें और नर्म होने तक पकाएं। तीन सीटी आने के बाद आंच बंद कर दें।
5. छोले, राजमा, काले चने, और मूंगफली के पकने के बाद, उन्हें एक कटोरे में लें, कोई भी अतिरिक्त पानी निकाल दें। नमक मिलाये (याद रखें कि आपने उबालते समय नमक डाला है, इसलिए मात्रा का ध्यान रखें), साथ ही सोया सॉस, काली मिर्च, और अमचूर मिलाये। इसे **4-5** घंटे के लिए मैरीनेट करें।
6. अब बारीक कटा हुआ प्याज डालें, और यह खाने के लिए तैयार है।

पोषण तथ्य

बीन्स (काबुली चने, राजमा, और काले चने): बीन्स प्रोटीन का एक बड़ा स्रोत हैं, जो बालों का निर्माण खंड है। पर्याप्त प्रोटीन के बिना, बाल बहुत कमजोर हो जाते हैं, और इनके टूटने का खतरा बढ़ जाता है। बीन्स जिंक का एक अच्छा स्रोत हैं, जो बालों के विकास और मरम्मत चक्र को प्रभावित करता है, और रूसी को रोकता है।

मूंगफली: मूंगफली बायोटिन से भरी होतीं हैं जो बालों के विकास और संपूर्ण स्कैल्प के स्वास्थ्य को बढ़ावा देती हैं। इसकी कमी ब्रिटल हेयर पैदा कर सकती है। मूंगफली में मौजूद अमीनो एसिड्स और प्रोटीन स्वस्थ बालों के विकास में मदद करते हैं। मूंगफली की प्रकृति गर्म होती है और यह शरीर में गर्मी पैदा करती है। उपयोग से पहले मूंगफली भिगोने से इसकी गर्मी कम हो जाती है।

प्याज: प्याज में सल्फर होता है जो बालों के टूटने और पतले होने को कम करता है। बालों के रोम के पुनर्जनन के लिए सल्फर आवश्यक है। प्याज सिर में रक्त परिसंचरण में सुधार करता है, बालों के विकास को बढ़ावा देता है।

काली मिर्च: काली मिर्च विटामिन ए, आयरन और एंटीऑक्सिडेंट जैसे फ्लेवोनोइड्स और कैरोटीनॉयड से भरपूर होतीं हैं। काली मिर्च में ये आवश्यक पोषक तत्व बालों को मजबूती और सुरक्षा प्रदान करते हैं।

क्रंची चॉकलेट ओट्स ड्रॉप्स

(ला फॉनसिएर की ओरिजनल रेसिपी)

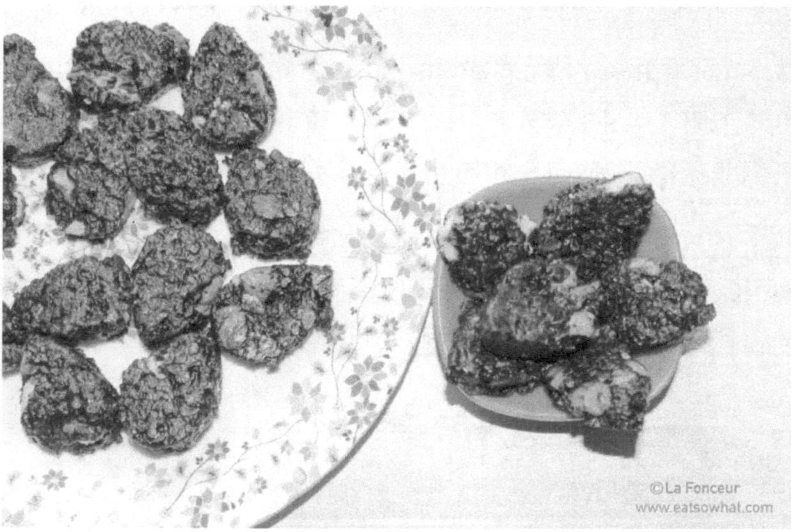

सामग्री:

डार्क चॉकलेट कंपाउंड - **100** ग्राम

ओट्स (जई) - **1** कप

कटे हुए बादाम - ¼ कप

कटे हुआ अखरोट - ¼ कप

मैरी बिस्किट - **3**

मिल्क पाउडर - **15** ग्राम

दूध - **50** मिली

* इस रेसिपी में कप का साइज - **200** मिलीलीटर कप

विधि:

1. एक बर्तन को कई इंच पानी के साथ गर्म करें और उसके ऊपर चॉकलेट के साथ एक और कटोरा रखें।
2. चॉकलेट को कटोरे में पिघलने दें और बीच बीच में हिलाएं।
3. जब चॉकलेट पूरी तरह से पिघल जाए तो इसे आंच से हटा दें।
4. इसमें मिल्क पाउडर और दूध मिलाएं और इसे तब तक हिलाते रहें जब तक इसका टेक्सचर चिकना न हो जाए। इसे कुछ मिनट तक ठंडा होने के लिए अलग रख दें।
5. अब एक पैन लें। इसे गर्म करे। गर्म होने पर आंच को मध्यम कर दें और इसमें ओट्स, बादाम, और अखरोट डालें। धीरे-धीरे हिलाये। हिलाते रहें अन्यथा ओट्स जलने लगेंगे। दो मिनट के बाद, पैन में मैरी बिस्कुट के टुकड़े डालें।
6. इसे तब तक रोस्ट करें जब तक यह एक सुखद सुगंध न दे दे और थोड़ा भूरा होने लगे। आंच बंद कर दें और पैन को एक तरफ रख दें। इसे ठंडा होने दें।
7. मिक्सचर के ठंडा हो जाने पर, पिघले हुए चॉकलेट में भुने हुए ओट्स, बादाम, अखरोट और बिस्कुट डालकर अच्छी तरह मिलाएँ। चॉकलेट को सभी सानग्रियों को अच्छी तरह से कोट करना चाहिए।
8. इस मिश्रण को एक प्लेट में डालें और इसे स्पैटुला के मदद से सपाट करें। ठंडा होने से पहले कुकी कटर से अपने मन पसंद आकार में काटें।
9. 2 घंटे के लिए फ्रिज में ठंडा करें और स्वादिष्ट क्रंची चॉकलेट ओट्स ड्रॉप्स खाने के लिए तैयार हैं।

टिप्स: चॉकलेट को कभी भी सीधी लौ पर पिघलाने की कोशिश न करें; यह चॉकलेट को जला देगा। हमेशा डबल बॉयलर का उपयोग करें।

* डार्क चॉकलेट कंपाउंड में पहले से ही चीनी होती है इसलिए अतिरिक्त चीनी डालने की आवश्यकता नहीं होती है।
* पिघली हुई गर्म चॉकलेट में ओट्स का मिश्रण न डालें। इससे ओट्स दलिया में बदल जाएगा, और अपना कुरकुरा पन खो देगा।

पोषण तथ्य

ओट्स: ओट्स एक ग्लूटन फ्री साबुत अनाज है और आवश्यक विटामिन, खनिज, फाइबर और एंटीऑक्सिडेंट का एक बड़ा स्रोत है। ओट्स आयरन और जिंक का एक अच्छा स्रोत है जो बालों के लिए आवश्यक खनिज हैं। इन खनिजों की कमी से बालों का झड़ना शुरू हो सकता है।

बादाम और अखरोट: बादाम विटामिन ई का एक बड़ा स्रोत है जो आपके बालों को मजबूत करता है, साथ ही रूसी और बालों को नुकसान से बचाता है। अखरोट का तेल इलास्टिन की मात्रा में योगदान देता है, इलास्टिन एक प्रोटीन है जो आपके बालों में इलास्टिसिटी के लिए जिम्मेदार होता है इसलिए उन्हें टूटने से रोकता है। नट्स ओमेगा -3 फैटी एसिड्स का एक बड़ा स्रोत हैं, जो बालो को चिकनाहट प्रदान करते हैं, आपके बालों को पोषण देते हैं और आपके बालों को मोटाई और चमक देते हैं।

डार्क चॉकलेट: डार्क चॉकलेट कॉपर, जिंक और आयरन से भरपूर होता है। ये खनिज कोशिका नवीकरण वृद्धि प्रक्रिया और स्वस्थ बालों के विकास को बढ़ावा देते हैं। डार्क चॉकलेट एंटीऑक्सिडेंट का एक समृद्ध स्रोत है जो शरीर में फ्री रेडिकल्स से लड़ता है और बालों की उम्र बढ़ने की प्रक्रिया को धीमा करता है।

दूध और मिल्क पाउडर: दूध और दूध के उत्पाद प्रोटीन, विटामिन डी और कैल्शियम में उच्च होते हैं। इसके अलावा, दूध विटामिन बी12 का एक उत्कृष्ट स्रोत है। विटामिन बी12 में कमी से समय से पहले बाल सफेद हो सकते हैं और एनीमिया हो सकता है, जो बालों के झड़ने, टैंगलेस और खुरदरे होने का एक सामान्य कारण है।

पालक पनीर

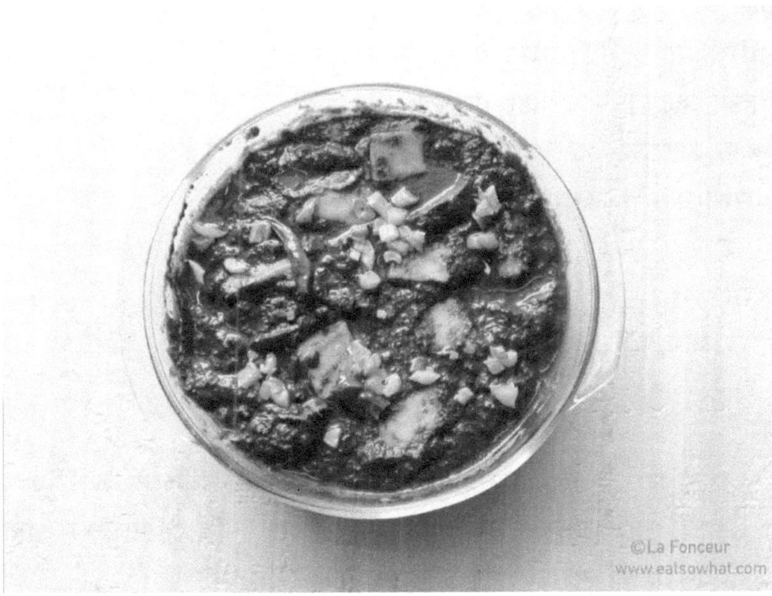

सामग्री:

पालक के पेस्ट के लिए:

ताजा पालक - **250** ग्राम (लगभग **2** कप)

अदरक - **1** इंच

लहसुन - **2**

हरी मिर्च - **3**

नींबू का रस - **1** बड़ा चम्मच

पानी - **5** कप

अन्य सामग्री:

पनीर क्यूब्स - **10** से **12**

प्याज का पेस्ट - **1** कप

टमाटर प्यूरी - ½ कप

नमक स्वादअनुसार

घी/मक्खन - 2 बड़े चम्मच

मूंगफली का तेल - 2 बड़े चम्मच

लाल मिर्च पाउडर - 1 चम्मच या स्वादानुसार

कसा हुआ अदरक - 1 बड़ा चम्मच

कटा हुआ लहसुन - 2 बड़े चम्मच

गरम मसाला - 1 बड़ा चम्मच

लौंग - 2

तेज पत्ता - 1

पानी - ¼ कप, यदि आवश्यक हो

विधि:

1. ब्लाँचिंग के लिए पानी का एक बड़ा बर्तन उबालने के लिए रखे। इसमें ताजे पालक डाले और इसे अच्छे तरह से पानी में डुबों दें। एक चुटकी नमक और नींबू का रस मिलाएं।
2. पालक के पत्तों को तब तक पकाए जब तक की वो नर्म हो जाएं (लगभग 1 मिनट)। अब तुरंत ही ठंडे पानी के एक कटोरे में डाल दें। इसे 5 मिनट के लिए छोड़ दें। ऐसा करने से पालक अपना गहरा हरा रंग नहीं खोएगा।
3. पालक को पानी से निकाल लें।
4. बिना अतिरिक्त पानी मिलाए ब्लांच की हुई पालक, अदरक, लहसुन और हरी मिर्च को पीस लें और चिकनी पेस्ट बना लें। इस पेस्ट को एक तरफ रख दें।
5. एक पैन में 1 बड़ा चम्मच तेल गरम करें और पनीर को सुनहरा भूरा होने तक भूनें।
6. पनीर को निकल ले। एक और बड़ा चम्मच तेल डालें और जीरा भून लें, अब इसमें तेज पत्ता और लौंग डालें।

7. जब ये तड़कने लगे तो अदरक, लहसुन डाल के थोड़ा भूरा होने तक पकाएं।
8. प्याज का पेस्ट डालें। मध्यम आंच पर तेल छोड़ने तक लगभग **5-7** मिनट पकाएं।
9. टमाटर प्यूरी डालें और **5** मिनट के लिए पकाएं।
10. गरम मसाला, लाल मिर्च पाउडर और नमक डालें। मध्यम आंच पर **3** मिनट तक पकाएं।
11. तैयार पालक का पेस्ट डालें और **5** मिनट तक पकाएं। ओवरकुक नहीं करे वरना पालक अपना रंग खो देगा।
12. अब मिश्रण में पनीर क्यूब्स डालें और तब तक पकाएं जब तक कि पनीर फ्लेवर अब्सॉर्ब न कर लें।
13. आंच बंद कर दें और आपके पास जो भी उपलब्ध हो, गर्म घी या मक्खन, उसके **2** छोटे चम्मच मिलाएं, अच्छी तरह मिलाएं और गर्म परोसें।
14. पालक पनीर को रोटी, नान या ब्राउन राइस के साथ खाएं।

पोषण तथ्य

पालक: पालक आयरन, बीटा-कैरोटीन, कैल्शियम, विटामिन बी9, सी और फाइबर से भरपूर होता है। ये पोषक तत्व स्वस्थ बालों के विकास को सुनिश्चित करते हैं। पालक का नियमित सेवन एनीमिया को रोक सकता है और बालों के रोम में ऑक्सीजन की आपूर्ति बढ़ाता है, जिससे बाल सभी सही पोषक तत्वों के साथ शीर्ष स्थिति में रहते हैं।

पनीर: पनीर प्रोटीन से भरपूर है। प्रोटीन बालों को शक्ति प्रदान करता है और इन्हे टूटने और विभाजित होने से बचाता है साथ ही बाल गिरने की संभावना भी कम करता है। इसके अलावा, पनीर विटामिन बी12 का एक उत्कृष्ट स्रोत है, जो समय से पहले सफ़ेद बाल और बालों के झड़ने को रोकता है।

मशरूम: मशरूम में सेलेनियम होता है जो स्वस्थ बालों के लिए महत्वपूर्ण है। सेलेनियम मालासेज़िया को मार सकते हैं, जो की खोपड़ी पर मौजूद एक फंगस है जो रूसी पैदा करने के लिए जिम्मेदार होता है। मशरूम में आयरन और तांबे के उच्च स्तर भी होते हैं। आयरन एनीमिया को रोकता है, और तांबा भोजन से आयरन के अवशोषण में मदद करता है।

प्याज: प्याज में सल्फर होता है जो बालों के टूटने और पतले होने को कम करने में मदद करता है। बालों के रोम के पुनर्जन्म के लिए सल्फर आवश्यक है। प्याज खोपड़ी में रक्त परिसंचरण में सुधार करता है, बालों के विकास को बढ़ावा देता है।

टमाटर: टमाटर विटामिन सी का एक समृद्ध स्रोत है जो बालों के विकास को बढ़ावा देता है। इसके अतिरिक्त, टमाटर में विटामिन ए, बी, और ई होते हैं, जो बालों के झड़ने को रोकने में मदद करते हैं, प्राकृतिक चमक देते हैं और रूसी का इलाज करने में मदद करते हैं।

मसाले: जड़ी-बूटियाँ और मसाले न केवल बालों के लिए बल्कि संपूर्ण स्वास्थ्य के लिए भी अच्छे हैं। मसाले बालों के रोम में रक्त के प्रवाह को बढ़ाते हैं, और रक्त तेजी से, स्वस्थ बालों के विकास के लिए आवश्यक पोषक तत्व बालों में पहुँचाता है।

तिल, मूंगफली और नारियल की चिक्की

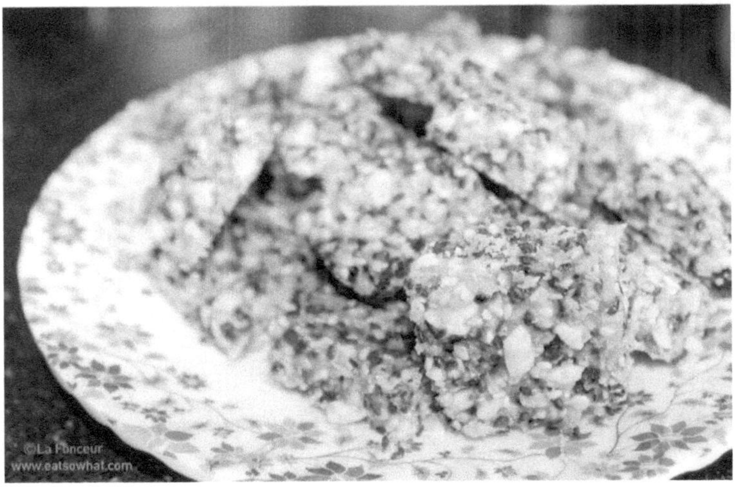

सामग्री:

काला तिल - ½ कप

सफेद तिल - ½ कप

भुनी हुई मूंगफली - 1 कप

भुना हुआ नारियल का बुरादा - 1 कप

गुड़ - 3 कप

विधि:

1. गुड़ को छोड़कर प्रत्येक सामग्री को एक एक कर सूखा भूनें जब तक कि वह सुगंध न दे और थोड़ा भूरा न हो जाए।
2. मूंगफली की बाहरी परत को हटा दें। बाहरी त्वचा को हटाने के लिए अपने हाथों के बीच में मूंगफली रगड़ें। चॉपर की मदद से दरदरा पीस लें।

3. एक भारी तले वाले पैन में, गुड़ डालें। आंच को मध्यम कर दें और इसे पूरी तरह से पिघलने दें।
4. एक बार जब सारा गुड़ पिघल जाए, तो मध्यम आंच पर **2** मिनट से ज्यादा न पकाएं।
5. आंच को कम करें और पिसी हुई मूंगफली, भुने हुए काले और सफेद तिल और भुने हुए नारियल को पिघले हुए गुड़ में मिलाएं। सभी सामग्रियों को एक समान मिलने तक अच्छी तरह मिलाएं। आंच को बंद कर दें।
6. अब मिश्रण को घी लगी प्लेट पर फैलाएं। इसे वैक्स पेपर से ढक दें। इसे समान रूप से फैलाने के लिए एक रोलिंग पिन का उपयोग करें। इसे पूरी तरह से ठंडा होने दें।
7. **5** मिनट के बाद, एक तेज चाकू से अपने किसी भी इच्छित आकार में काटें और तिल, मूंगफली और नारियल की चिक्की का आनंद लें।

टिप्स: सभी सामग्री को भूनना एक महत्वपूर्ण कदम है क्योंकि भूनने से इनका स्वाद बढ़ जाता है।

* गुड़ को ज्यादा पकाएं नहीं, यह आपकी चिक्की को चबाने में कठिन और असंभव बना देगा। हमें अपनी चिक्की मुलायम चाहिए।

* हम काले तिल के साथ सफेद तिल भी शामिल कर रहे हैं क्योंकि काले तिल अकेले एक कड़वा स्वाद दे सकते हैं। अगर आपको थोड़ी कड़वाहट से कोई समस्या नहीं है, तो आप इस रेसिपी में ½ कप सफेद तिल को दूसरे ½ कप काले तिल से रिप्लेस कर सकते हैं।

पोषण तथ्य

तिल: तिल में भूरे बालों को फिर से काला करने की और स्वस्थ बालों के विकास को प्रोत्साहित करने की शक्ति होती है। यह मेलानोसाइट कोशिकाओं को मेलेनिन का उत्पादन करने के लिए बढ़ावा देता है - जो

आपके बालों के रंग के लिए जिम्मेदार पिगमेंट हैं। काले तिल में ओमेगा-3 जैसे आवश्यक फैटी एसिड्स होते हैं जो स्वस्थ बालों के विकास को प्रोत्साहित करते हैं और स्वस्थ स्कैल्प को बढ़ावा देते हैं।

मूंगफली: मूंगफली बायोटिन से भरी होती है जो बालों के विकास और संपूर्ण स्कैल्प के स्वास्थ्य को बढ़ावा देती है। बायोटिन की कमी ब्रिटल हेयर पैदा कर सकती है। मूंगफली में मौजूद अमीनो एसिड्स और प्रोटीन स्वस्थ बालों के विकास में मदद करते हैं।

नारियल का बुरादा: नारियल आपके बालों के लिए अच्छा होता है। नारियल आपके बालों को घना, लंबा और तेजी से बढ़ने में मदद करता है। नारियल में पाए जाने वाले विटामिन और आवश्यक फैटी एसिड्स स्कैल्प और बालों के रोम को पोषण देते हैं।

गुड़: किसी भी भोजन के साथ किसी भी रूप में गुड़ का नियमित सेवन एनीमिया से निपटने में मदद करता है। गुड़ अनरिफाइंड चीनी है; यह चीनी का शुद्धतम रूप है और बिना किसी सिंथेटिक रसायन के फलों के रस के साथ लोहे के बर्तन में तैयार किया जाता है। यह आयरन और फोलेट से भरपूर होता है, जो एनीमिया को रोकने और बालों को झड़ने से रोकने में मदद करता है, यहां तक कि नए बालों के निर्माण को भी बढ़ावा देता है।

लेखिका के बारे में

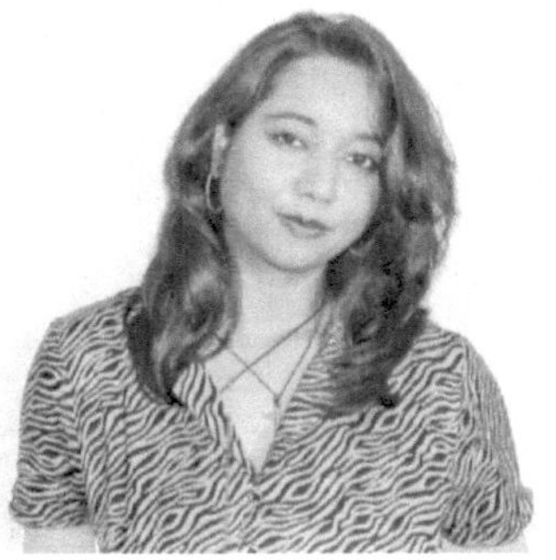

ला फॉनसिएर एक हिप हॉप डांस आर्टिस्ट, एक स्वास्थ्य ब्लॉगर और पुस्तक श्रृंखला ***ईट सो व्हाट*** की लेखिका हैं। ला फॉनसिएर फार्मास्युटिकल टेक्नोलॉजी में विशेष फार्मेसी में परास्नातक है। उन्होंने फार्माटेकमेडिका जर्नल में "फार्मास्युटिकल उपयोग के जैव प्रौद्योगिकी-व्युत्पन्न उत्पादों के उत्पादन के तकनीक" पर एक समीक्षा लेख प्रकाशित किया है। वह एक पंजीकृत राज्य फार्मासिस्ट है। वह वर्ष 2011 में राष्ट्रीय स्तर की जीपीएटी क्वालीफायर हैं और उस वर्ष वह देश भर के शीर्ष 1400 में शामिल थी। एक रिसर्च साइंटिस्ट होने के नाते, उन्होंने दवाइयों के साथ बहुत करीब से काम किया है। अपने अनुभव के आधार पर, वह मानती हैं कि शाकाहारी भोजन कई बीमारियों का इलाज है; पोषण आहार और स्वस्थ जीवनशैली के साथ अधिकांश बीमारियों को रोका जा सकता है।

ला फॉनसिएर द्वारा नोट

इस पुस्तक को पढ़ने के लिए धन्यवाद। मुझे खुशी है किसी ऐसे से मिलकर जो मेरी ही तरह स्वास्थ्य-सचेत है। लैक्टो वेजिटेरियन होने के नाते, मैं हमेशा स्वस्थ शाकाहारी भोजन विकल्पों को अपने आहार में शामिल करने की तलाश करती हूँ। आप मेरी पिछली किताबों में शाकाहारी खाद्य पदार्थों के बारे में सब कुछ जान सकते हैं, **ईट सो व्हॉट! स्मार्ट वेज़ तो स्टे हेल्दी** और **ईट सो व्हॉट! द पॉवर ऑफ़ वेजटेरियनिस्म**, आप जानेंगे मैक्रोन्यूट्रिएंट्स के महत्व, उनके स्रोत और कैसे पौधों पर आधारित शाकाहारी खाद्य पदार्थ एक रोग मुक्त स्वस्थ जीवन का समाधान हैं। ये पुस्तकें पेपरबैक के साथ-साथ सभी प्रमुख ऑनलाइन बुक स्टोर में ईबुक संस्करण में भी उपलब्ध हैं।

मुझे आशा है कि आपको मेरी पुस्तक उपयोगी लगी होगी। यदि आप मेरी पुस्तक का रिव्यु करते हैं तो मैं वास्तव में इसकी सराहना करूंगी; यह मुझे और अधिक स्वास्थ्य पुस्तकें लिखने के लिए प्रोत्साहित करेंगी।

ला फॉनसिएर

ला फॉनसिएर की अन्य पुस्तकें

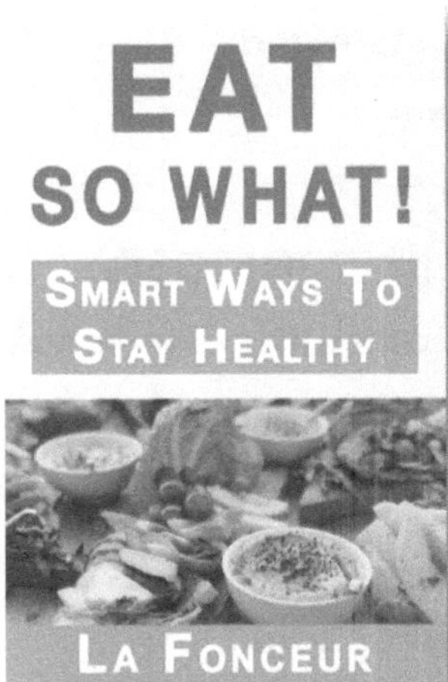

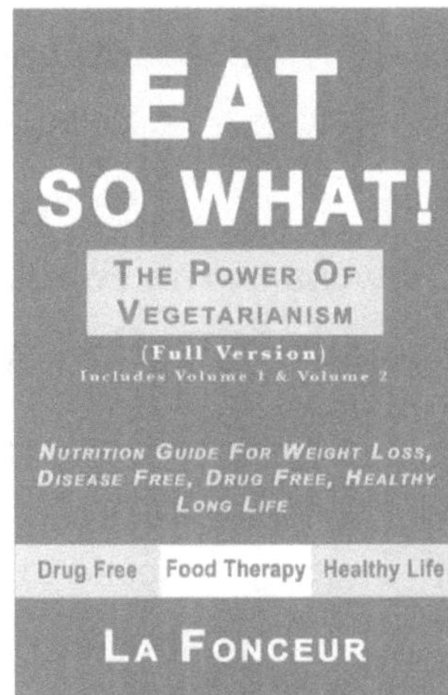

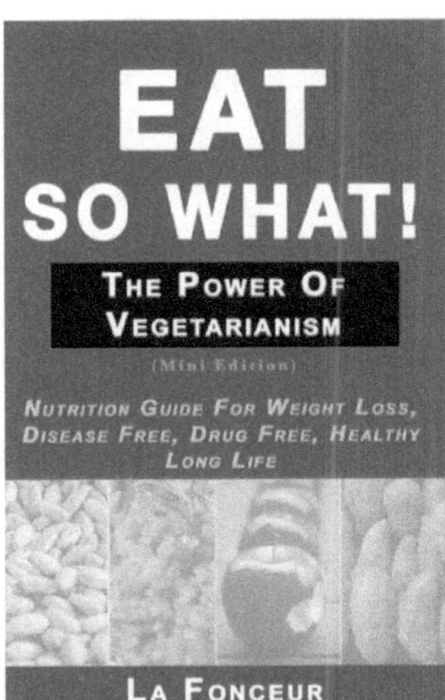

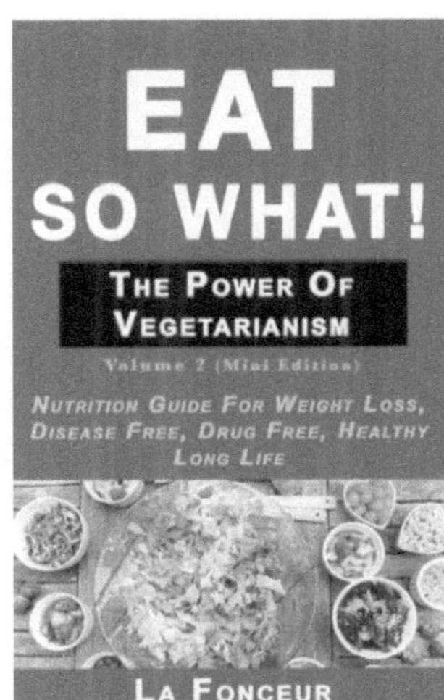

ला फॉनसिएर से जुड़ें

Instagram: **@la_fonceur | @eatsowhat**

Facebook: **LaFonceur | eatsowhat**

Twitter: **@la_fonceur**

Amazon Author Page:

www.amazon.com/La-Fonceur/e/B07PM8SBSG/

Bookbub Author Page: **www.bookbub.com/authors/la-fonceur**

Sign up to my website to get exclusive offers on my books:

Health Blog: **www.eatsowhat.com**

Website: **www.lafonceur.com/sign-up**

www.ingramcontent.com/pod-product-compliance
Lightning Source LLC
LaVergne TN
LVHW101503200926
848483LV00001B/211

* 9 7 9 8 8 9 5 1 9 2 7 7 1 *

Air Quality: Assessment and Management

Air Quality: Assessment and Management

Hunter Dawson

MURPHY & MOORE
www.murphy-moorepublishing.com

Air Quality: Assessment and Management
Hunter Dawson
ISBN: 978-1-63987-036-3 (Hardback)

MURPHY & MOORE

Published by Murphy & Moore Publishing,
1 Rockefeller Plaza,
New York City, NY 10020, USA

Cataloging-in-Publication Data

Air quality : assessment and management / Hunter Dawson.
p. cm.
Includes bibliographical references and index.
ISBN 978-1-63987-036-3
1. Air quality. 2. Air--Pollution--Measurement. 3. Air quality management.
4. Environmental protection. I. Dawson, Hunter.

TD883 .A47 2022
363.739 2--dc23

For more information regarding Murphy & Moore Publishing and its products, please visit the publisher's website www.murphy-moorepublishing.com

Table of Contents

Preface

It is with great pleasure that I present this book. It has been carefully written after numerous discussions with my peers and other practitioners of the field. I would like to take this opportunity to thank my family and friends who have been extremely supporting at every step in my life.

Air quality is the measure of how much polluted is the air presently. Absence of dilution of air pollutants or increase in the emission of air pollutants in the atmosphere can lead to deteriorated air quality. Different nations use different air quality indices to assess national air quality standards. Some of these are air quality health index, pollutant standards index and air pollution index. Assessment of air quality needs air pollutant concentration information over a specified period of time that is gained from an air monitor. Poor air quality causes harm to public health and leads to respiratory and cardiovascular problems. Use of masks and avoidance of outdoor exertion activities are some of the ways to deal with poor air quality. This book is compiled in such a manner, that it will provide in-depth knowledge about the theory and practice of this field. The topics included in this book are of utmost significance and bound to provide incredible insights to readers. This book is meant for students who are looking for an elaborate reference text on air quality.

The chapters below are organized to facilitate a comprehensive understanding of the subject:

Chapter - Introduction

The contamination of Earth's atmosphere through harmful or extreme quantities of particles, gases or biological molecules is known as air pollution. Air quality refers to the degree to which air is suitable for all the organisms of the environment. Air quality monitoring is the management and monitoring of the high levels of air pollutants. This chapter sheds light on all the significant aspects of air quality monitoring.

Chapter - Indoor Air Quality

Indoor air quality can be defined as the quality of air within and around the buildings and structures. Sources of indoor air pollution include passive smoking, radon, biological pollutants, etc. This chapter closely examines the subject of indoor air quality to provide an extensive understanding of the subject.

Chapter - Various Types of Air Pollutants

Some of the different types of air pollutants are toxic air pollutants, criteria air pollutants and indoor air pollutants. A few of its examples are sulfur dioxide, nitrogen oxide, ozone and carbon monoxide. This chapter has been carefully written to provide an easy understanding of these types of air pollutants.

Chapter - Dispersion of Air Pollutants

Dispersion refers to the process that analyzes the introduction and aftermath of air pollutants in the atmosphere for controlling air pollution. Atmospheric dispersion modeling, roadway air dispersion modeling, Gaussian plume dispersion model, etc. are studied under dispersion. The topics elaborated in this chapter will help in gaining a better understanding of the related aspects of dispersion of air pollutants.

Chapter - Management of Air Pollution

Management and control of air pollution can be done through the use of various devices that prevent harmful gaseous and solid pollutants from entering the atmosphere. These include electrostatic precipitators, biofilters, catalytic converters, etc. This chapter discusses all the methods and devices used for air pollution management and control in detail.

Hunter Dawson

1

Introduction

The contamination of Earth's atmosphere through harmful or extreme quantities of particles, gases or biological molecules is known as air pollution. Air quality refers to the degree to which air is suitable for all the organisms of the environment. Air quality monitoring is the management and monitoring of the high levels of air pollutants. This chapter sheds light on all the significant aspects of air quality monitoring.

AIR POLLUTION

Air pollution is a mixture of natural and man-made substances in the air we breathe. It is typically separated into two categories: outdoor air pollution and indoor air pollution.

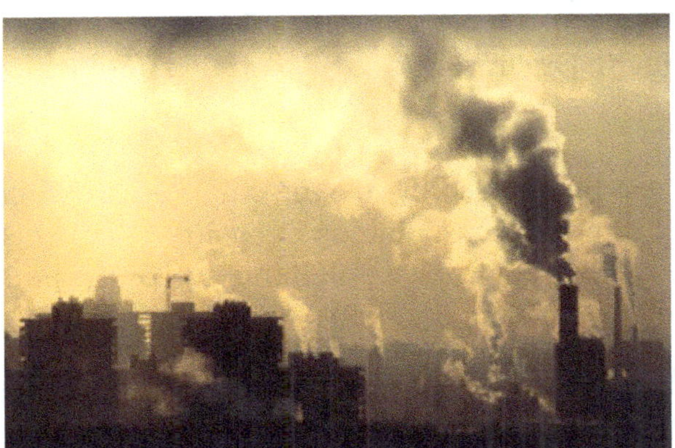

Outdoor air pollution involves exposures that take place outside of the built environment. Examples include:

- Fine particles produced by the burning of fossil fuels (i.e. the coal and petroleum used in energy production).
- Noxious gases (sulfur dioxide, nitrogen oxides, carbon monoxide, chemical vapors, etc).
- Ground-level ozone (a reactive form of oxygen and a primary component of urban smog).

- Tobacco Smoke.

Indoor air pollution involves exposures to particulates, carbon oxides, and other pollutants carried by indoor air or dust. Examples include:

- Gases (carbon monoxide, radon, etc).
- Household products and chemicals.
- Building materials (asbestos, formaldehyde, lead, etc).
- Outdoor indoor allergens (cockroach and mouse dropping, etc).
- Tobacco smoke.
- Mold and pollen.

In some instances, outdoor air pollution can make its way indoors by way of open windows, doors, ventilation, etc.

Risk for Air Pollution Exposure

Over the past 30 years, researchers have unearthed a wide array of health effects which are believed to be associated with air pollution exposure. Among them are respiratory diseases (including asthma and changes in lung function), cardiovascular diseases, adverse pregnancy outcomes (such as preterm birth), and even death.

In 2013, the World Health Organization concluded that outdoor air pollution is carcinogen to humans.

Indoor air pollution can be reduced by making sure that a building is well-ventilated and cleaned regularly to prevent the buildup of agents like dust and mold. Occupants would also be wise to remove any known pollutants and or irritants (aerosols, stringent cleaning supplies, etc.) whenever possible.

Outdoor air pollution exposures can be reduced by checking one's Air Quality Index (AQI), avoiding heavy traffic when possible, and avoiding secondhand tobacco smoke.

How is Air Pollution Linked to Climate Change?

While climate change is a global process, it has very local impacts that can profoundly affect communities, not the least of which is air pollution.

Increasing temperatures are directly linked to poor air quality which, in turn, can affect the heart and exacerbate cardiovascular disease. Examples of this may include a rise in pollen, due to increased plant growth, or a rise in molds, due to severe storms both of which can worsen allergies and other lung diseases, such as asthma.

Air pollution happens when solid and liquid particles called aerosols and certain gases end up in our air. These particles and gases can be bad for the planet and for our health, so keeping track of them is important.

Where do Aerosols Come From?

Any particle that gets picked up into the air or is formed from chemical reactions in the air can be an aerosol. Many aerosols enter the atmosphere when we burn fossil fuels such as coal and petroleum and wood. These particles can come from many sources, including car exhaust, factories and even wildfires. Some of the particles and gases come directly from these sources, but others form through chemical reactions in the air.

Aerosols can come from other places, too, such as ash from an erupting volcano. Dust, pollen from plants and mold spores are also examples of aerosols.

What else Causes Air Pollution?

Certain gases in the atmosphere can cause air pollution. For example, in cities, a gas called ozone is a major cause of air pollution. Ozone is also a greenhouse gas that can be both good and bad for our environment. It all depends where it is in Earth's atmosphere.

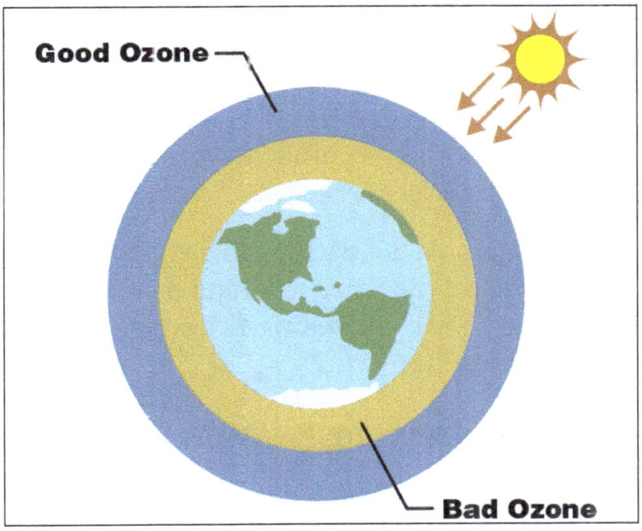

Ozone high up in our atmosphere is a good thing. It helps block harmful energy from the Sun, called radiation. But, when ozone is closer to the ground, it can be really bad for our health. Ground level ozone is created when sunlight reacts with certain chemicals that come from sources of burning fossil fuels, such as factories or car exhaust.

When particles in the air combine with ozone, they create smog. Smog is a type of air pollution that looks like smoky fog and makes it difficult to see.

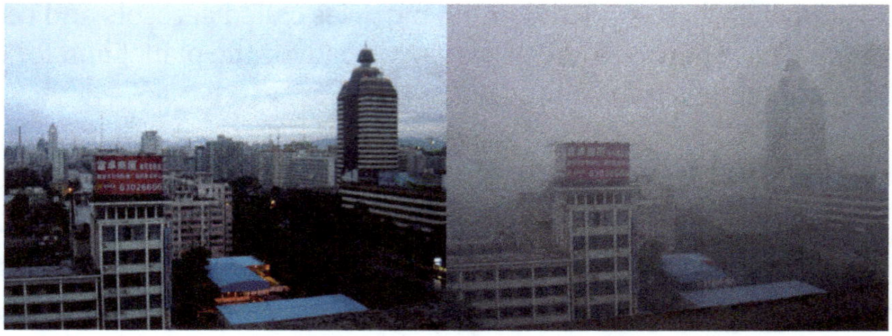

How does Air Pollution affect Earth's Climate?

Aerosols can impact how the Sun's light hits Earth. For example, some aerosols reflect sunlight while others absorb sunlight. It depends on the color of the particle.

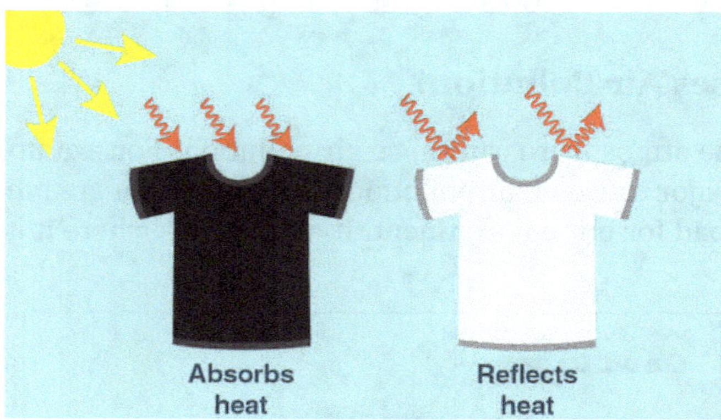

Dark surfaces whether it's a black t-shirt or a dark particle in the atmosphere absorb the Sun's heat. Lighter-colored surfaces reflect heat from the Sun.

A white t-shirt reflects the Sun on a hot day, making you feel cooler. In the same way, light-colored particles that reflect the Sun's light and heat away from Earth can make the global temperature cooler. Dark-colored particles that absorb the Sun's light can make the global temperature warmer.

How does Air Pollution affect our Health?

Breathing in polluted air can be very bad for our health. Long-term exposure to air pollution has been associated with diseases of the heart and lungs, cancers and other health problems. That's why it's important for us to monitor air pollution.

How is NASA Monitoring Air Pollution?

NASA uses satellites orbiting Earth to keep an eye on air pollution. In fact, air quality forecasters use information about aerosols from NASA's Aqua, Terra and Suomi-NPP satellites.

NASA also is developing a new instrument called the Multi-Angle Imager for Aerosols, or MAIA, to fly aboard a future spacecraft mission. MAIA will help scientists understand the size, makeup and quantity of aerosols in our air. Eventually, scientists will be able to compare this information with health records. This can help us better understand the relationship between aerosol pollution and human health.

Air Pollution and Air Movement

Local air quality typically varies over time because of the effect of weather patterns. For example, air pollutants are diluted and dispersed in a horizontal direction by prevailing winds, and they are dispersed in a vertical direction by atmospheric instability. Unstable atmospheric conditions occur when air masses move naturally in a vertical direction, thereby mixing and dispersing pollutants. When there is little or no vertical movement of air (stable conditions), pollutants can accumulate near the ground and cause temporary but acute episodes of air pollution. With regard to air quality, unstable atmospheric conditions are preferable to stable conditions.

The degree of atmospheric instability depends on the temperature gradient (i.e., the rate at which air temperature changes with altitude). In the troposphere (the lowest layer of the atmosphere, where most weather occurs), air temperatures normally decrease as altitude increases; the faster the rate of decrease, the more unstable the atmosphere. Under certain conditions, however, a temporary "temperature inversion" may occur, during which time the air temperature increases with increasing altitude, and the atmosphere is very stable. Temperature inversions prevent the upward mixing and dispersion of pollutants and are the major cause of air pollution episodes. Certain geographic conditions exacerbate the effect of inversions. For example, Los Angeles, situated on a plain on the Pacific coast of California and surrounded by mountains that block horizontal air motion, is particularly susceptible to the stagnation effects of inversions hence the infamous Los Angeles smog. On the opposite coast of North America another metropolis, New York City, produces greater quantities of pollutants than does Los Angeles but has been spared major air pollution disasters only because of favourable climatic and geographic circumstances. During the mid-20th century, governmental efforts to reduce air pollution increased substantially after several major inversions, such as the Great Smog of London, a weeklong air pollution episode in London in 1952 that was directly blamed for more than 4,000 deaths.

The Global Reach of Air Pollution

Because some air pollutants persist in the atmosphere and are carried long distances by winds, air pollution transcends local, regional, and continental boundaries, and it also may have an effect on global climate and weather. For example, acid rain has gained worldwide attention since the 1970s as a regional and even continental problem. Acid rain occurs when sulfur dioxide and nitrogen oxides from the burning of fossil fuels combine with water vapour in the atmosphere, forming sulfuric acid and nitric acid mists. The resulting acidic precipitation is damaging to water, forest, and soil resources. It has caused the disappearance of fish from many lakes in the Adirondack Mountains of North America, the widespread death of forests in mountains of Europe, and damage to tree growth in the United States and Canada. Acid rain can also corrode building materials and be hazardous to human health. These problems are not contained by political boundaries. Emissions from the burning of fossil fuels in the middle sections of the United States and Canada are precipitated as acid rain in the eastern regions of those countries, and acid rain in Norway comes largely from industrial areas in Great Britain and continental Europe. The international scope of the problem has led to the signing of international agreements on the limitation of sulfur and nitrogen oxide emissions.

Another global problem caused by air pollution is the ozone depletion in the stratosphere. At ground level (i.e., in the troposphere), ozone is a pollutant, but at altitudes above 12 km (7 miles) it plays a crucial role in absorbing and thereby blocking ultraviolet radiation (UV) from the Sun before it reaches the ground. Exposure to UV radiation has been linked to skin cancer and other health problems. In 1985 it was discovered that a large "ozone hole," an ozone-depleted region, is present every year between August and November over the continent of Antarctica. The size of this hole is increased by the presence in the atmosphere of chlorofluorocarbons (CFCs); these emanate from aerosol spray cans, refrigerators, industrial solvents, and other sources and are transported to Antarctica by atmospheric circulation. It had already been demonstrated in the mid-1970s that CFCs posed a threat to the global ozonosphere, and in 1978 the use of CFCs as propellants in aerosol cans was banned in the United States. Their use was subsequently restricted in several other countries. In 1987 representatives from more than 45 countries signed the Montreal Protocol, agreeing to place severe limitations on the production of CFCs.

One of the most significant effects of air pollution is on climate change, particularly global warming. As a result of the growing worldwide consumption of fossil fuels, carbon dioxide levels in the atmosphere have increased steadily since 1900, and the rate of increase is accelerating. It has been estimated that if carbon dioxide levels are not reduced, average global air temperatures may rise another 4 °C (7.2 °F) by the end of the 21st century. Such a warming trend might cause melting of the polar ice caps, rising of the sea level, and flooding of the coastal areas of the world. Changes in precipitation patterns caused by global warming might have adverse effects on agriculture and forest ecosystems, and higher temperatures and humidity might increase the incidence of disease in humans and animals in some parts of the world. Implementation of international agreements on reducing greenhouse gases are required to protect global air quality and to mitigate the effects of global warming.

AIR QUALITY

Air quality refers to the condition of the air within our surrounding. Good air quality pertains to the degree which the air is clean, clear and free from pollutants such as smoke, dust and smog among other gaseous impurities in the air. Air quality is determined by assessing a variety of pollution indicators. Good air quality is a requirement for preserving the exquisite balance of life on earth for humans, plants, animals and natural resources. As such, human health, plants, animals and natural resources are threatened when pollution in the air reach high concentrations.

Poor air quality can affect or harm human health and/or the environment. Air quality can be degraded by natural or man-made sources. Natural sources include volcanic eruption, windstorm dust. Man-made source include pollution from moving vehicles, toxic gases from industries, coal powered plants, burning wood or other material in open air, landfills. Both these sources can seriously affect the overall air quality and can lead to severe health problems for humans.

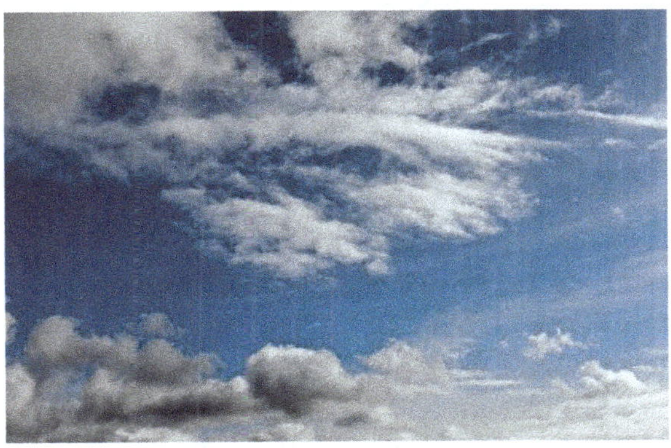

Air quality is degraded by the day to day emissions from different air pollution sources. These include: Stationary sources such as power plants, manufacturing facilities, smelters, motor machines, and burning wood and coal; mobile sources such as trucks, buses, planes and cars; and natural sources such as volcanic eruptions, and windstorm dust. The pollutants from these sources are released into the air which can affect the health of humans, animals and our environment. The quality of air depends on 3 factors: the amount of pollutants, the rate at which they are released in the atmosphere, and how long they are trapped in an area.

Air Quality in Rural Areas

The immediate environment of man comprises of air on which depends all forms of life. Human beings need a continuous supply of air to exist. The requirement for air is relatively constant about 10-20m^3 per day. Air is a mechanical mixture of gases. The normal composition of external air by volume is approximately as follows Nitrogen 78.1%, Oxygen 20.93%, and Carbon dioxide 0.03%. The balance is made up of other gases which occur in traces e.g. argon, neon, krypton, xenon and helium. In addition to these gases, air also contains water vapor, traces of ammonia and suspended particulate matter such as dust bacteria, spores and vegetable debris. Air is rendered impure by a) respiration of man and animals b) decomposition of organic matter, c) combustion of coal, gas, oil etc. d) trade, traffic and manufacturing processes that give off dust, fumes vapors and gases.

Under ordinary conditions the composition of outdoor air is remarkably constant. This brought about by certain self cleansing mechanisms which operate in nature such as wind, sunlight, rain and plant life. Wind dilutes and sweeps away the impurities by its movements so that the impurities do not accumulate in any one place. Sunlight and heat oxidizes the impurities and kill the bacteria. Rain removes the suspended and gaseous impurities and the green plants utilize the carbon dioxide and generate oxygen. But when the rate of pollution becomes too high or the cleansing process becomes ineffective, the air gets polluted and it constitutes a health hazard.

Human occupancy and activity vitiate the air in the occupied rooms and gives a sense of discomfort to the occupants. Unless the vitiated in door air is replaced by the fresh air, it may adversely effect the comfort, health and the efficiency of the occupants. They may feel suffocation and complain of headache, drowsiness and inability to concentrate. There is also a risk of droplet infection and lowered resistance to diseases on prolonged exposure.

Thus the phenomenon called pollution is an inseparable consequence of the presence of man and his activities. The term air pollution signifies the presence in the ambient atmosphere of substances (e.g., gases, mixtures of gases and particulate matter) generated by the activities of man in concentrations that interfere with human health, safety or comfort, or injurious to vegetation and animals and other environmental media resulting in chemicals entering in the food chain or being present in drinking water and thereby constituting additional source of human exposure. The direct effect of air pollutants on plants, animals and soil can influence the structure and function of ecosystems, including self regulation ability, thereby affecting the quality of life.

In the past, air pollution meant smoke pollution and it was limited to the urban areas. Today, air pollution has become more subtle and recognizes no geographic or political boundaries. The air pollution is one of the present day health problems throughout the world.

Air Quality in Rural Areas

Off late researchers, policy makers and governments has focused their attention on air quality in the urban areas only. Air quality in rural areas remains a neglected issue so far. The common belief is that rural areas are free from air pollution. On the contrary air quality in the rural areas all over the world and particularly in the developing countries may be more polluted than some of the urban areas. Rural areas suffer from out door air pollution as well as indoor air pollution. Major sources of out door air are indiscriminate use of insecticides/pesticides sprays and burning of wheat and paddy straw. This leads various health problems mainly affecting the respiratory and cardio-vascular system. In door air pollution exposes more people worldwide to health risks than out door air pollution. Air in big cities like Delhi in India and Xian in China, contains a daily average of 500/m^3 of total suspended particulate, whereas, smoky houses in Nepal have peak level of 10000/m^3 or more. Rural people in developing countries may receive as much as two-thirds of the global exposure to particulates. BaP the best known Poly-nuclear Aromatic Hydrocarbons (PAH) can increase to very high concentrations in door. BaP level of 6u/m^3 were found in houses without chimneys in Southern China. In India BaP exposure averaged about 4u/m^3 during cooking with biomass fuels. Owing to its carcinogenicity no safe level of PAH can be recommended. This contributes to the acute respiratory infection in the young children, chronic lung disease and cancer in adults and adverse pregnancy out comes in for pregnant women exposed during pregnancy. The third source of pollution affecting rural areas results from the transport of emissions far from their primary emission point even continents away and their conversion into health hazards. Some emissions such as hydrocarbons in particular, that are themselves relatively harmless, are converted to hazardous ones by sunlight and interactions with other pollutants.

Major Air Pollutants in Rural Areas

More than 100 substances which pollute air have been identified. They may be in the form of solids, liquids (vapors) or gases. They differ greatly from place to place depending upon the specific complex of contaminant source. They may be from natural sources or from anthropogenic sources (human activity). Whilst man-made pollution and poor air quality is major environmental concern, there are many natural sources of air pollution which are often much greater than their man-made counterparts'. Some of the important pollutants are given below.

Sulphur Dioxide

It one of the several forms in which sulphur exists in the air. The main source of sulfur dioxide is the combustion of fuels containing sulfur. Fossil fuels, most notably coal and oil, contain varying amounts of sulfur according to their source but typically between 1% and 5%. On combustion, the sulfur in the fuel is converted almost quantitatively to sulfur dioxide. Sulfur is most abundant in the less volatile fractions of crude oil and hence shipping, which burns residual fuel oil, can be a very high emitter of sulfur dioxide. The sintering process used in metal smelting, which involves roasting metal sulfide ores in a stream of air, can also be a major mechanism of sulfur dioxide production. In less developed countries, however, unabated burning of coal and the use of fuel oils and automotive diesel with higher sulfur content are major sources of sulfur dioxide. Natural sources of sulphur dioxide include release from volcanoes, biological decay and forest fires. Actual amounts released from natural sources in the world are difficult to quantify. In 1983 the United Nations Environment Program estimated a figure of between 80 million and 288 million tonnes of sulphur oxides per year from natural sources compared to around 69 million tonnes from human sources world-wide. Further oxidation of SO_2, usually in the presence of a catalyst such as NO_2, forms H_2SO_4, and thus acid rain.

Nitrogen Oxides

In a process parallel to that of sulfur dioxide production during fuel combustion, nitrogen in fuels is converted to oxides of nitrogen in the combustion process. Coal is the most important fuel in this context, as oil and gas contain much lower levels of nitrogen. However, there is a further process in which atmospheric nitrogen and oxygen are combined during high-temperature combustion to form oxides of nitrogen. This occurs in all high-temperature combustion processes and explains why road traffic and electricity generation tend to be among the predominant sources of these gases. Natural sources of nitrogen oxides include volcanoes, oceans, biological decay and lightning strikes. Estimates range between 20 million and 90 million tonnes per year nitrogen oxides released from natural sources compared to around 24 million tonnes from human sources worldwide.

Carbon Monoxide

Carbon monoxide is one of the most common and widely distributed air pollutants. This is a gas formed during the incomplete combustion of carbon-containing fuels. While complete combustion leads to the formation of carbon dioxide, most combustion systems involve some fuel-rich regions in which a proportion of carbon is oxidized only to carbon monoxide. The most important example is the combustion of petrol in road vehicles. Estimates of man made carbon monoxide emission vary from 350 to 600 million tonnes per annum. Some wide spread natural non-biological and biological sources have also been identified.

Ozone

Ozone is one of the strongest oxidizing agents. There are no significant anthropogenic emissions of ozone in the atmosphere. It is a secondary photochemical pollutant formed near ground level as a result of chemical reactions taking place in sunlight. About 10 to 15% of low level ozone, however, is transported from the upper atmosphere (called the stratosphere), where it is formed by the action of ultraviolet (UV) radiation on oxygen (the ozone layer). Atmospheric concentration of ozone has been observed higher in rural areas as compared to urban areas.

Carbonaceous Particles

The particles emitted from burning fossil fuels and biomass, for example in diesel and petrol engines, are typically composed largely of carbon, both in the elemental form and as organic compounds of low volatility. The elemental carbon is in the form of microcrystalline graphite formed from the build-up of carbon-containing free radicals into polycyclic aromatic structures within the flame. When these build only relatively small molecules they are emitted as polycyclic aromatic hydrocarbons, an important pollutant in their own right often associated with airborne particles. If larger graphite structures are created in the flame, these will be emitted as particles of elemental carbon. Such combustion systems also tend to emit hydrocarbons of low volatility, deriving for example from lubricating oils, and these will typically condense on to the carbon particles. Carbon present within organic compounds, rather than as elemental carbon, is referred to as organic carbon.

Non-carbonaceous Primary Particles

An important source of non-carbonaceous particles is fly ash, which comprises particles largely of mineral material freed from a fuel such as coal in a combustion source and carried into the atmosphere with the flue gases. Purely mechanical processes such as quarrying can also create fragments of rock small enough to become suspended in the atmosphere and, the action of the wind can suspend particles of soil and dust from land surfaces into the atmosphere. Construction and demolition activity can be an important source of coarser particles, even in a street canyon where traffic emissions typically dominate. Natural sources of particulate matter are less important than man-made sources. These include volcanoes and dust storms. However, such sources do account for intense high particulate pollution episodes, occurring over relatively short times scales. It is not unknown for Saharan dust to be deposited in the UK after being blown thousands of miles.

Volatile Organic Compounds

VOCs comprise a very wide range of hydrocarbons, oxygenates, halogenates and other carbon compounds existing in the atmosphere in the vapour phase. The predominant source is typically through leakage from pressurized systems (e.g. natural gas, methane) or evaporation of a liquid fuel such as benzene from the fuel tank of a vehicle. However, combustion of fossil fuels and incineration processes also give rise to combustion emissions containing some unburned or partially burned fuel fragments that are emitted in the form of VOC. Organic solvents, used for example in paints and adhesives, are designed to disperse in the atmosphere to allow the active ingredients to dry. VOCs are also naturally produced by plants and trees. Isoprene is a common VOC emitted by vegetation, and some believe it to be a more significant trigger for asthma, another allergic reactions than man-made irritants. Plant, grass and trees are also a source of pollen, which can act as triggers in some asthmatics. Pollen is in the air year round, but the concentration is highest during the growing season, from March to the first frosts in autumn.

Causes of Air Pollution in Rural Areas

Rural areas suffer from air pollution caused by both natural as well as because of human activities. Air pollution from Natural causes occurs when contaminants drawn from animals, plants and land resources get disseminated in the atmosphere in normal course. Natural pollution also results from forest fire, coal fires, volcanic eruptions, dust storms and sand storms. Natural contaminants include spores, pollens, moulds, fur, feather, hair, dander, dust, grit and other types of particulate matter. Human activities like burning solid fuel indoors and tobacco smoking apart from agriculture, mining, coal processing and cement making produce high levels of pollution.

Meteorological factors also play an important role in quality of air in rural areas. The level of atmospheric pollution at any one time depends upon meteorological factors, e.g., topography, air movements and climate. Winds help in the dispersal and dilution of pollutants. If the topography is dominated by mountains or tall buildings the winds become weak and calm and the pollutants tend to concentrate in the breathing zone. The vertical diffusion of the pollutants depends upon the temperature gradient. When there is rapid cooling of the lower layers of air (temperature inversion), there is little vertical movement of the air and the pollutants and water vapors tends remain trapped at the levels and the result is 'smog'. The temperature inversion which is more frequent during the winter months than in the spring or the summer is a threat to human health.

Natural Sources

Air Pollution from Coal Fires

Underground coal fires are consuming 20 to 30 million tons of coal a year, pumping tons of ash, carbon dioxide, methane, carbon monoxide and sulfur compounds into the atmosphere. Coal produces thick, smoggy smoke. High sulphur coal is particularly nasty. It produces a rotten egg smell. Some of the fires have been burning for centuries. By one count there are 56 underground coals fires currently burning in China. The Coal fires produce as much carbon monoxide each year as all the cars in the United States. The underground coal fires are revealed by fumes and smoke that pour from cracks in the earth. The Wude coal field in Inner Mongolia, one of China's largest coal fields, is the home of China's largest coal fire and some argue one of the world's worst environmental disasters. Sixteen of China's coal fires burn here, spewing out acrid clouds of sulfur dioxide. The fires at the Wude field are at a depth of between 110 to 220 feet. They advance about 100 feet a year. Workers try to extinguish the fires by starving them of oxygen by burying them under a 3-foot-layer of dirt. Pouring water on them produces dangerous methane gas, so workers pour a water-clay slurry into cracks instead of water if a dousing strategy is employed. Even when the fires are extinguished the ground can take years to cool down. Only 10 percent of China's coal underground fires are being fought. There have been some successes. In 2003, a centuries-old fire was extinguished near Urumqi after a four year battle. In 2009, a number of coal fires, one of which had been burning for 60 years, were put out in Xinjiang. The fires, which have been caused illegal mining and spontaneous combustion, had spread to more than 900,000 square meters and consumed 10 million tons of coal a year. The fires were put out through a coordinated plan of drilling, water injection and using earth to cut off oxygen.

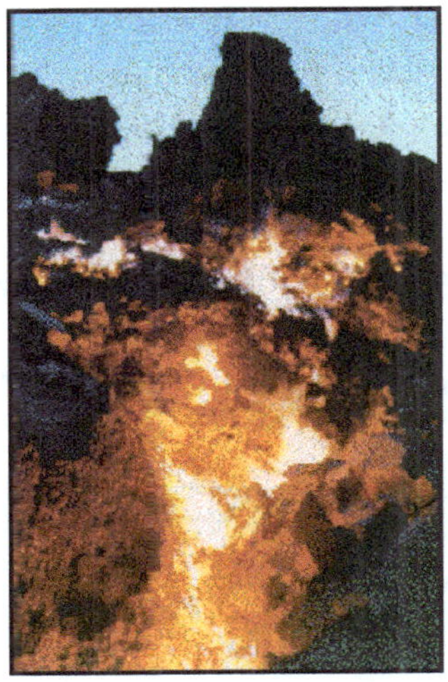

A Coal fire in China.

Air Pollution from Volcanoes

One of the most important natural causes of air pollution is volcanic eruption. The most problematic gases emitted in a volcanic eruption include sulfur dioxide, carbon dioxide and hydrogen fluoride. In nearby places, sulfur dioxide gas can cause acid rain in nearby places and air pollution in downwind areas from the volcanic site. Besides the volcanic gases, there is also volcanic ash. Volcanic ash can move hundreds to thousands of miles downwind from a volcano. Fresh volcanic ash is gritty, rough, and at times corrosive. The ash can cause respiratory problems for young children, the elderly or those already with respiratory ailments. Volcanic eruptions can generate so much polluting gases and ash into the air that the sun's rays could be blocked, and land temperature in the affected area lowered, as with the Mount Pinatubo eruption in 1991. Kilauea Volcano on the Island of Hawaii emits about 2,000 tons of sulfur dioxide (SO_2) gas each day during periods of sustained eruption.

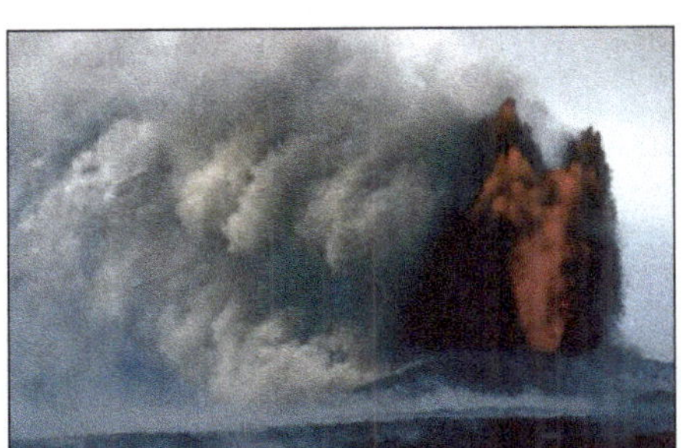

Kilauea Volcano on the Island of Hawaii.

Air pollution caused by sulfur dioxide and other volcanic gases became a frequent problem on the island in mid-1986, when the volcano's ongoing eruption, which began in 1983, changed from episodes of spectacular lava fountaining to a nearly constant but quiet outflow of lava and gas.

People in areas downwind of the volcano began reporting a wide range of problems, including reduced visibility, health complaints, and damage to crops. The word "vog," an abbreviation for volcanic smog, was coined to identify this form of air pollution, which unfortunately has become a part of everyday life for people in Hawaii. Vog is a visible haze consisting of gas plus a suspended mixture of tiny liquid and solid particles, called aerosol. The aerosol in vog is composed primarily of sulfuric acid and other sulfate compounds. Small amounts of several toxic metals, including selenium, mercury, arsenic, and iridium, have also been found in the volcanic air pollution coming from Kilauea.

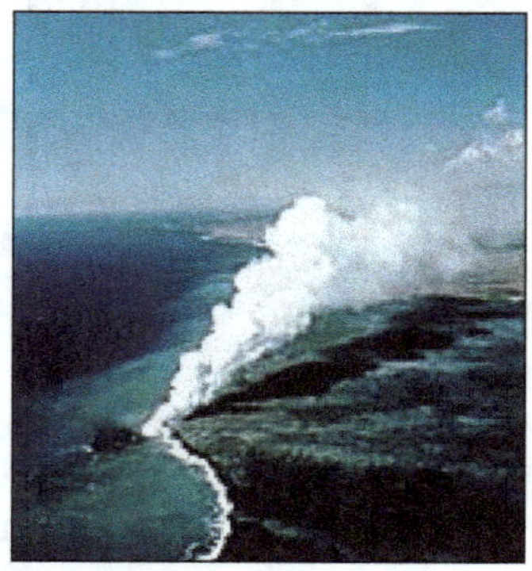

Laze another form of volcanic air pollution.

Molten lava from Kilauea Volcano frequently flows through underground lava tubes to reach the Pacific Ocean, where it vigorously reacts with cold seawater to create large steam plumes laden with hydrochloric acid. These plumes, known as "laze", are another form of volcanic air pollution and pose a local environmental hazard along the Island of Hawaii's southeast coast, especially to people who visit these ocean-entry sites.

Air Pollution from Forest Fires

Forest fires are not uncommon, in remote regions, fires are often started by lightning, but in more populated areas people are the main cause. Following are some of the facts:

- Fires in tropical monsoon forests recur every 1 to 3 years.
- In North America and Eurasia, between 5 and 20 million hectares (ha) of forest are consumed by uncontrolled fires every year.
- In tropical savannahs, it is estimated that over 300 million metric tons of vegetative matter burn annually.

Gas and particle emissions produced as a result of fires in forests and other vegetation impact the composition of the atmosphere. These gases and particles interact with those generated by fossil-fuel combustion or other technological processes, and are major causes of urban air pollution. They also create ambient pollution in rural areas. These fires are also sources of "greenhouse" and reactive gases. All forest fires emit carbon monoxide, sulfur dioxide, nitrogen dioxide, ozone, and particulate matter. Carbon monoxide, which is a poisonous gas, can be emitted in large amounts during forest fires. Particulates, which are mixtures of soot, tars, and volatile organic substances, either solid or liquid, are emitted in large quantities from forest fires. The particulates, which can be smaller than 2.5 micrometers in diameter, if deeply inhaled into the lungs, can damage lung tissues and cause respiratory and cardiovascular problems. Nitrogen oxides are released at temperatures greater than 1,500 degree centigrade. Therefore nitrogen oxides are released in significant quantities only during the most severe fires. Sulfur dioxide emissions are significantly less serious with forest fires, as concentration of the dioxide in most forest fuels is usually less than 0.2 percent. However, forest fire sites with "peat" and "muck soil" may be exceptions.

In 1997-98, forest fires in South-east Asia affected some 200 million people in Brunei Darussalam, Indonesia, Malaysia, the Philippines, Singapore and Thailand. Massive movements of population fleeing the fires and smoke added to the emergency, while the increase in the number of emergency visits to hospitals during the crisis demonstrated its severity.

- The number of cases of pneumonia increased 5-25 times in South-east Kalimantan (Borneo) and 1.5-5 times in South Sumatra.
- The number of outpatient visits with respiratory diseases in Malaysia increased 2 to 3-fold.
- In September 1997 in Jambi (Sumatra), the number of reported cases of upper respiratory tract infections was 50% higher than in the previous month.

Health-related consequences of smoke from forest fires in the Americas have also been documented:

- During the fires in 1997 in Alta Foresta, Brazil, outpatient visits for respiratory disease increased 20-fold.
- During the 1993 California fires, a 40% increase in asthma and a 30% increase in emergency visits for chronic obstructive pulmonary diseases was recorded.

Early warning systems for fire and atmospheric pollution are essential components of fire and smoke management, and are based on space, ground and climate monitoring, as well as modeling. The use of "fire-weather" forecasts and assessment of vegetation dryness may also be included.

Dust/Sand Storms

Dust storms are a kind of severe natural disaster that frequently occurs in the arid and semiarid regions. Dust storms have local, national and international implications concerning global warming, and land degradation. They also impact human health. When the dust cloud moves downwind it inevitably passes through populated areas, contributing to the air pollution. As the dust settles over a populated area and people breathe in these tiny dust particles, those with asthma and other respiratory disorders will suffer. Dust particles have been shown to cause a wide range of respiratory disorders including chronic bronchitis and lower respiratory illness. More sinister are the health related problems in areas where the dust is salt laden or is contaminated by toxins.

The 5.5 sand-dust storm that prevailed in the Hexi Corridor brought suspension dust to Lanzhou (hundreds of Kms further east) where atmospheric air quality was severely polluted and all factory workshops and office buildings had to turn on their lights during the day. Air inside rooms was full of mud smell and irritated the nose. Whitewash dusts floated everywhere. Respiratory diseases were spread. Particularly, the tailings dust exhausted from the metallurgy industry caused heavy metal pollution as these particles were entrained and transported.

Abbas et al. reported in a study on Impacts of Dust Storms on Air Pollution and Public Health in Sistan region in Iran that these caused air pollution and respiratory diseases have spread in the region. Due to all the villages are located in wind corridors' path and most often exposed to dust storms, therefore the number of patients in villages is more than the city. Also, drought and dust storms caused the agricultural land has transformed into wasteland. Hence, villagers live in complete poverty so they are not able to pay remedy costs. Most respiratory patients visit hospital during the summer season when the dust storms occur. Therefore dust storms have led to widespread damage and loss of life. It seems that the loss of life is more than property damage.

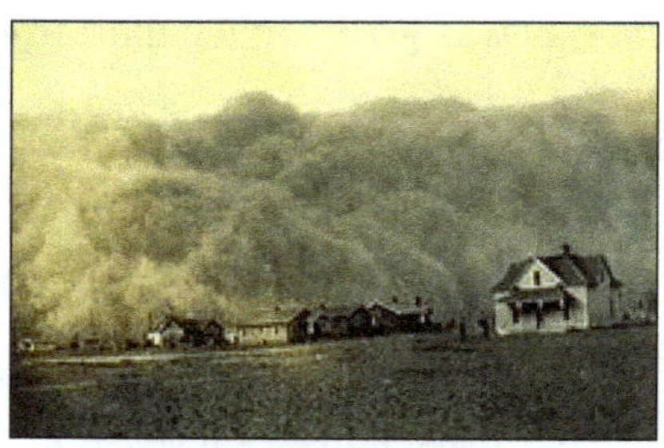

Air pollution from a dust storm.

There are many other air pollution causes like wind erosion, pollen dispersal, evaporation of organic compounds, and natural radioactivity. However, these causes are usually not significant. Although there is no doubt that the impact of natural causes for air pollution can sometimes be drastic, take for example volcanic eruptions, but they are usually not frequent.

Human Sources of Air Pollution in Rural Areas

Agricultural activities are the major human source of air pollution in rural areas. Burning of stubble in the field after harvesting, threshing operation, grain dust and large scale use of tractors harvester, combines and diesels operated tube well are major factor contributing to air pollution. Agricultural use of organophosphorus and organochloride compounds creates a potentially serious air pollution problem in farming areas. Sprinkling of pesticides on farm from helicopters is another source of air pollution.

Air Pollution due to Burning of Crop Residue

It is estimated that 22289 Gg of rice straw surplus is produced in India each year out of which 13915 Gg is estimated to be burnt in the field. On an average, total amount of stubble generated for paddy and wheat per acre was around 23 and 19 quintals, respectively. The two states namely Punjab and Haryana alone contribute 48 percent of the total and are subject to open field burning.

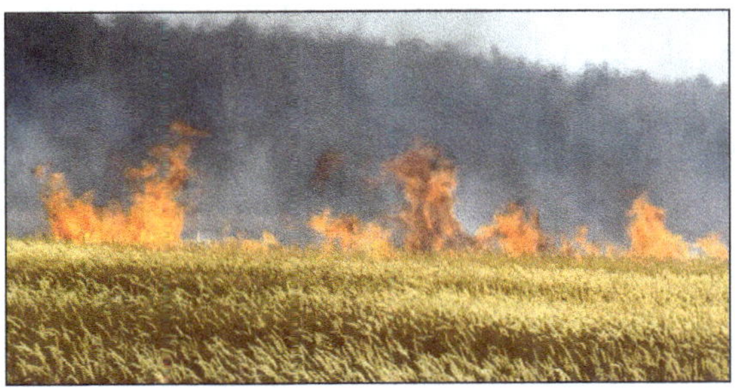

Burning of crop residue in northern India.

The rice and wheat system (RWS) is one of the widely practiced cropping systems in northern India. About 90-95 percent of the rice area is used under intensive rice wheat system (RWS) in Punjab. Widespread adoption of green revolution technologies and high yielding variety of seeds increased both, crop as well as crop residue. In the last few decades intensive mechanization of agriculture has been occurring and combine (The combine harvester, also called combine, is a machine that harvests grain crops. It combines into a single operation processes that previously required three separate operations, that is, reaping, binding and threshing) harvesting is one such input, particularly in the RWS. Note that in the RWS a short period of time is available between rice harvesting and wheat plantation and any delay in planting adversely affects the wheat crop. This coupled with combine harvesting compels the farmers to burn the residue to get rid of stubble left out after the harvest. Burning of straw emits emission of trace gases like CO_2, CH_4, CO, N_2O, NO_X, SO_2 and large amount of particulates which cause adverse impacts on human health. It is estimated that India annually emits 144719 Mg of total particulate matter from open field burning of rice straw.

Air Pollution due to Pesticides/Insecticide Sprays

Agricultural use of organophosphorus and organochloride compounds creates a potentially serious air pollution problem in farming areas. Pesticides can enter the human body through inhalation of aerosols, dust and vapor that contain pesticides; through oral exposure by consuming food and water; and through dermal exposure by direct contact of pesticides with skin. Pesticides are sprayed onto food, especially fruits and vegetables, they secrete into soils and groundwater which can end up in drinking water and pesticide spray can also drift and pollute the air. Inappropriate pesticide application can lead to off-target contamination due to spray drift and "run-off" from plants, causing contamination of the bystanders, the soil, water courses and other environmental pollution.

Pesticide drift occurs when pesticides suspended in the air as particles are carried by wind to other areas, potentially contaminating them. Pesticides that are applied to crops can volatilize and may be blown by winds into nearby areas, potentially posing a threat to wildlife. Also, droplets of sprayed pesticides or particles from pesticides applied as dusts may travel on the wind to other areas, or pesticides may adhere to particles that blow in the wind, such as dust particles. Ground spraying produces less pesticide drift than aerial spraying does. Farmers can employ a buffer zone around their crop, consisting of empty land or non-crop plants such as evergreen trees to serve as windbreaks and absorb the pesticides, preventing drift into other areas. Such windbreaks are legally required in the Netherlands. Pesticides that are sprayed on to fields and used to fumigate soil can give off chemicals called volatile organic compounds, which can react with other chemicals and form a pollutant called tropospheric ozone. Pesticide use accounts for about 6 percent of total tropospheric ozone levels.

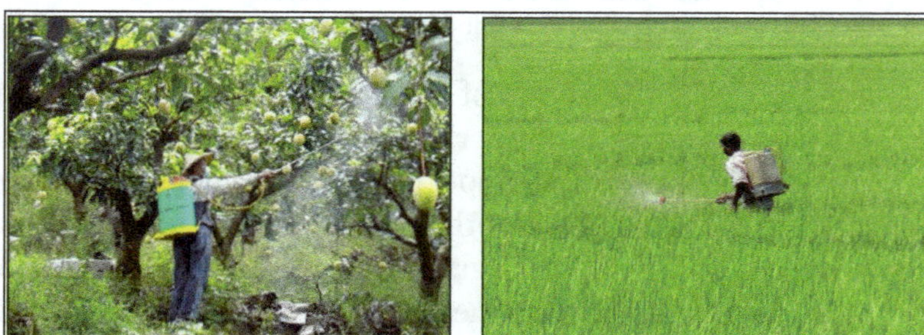

(a) (b)

Localized insecticide (a), pesticide (b) spraying.

With placement (localized) spraying of broad spectrum pesticides, wind drift must be minimized, and considerable efforts have been made recently to quantify and control spray drift from hydraulic nozzles. On the other hand, wind drift is also an efficient mechanism for moving droplets of an appropriate size range to their targets over a wide area with ultra-low volume (ULV) spraying. Himel made a distinction between exo-drift (the transfer of spray out of the target area) and endo-drift, where the active ingredient (AI) in droplets falls into the target area, but does not reach the biological target. Endo-drift is volumetrically more significant and may therefore cause greater ecological contamination (e.g. where chemical pesticides pollute ground water). Although there has been much public concern and research into spray drift, several studies have concluded that point source pollution (allowing pesticides to enter water courses/groundwater following spillage of concentrate or after washing equipment) can cause the greatest harm to the environment. As with pesticide application in general, crop dusting is associated with a number of environmental concerns, including spray drift, soil contamination, water pollution, and occupational health concerns. In the U.S. in 1970, lawsuits and court cases involving spraying of pesticides, such as aerial application in commercial agriculture were a growing area in law, combining areas such as negligence, products liability, strict liability, statutory regulation and commercial law. Environmental and human rights issues associated with crop dusting is greatest in developing countries, where government oversight is weaker or absent, few safety practices are used, and chemicals are used that are banned in most developed countries.

Air Pollution due to Grain Dust

Grain dust is produced when cereal crops and maize are harvested, dried, moved, stored and processe. The dust includes bacteria, fungi, insects and possibly pesticide residues as well as dry plant particles. Inhaling grain dust can cause ill-health; for example asthma, bronchitis and grain fever. Some people can become sensitized to the dust; this means that any subsequent exposure, even at a low level, can result in nasal or eye irritation or trigger an attack of asthma. Grain dust may contain mould spores that, if inhaled, can cause the potentially fatal disease, Farmer's Lung. The maximum permissible exposure limit, measured over 8 hours, is 10 milligrams per cubic meter (mg/m^3). The HSE information sheet no.3 (Controlling grain dust on farms) below gives the levels of dust in an operator's breathing zone.

Table: Levels of dust in an operator's breathing zone.

Process	Dust level measurement averaged over 8 hours	Comments
Combining (no cab)	18 to 41 mg/m3	2-4 times daily legal amount
Combining (with cab	0.2 to 2.5 mg/m3	1/4 of daily amount
and air filtration)	1 to 40 mg/m3	Up to 4 times legal daily amount
Grain carting work	4 to 57 mg/m3	Up to almost 6 times legal amount
Grain drying	0.1 to 11 mg/m3	
Milling and mixing		Can exceed daily legal amount

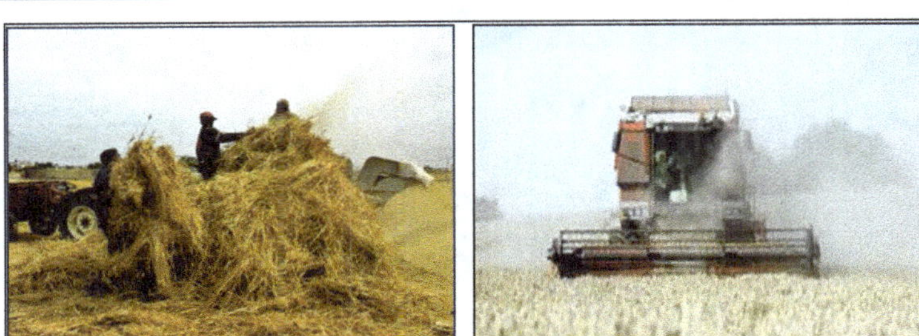

(a) (b)

Grain dust causing air pollution during wheat harvesting by a) threshing b) combine.

Some people who work with high levels of grain dust over many years may develop chronic lung disease that is similar to that developed after years of smoking. This has been shown to persist even after removal from the exposure.

Indoor Air Pollution

Problems of indoor air quality are recognized as important risk factors for human health Indoor air is also important because people spend a substantial proportion of their time in buildings. In indoor environments, tobacco smoke and combustion of solid fuels for cooking and heating are the most significant sources. In addition, construction material, furniture, carpeting, air conditioning, and home cleaning agents and insecticides can also be significant sources of chemical and biological pollutants indoors.

It has been estimated that approximately half the world's population, and up to 90% of rural households in developing countries, still rely on biomass fuels. Although the portion of global energy derived from biofuel has fallen from 50% in 1900 to around 13% currently, this trend has leveled and there is evidence that biofuel use is increasing among the poor. Poverty is one of the main barriers to the adoption of cleaner fuels and slow pace of development in many countries implies that biofuels will continue to be used by the poor for many decades. Biomass fuel, or biofuel, refers to any plant or animal based material deliberately burned by humans. Wood is the most common biofuel, but use of animal dung and crop residues is also widespread. These fuels are typically burned indoors in a U-shaped construction made from mud, or simple household cook stoves, such as a pit, three pieces of brick, which burn these fuels inefficiently and are often not vented with flues or hoods to take the pollutants to the outside. Some countries, including China and South Africa also use coal extensively for domestic needs. Animal dung is on the lowest rung of the ladder progressing to crop residues, wood, charcoal, kerosene, gas, and finally electricity. People generally move up the ladder as socio-economic conditions improve. Other sources of indoor air pollution in developing countries include smoke entering the home from nearby houses, burning of forests, agricultural land and household waste, the use of kerosene lamps, and industrial and vehicle pollution.

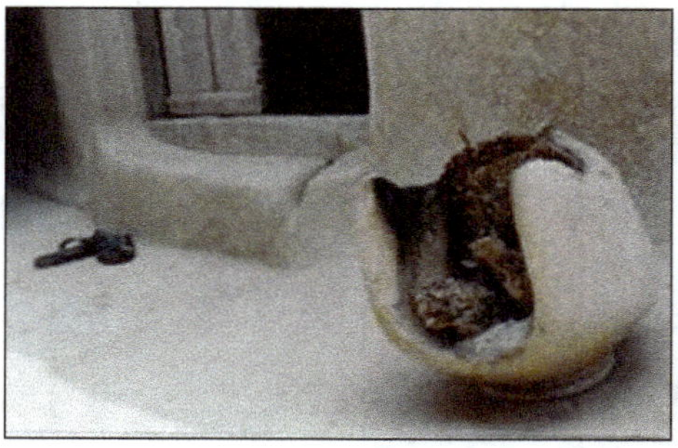

U shaped household mud stove.

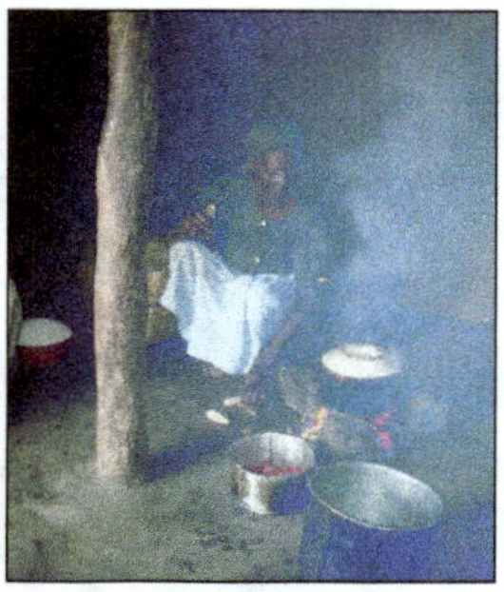

Three brick cook stove.

Environmental tobacco smoke (ETS), is another source of indoor air pollution exposures which can be expected to increase in importance in developing countries. It is important also to recognize that the open hearth and resulting smoke often have considerable cultural and practical value in the home, including control of insects, lighting, drying food, fuel and housing materials and for flavouring foods.

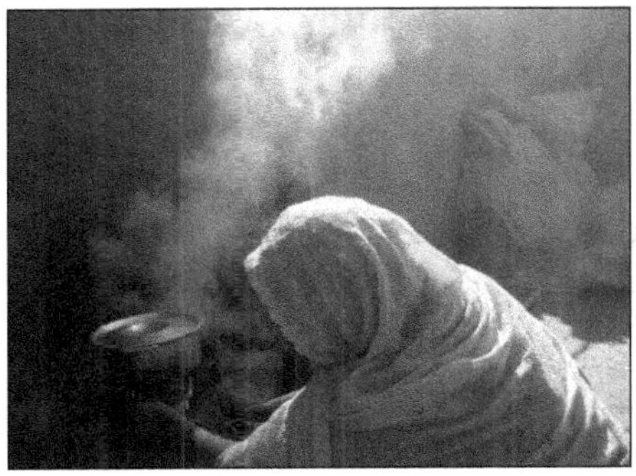

A women burning crop residue using house hold cook stove.

Biomass smoke contains many thousands of substances, many of which damage human health. Most important are particulates, carbon monoxide, nitrous oxides, sulphur oxides (more with coal), formaldehyde, and polycyclic organic matter which include carcinogens such as benzo[a]pyrene. Small particles of diameter less than 10 microns (termed PM10), and in particular those less than 2.5 microns (PM2.5), are able to penetrate deep into the lungs and appear to have the greatest health-damaging potential. In developing countries, individuals are typically exposed to these very high levels of pollution for between 3 and 7 hours each day over many years. During winter in the many cold and mountainous areas, exposure may occur over a substantial portion of each 24 hour period Cultural practices common in developing countries may promote exposure of infants, women, the elderly and the sick. Since it is the women who generally cook, therefore their exposure is much higher than that of men. Young children are often carried on their mother's back while she is cooking, so that from early infancy, children spend many hours breathing smoke.

Trans-boundary Pollution

The rural areas have also to bear the effects of air pollution which is generated in the urban area and move towards the rural areas with the wind. It has been observed that the polluted air is not just the local phenomena rather the polluted air blows across the coutries as well continents across the globe. During the spring there are fierce dust and sand storms in the Gobi desert and northern and western China. As the dust and sand are blown eastward by westerly winds, they pick up air pollution particles, especially over heavily industrialized areas in northeast China like Shenyang, and carry them further east into South Korea and Japan and further east. South Koreans and Japanese also complain that the winds that carry the sulfur and nitrogen oxides also pick up heavy metals and carcinogens and dump them in their countries. Deaths attributed to yellow-sand-caused cardiovascular and respiratory diseases have been reported in South Korea. A group called Project Asia Brown Cloud using aircraft and ground stations in China, South Korea and Japan have observed that clouds of industrialized pollution that originate in Shenyang and merging with dust and sand clouds that originate in the Gobi Desert and Xinjiang. Increasing amounts of pollution are being blown across the Pacific Ocean to North America. Pollutants carried by the jet stream can reach the United States in days. Pollutants from Asia reaching the United States are rising at a rate of 5 percent to 10 percent a year. By some estimates 25 percent of the air pollution in Los Angeles comes from China. American heath officials find this figure alarming when is tacked onto pollution that already exist in the United States. Increases in amounts of ozone and fine particulate matter found in the air in the United States are blamed on "transpollution" from China. Scientists estimate that in 2010, on third of the ozone in Los Angeles will originate in Asia, much of it in China. Asian soot has been blamed for speeding up the thinning of Arctic ice and other polar environmental changes. Soot, dust and chemical pollutants from China have been captured in a weather observation stations on the summit of Mount Bachelor in Cascade Range in Oregon. Soot, dust, ozone and nitrous oxides can be detected by satellites moving across the Pacific. But just as the Americas worry about air pollution from Asia, Europeans worry about pollution carried by winds from the Americans and Asians worry about pollution carried by winds from Europe.

Health Impacts of Air Pollution in Rural Areas

Health impact of air pollution depends on the pollutant type, its concentration in the air, length of exposure, other pollutants in the air, and individual susceptibility. Different people are affected by air pollution in different ways. Poor people, undernourished people, very young and very old, and people with preexisting respiratory disease and other ill health, are more at risk. Poor people are also more likely to suffer from ill health and disease, as they have less access to the health care. Air pollution has both acute and chronic effects on human health. Health effects range anywhere from minor irritation of eyes and the upper respiratory system to chronic respiratory disease, heart disease, lung cancer, and death. Air pollution has been shown to cause acute respiratory infections in children and chronic bronchitis in adults. It has also been shown to worsen the condition of people with preexisting heart or lung disease. In addition, evidence is now emerging of links with a number of other conditions, including asthma, tuberculosis, low birth weight, cataracts, and cancer of upper airways. Indoor smoke from solid fuels causes about 35.7% of lower respiratory infections, 22.0% of chronic obstructive pulmonary disease and 1.5% of trachea, bronchus and lung cancer. Indoor air pollution may also be associated with tuberculosis, cataracts and asthma. In total, 2.7% of DALYs worldwide are attributable to indoor smoke, 2.5% in males and 2.8% in females.

Pollutant	Health Impact
Tobacco smoke	Tobacco smoke generates a wide range of harmful chemicals and is a major cause of ill health, as it is known to cause cancer, not only to the smoker but affecting passive smokers too, ranging from burning sensation in the eyes or nose, and throat irritation, to cancer, bronchitis, severe asthma, and a decrease in lung function.
Biological pollutants	These are mostly allergens that can cause asthma, hay fever, and other allergic diseases.

Volatile organic compounds	Volatile compounds can cause irritation of the eye, nose and throat. In severe cases there may be headaches, nausea, and loss of coordination. In the longer run, some of them are suspected to cause damage to the liver and other parts of the body.
Formaldehyde	Exposure causes irritation to the eyes, nose and may cause allergies in some people
Lead	Prolonged exposure can cause damage to the nervous system, digestive problems, and in some cases cause cancer. It is especially hazardous to small children.
Radon	A radioactive gas that can accumulate inside the house, it originates from the rocks and soil under the house and its level is dominated by the outdoor air and also to some extent the other gases being emitted indoors. Exposure to this gas increases the risk of lung cancer.
Ozone	Exposure to this gas makes our eyes itch, burn, and water and it has also been associated with increase in respiratory disorders such as asthma. It lowers our resistance to colds and pneumonia.
Oxides of nitrogen	This gas can make children susceptible to respiratory diseases in the winters.
Carbon monoxide (CO)	CO combines with haemoglobin to lessen the amount of oxygen that enters our blood through our lungs. The binding with other haeme proteins causes changes in the function of the affected organs such as the brain and the cardiovascular system, and also the developing foetus. It can impair our concentration, slow our reflexes, and make us confused and sleepy.
Sulphur dioxide. (SO2)	Sulphur Dioxide in the air is caused due to the rise in combustion of fossil fuels. It can oxidize and form sulphuric acid mist. SO2 in the air leads to diseases of the lung and other lung disorders such as wheezing and shortness of breath. Long-term effects are more difficult to ascertain as SO2 exposure is often combined with that of SPM.
Suspended Particulate Matter (SPM)	SPM consists of dust, fumes, mist and smoke. Lead is of major concern, others being nickel, arsenic, and those present in diesel exhaust. These particles when breathed in, lodge in our lung tissues and cause lung damage and respiratory problems. The importance of SPM as a major pollutant needs special emphasis as a) it affects more people globally than any other pollutant on a continuing basis; b) there is more monitoring data available on this than any other pollutant; and c) more epidemiological evidence has been collected on the exposure to this than to any other pollutant.

Both short-term and long-term exposures have also been linked with premature mortality and reduced life expectancy. WHO estimates that exposure to indoor smoke from solid fuels may be annually responsible for about 1.6 million premature deaths in developing countries and 2.6 percent of the global burden of disease. In India 3–5 percent of the national burden of disease is attributable to use of solid fuel. Kumar & Kumar found that total annual welfare loss in terms of health damages due to air pollution caused by the burning of rice straw in rural Punjab (India) amounts to 76 millions. Measurement of health parameters also poses many challenges for the study of health impacts of air pollution. For example, in many developing countries, vital statistics and cause of death data are not routinely collected or are not reliable. Clinical data are also highly unreliable because there is often considerable selection due to differential access to health services and awareness of health problems. Multiple sources of health care, varying quality of services, poor diagnosis, and poor record keeping further complicate the study of health impacts.

Urban Structure and Air Quality

It is an unquestionable fact that much has been done in the last decades to improve the quality of the air we breathe and live in. Policies, technology and increasing public awareness have taken us to an unprecedented level of protection. On the other hand, it is also a fact that not only our cities but also our countryside continue to show worrying and troubling signs of environmental stress, of which air pollution is one of many.

In 1900, 14% of the world's population lived in cities; fifty years later, the proportion had risen to 30%, and by 2003 to 48%; today half the world's population lives in cities and predictions are that by 2030, 60% of the population will be urban. In Europe, approximately 75% of the population lives in urban areas. The last two centuries have seen a transformation of cities from being relatively contained, to becoming widespread over kilometres of semi-suburban/semi-rural land with commercial areas, office parks and housing developments. People often live miles from where they work, shop or go for leisure activities. This type of urban development has been named urban sprawl, and has its origins from the rapid low-density outward expansion of the United States of America cities in the beginning of the 20th century. In Europe, cities have traditionally been much more compact; however urban sprawl is now also a European phenomenon.

Urban Planning

When the first cities emerged, they were created having defence in mind, resulting in compact forms of settlement. With the advent of industrialization first and transport systems later, urban structures have changed dramatically, with an unprecedented process of urbanization that has persisted so far.

Urban Planning Perspectives

People have imagined ideal cities since ever; urban planners in particular have directed their attention to the types of urban structure that can provide a greater quality of life and environmental protection. In the 20th century, various architects have proposed radical changes in the form of the city. Le Corbusiers's 'Radiant City' and Frank Lloyd Wright's 'Broadacre City' represent two extremes in a broad spectrum between urban density and dispersal. Le Corbusier proposed high-density urban areas, where different land uses would be located in separate districts, with distinct functions - residential, commercial areas, churches - forming a geometric pattern with a sophisticated transit system. In opposition, Frank Lloyd Wright defended the need for a closer contact with nature, and defended decentralized low-density cities, composed of single-family homes on large pieces of land, small farms, light industry, recreation areas, and other urban facilities where travel needs would be almost entirely dependent on the automobile.

Twenty years after the mid 1970's oil crisis which incited the first search for urban forms that conserved resources, the idea of sustainability has re-emerged, due to the growing awareness of urban problems related with resources depletion, energy consumption, pollution and waste. The role of urban planning in urban sustainability, namely which urban structure will provide higher environmental protection, is today still under discussion. The scope of the debate can be summarized by classifying positions in two groups: the "decentrists", in favour of urban de-centralization, defending the dispersed city characterized by low population densities and large area requirements; and the "centrists", who believe in the virtues of high density cities with low area requirements, defending the compact city. Defenders of dispersal and low density development claim that low densities can be sustainable and that the quality of life within them is much higher in comparison with contained high density developments. The argument against the dispersed city is that low densities, and the consequent large area needs and land use segregation, result in a high dependence from motorized vehicles. Several authors however have associated sprawling urban development patterns with increased vehicle travel and congestion, increased volumes of storm-water runoff, loss of agricultural lands and even, increased rates of obesity in children and adult populations.

The compact city is characterized by high density and mixed use development, where growth is encouraged within the boundaries of existing urban areas. Those in its favour defend that urban containment will reduce the need for motorized trips, therefore reducing traffic emissions, and promoting public transport, walking and cycling. It is also claimed that higher densities will help to make the supply of infrastructures and leisure services economically feasible, also increasing social sustainability. Other such as however, claim that the environmental benefits resulting from urban compaction are doubtful and that higher urban densities are unlikely to deliver the high quality of life that centrists promise. Although some reduction in energy consumption might be expected from compaction, they argue that a large centralised city can often result in greater traffic congestion with fuel efficiency greatly reduced. Another important aspect mentioned is that even if vehicle emissions are reduced, they may be concentrated in the precise areas where they cause most damage and adversely affect most people.

Urban Sprawl in Europe

Historically, urban dispersion rose from the struggle against the 19th century industrial cities, which were congested, polluted, and foci of crime and disease. After that, the growth of cities has been driven by the growth of population; however, in Europe today there is little or no population growth, while sprawl shows no signs of slowing down. A variety of factors such as the negative environmental (pollution and noise) and social factors (poverty and insecurity) related to city cores, rising living standards, changing living preferences, and a new mobility paradigm are now driving sprawl.

Since the mid-1950's, European cities have expanded on average by 78% whereas the population has grown by only 33%; also, more than 90% of the new residential areas are low density areas; inevitably European cities have become much less compact. Figure shows the European areas with higher urbanization rates, where urban land cover has been increasing between four to six times faster than the European average, and the population density in residential areas declining six times faster.

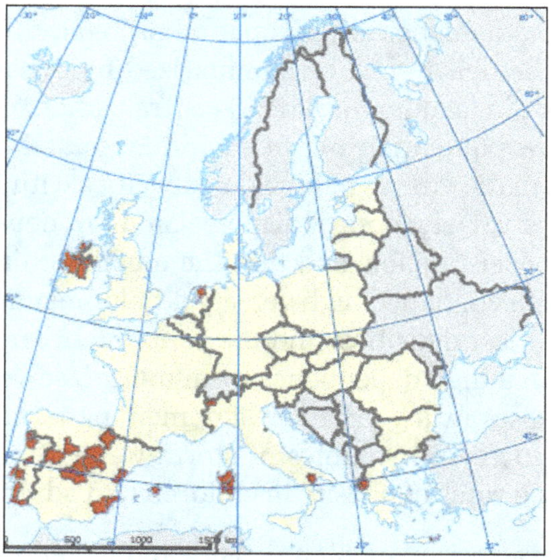

European areas with very rapid urbanization.

Clearly for these areas the term sprawl is well fitted. Regions of this type can be found along the Portuguese coastline, in Madrid and its surroundings as well as in some coastal regions in Spain, in the north of the Netherlands, north-western Ireland, Italy and Greece. Sprawl is particularly evident in countries or regions that have benefited from EU regional policies, such as Portugal, Ireland, and Spain.

Urban Air Quality

Problems regarding air pollution in urban areas have been known for millennia, but the attitude towards them was ambiguous, since they were even considered a symbol of growth and prosperity, and the attempts to combat them were scattered and ineffective. It was only after the occurrence of a few major air pollution episodes in the 20th century (such as the Meuse Valley (Belgium) accident in December 1930 and the London December 1952 smog episode) that a greater awareness and the consequent development of air pollution policies took place.

Main Atmospheric Pollutants and Sources

Atmospheric pollutants (gaseous and particulate) can be divided in primary pollutants, which are directly emitted to the atmosphere by a natural or anthropogenic emission source, and secondary pollutants, which result from primary pollutants transformation through chemical reactions highly dependent on meteorological conditions and/or solar radiation. Currently, the two air pollutants of most concern for public health are surface particulate matter and tropospheric ozone.

There is increasing evidence that fine dust particles have deleterious effects on human health, causing premature deaths and reducing quality of life by aggravating respiratory conditions such as asthma. One reason why particulate matter (PM) is of such concern is the absence of any concentration threshold below which there are no health effects. Evidence suggests that fine particulates, with an equivalent aerodynamic diameter less than 2.5 micrometres (PM2.5), do most damage to human health, and that effects depend further on the chemical composition or physical characteristics of the particle. Particulate matter (PM) includes as principal components sulphate, nitrate, organic carbon, elemental carbon, soil dust, and sea salt. The first four components are mostly present as fine particles, and these are of most concern for human health. Sulphate, nitrate, and organic carbon are produced within the atmosphere by oxidation of sulphur dioxide (SO_2), nitrogen oxides (NO_x) and non-methane volatile organic compounds (NMVOC); carbon particles are also emitted directly by combustion. The seasonal variation of PM is complex and location-dependent; in general, PM needs to be viewed as an air quality problem year-round.

While ozone (O^3) in the upper atmosphere provides an essential screen against harmful UV radiation, at ground level it is lung irritant causing many of the same health effects as particulate matter, as well as attacking vegetation, forests and buildings. Observed effects on human health are inflammation and morphological, biochemical, and functional changes in the respiratory tract, as well as decreases in host defence functions. Effects on vegetation include visible leaf injury, growth and yield reductions, and altered sensitivity to biotic and abiotic stresses. Ozone is produced in the troposphere by photochemical oxidation of carbon monoxide (CO), methane (CH_4), and NMVOC by the hydroxyl radical (OH) in the presence of reactive nitrogen oxides. The relation between O^3, NO_x and VOC is driven by complex nonlinear photochemistry, with the existence of two regimes with different O^3-NO_x-VOC sensitivity: in the NO_x-sensitive regime (with relatively low NO_x and high VOC), O^3 increases with increasing NO_x and changes little in response to increasing VOC; in the NOx-saturated or VOC-sensitive regime O^3 decreases with increasing NO_x and increases with increasing VOC. Also, in the vicinity of large nitrogen monoxide (NO) emissions, ozone is destroyed according to the reaction $NO + O^3 = NO_2 + O_2$, generally referred as O^3 titration by NO. This situation usually takes place in heavily polluted areas, with ozone consumption taking place immediately downwind of the sources, and becoming elevated as the plume moves further downwind. Ozone pollution is in general mostly a summer problem because of its photochemical nature.

Emissions and Air Quality Trends in Europe

Emissions of air pollutants decreased substantially during the period 1990–2009 across

Europe (Figure 2). PM emissions fell by 27 % for PM10 and 34 % for PM2.5. Emissions of the precursor gases SO_x and NO_x declined by 80 % and 44 % respectively. Emissions of ammonia (NH_3), have fallen less: only about 14 % between 1990 and 2009. It is estimated that current European policies reduced NO_x emissions from road vehicles by 55 % and from industrial plants by 68 % in the period 1990–2005.

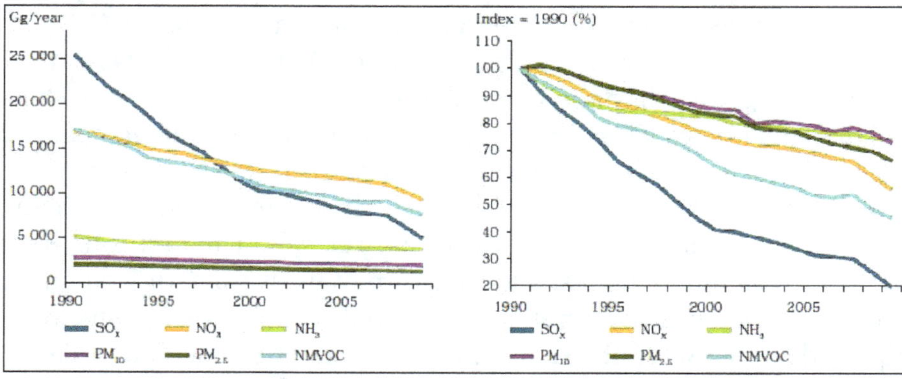

EU emissions of PM and ozone precursor gases 1990-2009.

Notwithstanding the emissions decrease in Europe, the analysis of PM10 concentrations since 1999 for a total of 459 European air quality monitoring stations reveals that 83 % of the stations presents a small negative trend of less than 1 μg.m^{-3} per year. For ozone there is a discrepancy between the substantial cuts in ozone precursor gas emissions and the stagnation in observed annual average ozone concentrations in Europe. Reasons include increasing inter-continental transport of O^3 and its precursors in the northern hemisphere, climate change/variability, biogenic NMVOC emissions, and fire plumes from forest and other biomass fires.

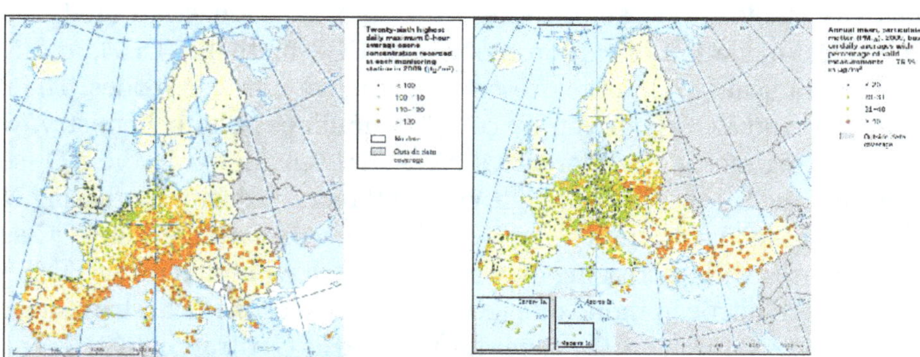

a) Twenty-sixth highest daily maximum 8-hour average ozone concentration;
b) Annual mean concentration of PM10 recorded at each monitoring station in 2009.

The target value threshold for ozone of 120 μg.m^{-3} (daily maximum of running 8-hour mean values) was exceeded on more than 25 days per year at a large number of stations across Europe in 2009. The map shows the proximity of recorded ozone concentrations to the target value. At sites marked with dark orange dots, the 26th highest daily ozone concentration exceeded the 120 μg.m-3 threshold, implying an exceedance of the threshold and the number of allowed execeedances by the target value. The EU limit and target values for PM were exceeded widely in Europe in 2009, as evidenced in figure. The annual limit value for PM10 was exceeded most often (dark orange dots) in Poland, Italy, Slovakia, several Balkan states and Turkey. The daily limit value was exceeded (light orange dots) in other cities in those countries, as well as in many other countries in central and western Europe.

Across Europe, the population exposure to air pollution exceeds the standards set by the EU. For ozone there has been considerable variation along the period 1997-2009, with 14% to 61% of the urban population exposed to concentrations above the target value. In 2003, a year with extremely high ozone concentrations due to specific meteorological conditions, the exposure was higher. Regarding PM10, in the period 1997-2009, 18 to 50% of the urban population was potentially exposed to ambient air concentrations higher than the EU limit value set for the protection of human health.

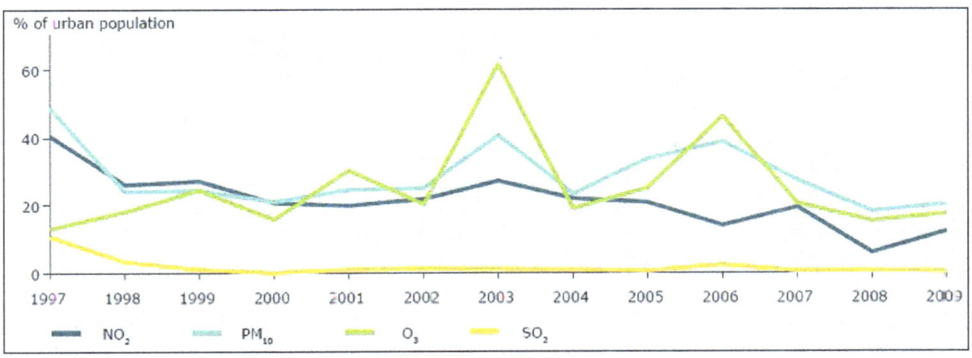

Percentage of the EU urban population potentially exposed to air pollution exceeding acceptable EU air quality standards.

Integrating Urban Planning and Air Quality

Since the world's cities are the major consumers of natural resources, the major producers of pollution and waste, and the focus of most other human activities, various governments realised that much of the sustainable debate has an urban focus. Solving the problems of the city would be a major contribution to solving the most pressing global environmental problems, since it is in cities that we find the greatest concentration of population and economic activity, and it is in cities that the crucial long term and often irreversible decisions on infra-structure investments (related to energy supply and waste treatment) are made. After the Brundtland Commission report the notion that the natural environment should become a political priority and the pursuit of sustainable development received a remarkable attention. In many countries there have been profound changes in policies and in political and popular attitudes, as the commitment to the sustainable development idea has increased. The question now is which urban form or structure will be likely to deliver more environmental benefits or will be less harmful to the human health and the environment.

Setup of the Urban Air Quality Modelling System

This section describes the meteorological (MM5) and chemical (CAMx) numerical models, used in the atmospheric simulations for the Porto study region. Both models are freely available, and have been extensively used and validated worldwide, being subject of constant improvement and update. These facts, together with the good performance of the models obtained for different regions, including the present study region, justify their selection. Moreover, these models are ready to be applied in long-term simulations with acceptable computing times.

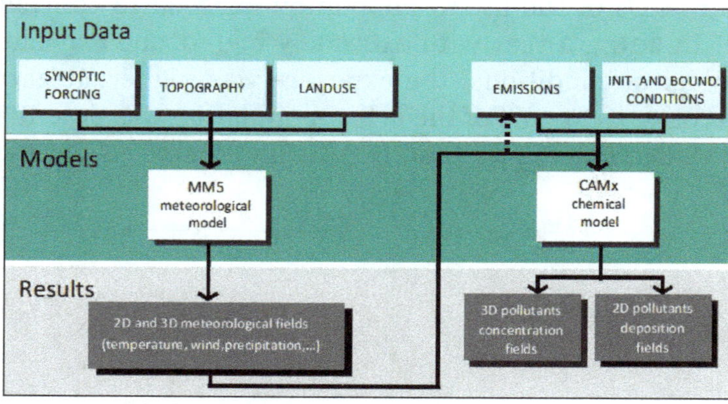

Simplified scheme of the MM5-CAMx modelling system.

MM5 Meteorological Model

The PSU/NCAR mesoscale model was developed at the Pennsylvania State University and the National Centre for Atmospheric Research (NCAR). The model is supported by several pre- and post-processing programs, which are referred to collectively as the MM5 modelling system . The MM5 modelling system software is freely provided and supported by NCAR, therefore it is widely used internationally. The MM5 is a three-dimensional non-hydrostatic prognostic model that simulates mesoscale atmospheric circulations. Important features in the MM5 modelling system include: (i) a multiple-nest capability; (ii) non-hydrostatic dynamics; (iii) a four-dimensional data assimilation capability; (iv) increased number of physics options; and (v) portability to a wide range of computer platforms. The program numerically solves the pressure, mass, momentum, energy and water conservation equations; it presents different parameterization schemes for clouds, planetary boundary layer and diffusion, moisture, radiation, and surface. MM5´s nesting capability allows the consideration of several domains in a single simulation or in consecutive simulations; therefore, the first domain can present a more regional dimension with a coarser mesh, while the next domain will cover a smaller area but with a higher resolution.

Since MM5 includes several parameterizations, users can choose among the multiple options of model physics and parameterization schemes; some are based on the scale of the motion, such as the cumulus parameterizations, while others are dependent on users preferences, such as the planetary boundary layer (PBL) schemes. Based on previous MM5 applications for the West Coast of Portugal, namely by, the chosen MM5 physical options include: Grell cumulus scheme for the coarser resolution domain and no cumulus parameterization for the smaller grids, RRTM radiation scheme, Reisner-Graupel moisture scheme, MRF BPL scheme for the coarser resolution domain and Gayno-Seaman PBL scheme for the smaller grids. The used land surface model is the five-layer soil model. The initial and boundary conditions are from the National Centre for Environmental Predictions (NCEP) global 1-degree reanalysis data, updated every 6-hours.

The MM5 modelling system has two types of land use data with global coverage available from the United States Geological Survey (USGS): 13-category, with a resolution of 1 degree, 30 and 10 minutes; and 24-category, with a resolution of 1 degree, 30, 10, 5 and 2 minutes, and 30 seconds. The USGS 24-category data is referred to 1990, and some of the components are originated from a dataset compiled in the 1970s. This data was compared with the data from Corine Land Cover 2000, and it was possible to conclude that the land use in the study area is weakly represented in the USGS24 original dataset: in CLC2000, Porto and the surrounding municipalities are presented as a large urban area, while in USGS24 the urbanized area is much more restricted and concentrated over Porto. Therefore, the USGS24 default land use data was replaced by CLC2000 data in the present study.

CAMx Air Quality Model

The Comprehensive Air quality Model with extensions (CAMx) was developed by ENVIRON International Cooperation, from California, United States of America. CAMx is an Eulerian photochemical dispersion model that allows the integrated "one-atmosphere" assessment of gaseous and particulate air pollution over many scales ranging from sub-urban to continental. CAMx simulates the emission, dispersion, chemical reaction, and removal of pollutants in the troposphere by solving the pollutant continuity equation for each chemical species on a system of nested three-dimensional grids. The Eulerian continuity equation describes the time dependency of the average species concentration within each grid cell volume as a sum of all of the physical and chemical processes operating on that volume. The nested grid capability of CAMx allows cost-effective application to large regions in which regional transport occurs, yet at the same time providing fine resolution to address small-scale impacts in selected areas. The CAMx chemical mechanisms are based on Carbon Bond version 4 and SAPRC99.

CAMx requires input files that configure each simulation, define the chemical mechanism, and describe the photochemical conditions, surface characteristics, initial/boundary conditions, emission rates, and various meteorological fields over the entire modelling domain. Preparing this information requires several pre-processing steps to translate "raw" emissions, meteorological, air quality and other data into the final input files for CAMx. Some changes have been performed over the last years in order to implement MM5-CAMx system for Portugal.

The MM5-CAMx pre-processor generates CAMx meteorological input files from the MM5 output files, including land use, altitude/pressure, wind, temperature, moisture, clouds/rain and vertical diffusivity. The vertical structure in CAMx will be defined from the MM5 sigma layers, and therefore will vary in space, also vertical layer structures can vary from one grid nest to another. Topographic and land use information is also provided by the MM5 model through the MM5-CAMx pre-processor.

In this study initial concentrations and hourly boundary conditions were created from output concentration files from the LMDz-INCA chemistry-climate global circulation model for gaseous species, and from the global model GOCART for aerosols.

Finally, pre-processors are also used to calculate the hourly variation of emissions from point and area sources, respectively. The processing of the atmospheric emissions is described in the following section.

Atmospheric Emissions Processing

Emission inventories are crucial ingredients to successfully simulate atmospheric pollutants concentrations, although including substantial uncertainties related to the spatial and temporal allocation of emissions, as well as the chemical speciation. Besides the degree of completeness of the inventory and the quality of the emission factors, the accuracy of the inventory's temporal and spatial patterns is of major importance for successful air quality modelling. The Portuguese National Inventory Report (NIR) compiles total annual quantities of atmospheric emissions, which are assigned by municipality and SNAP (Selected Nomenclature for sources of Air Pollution) category. For air quality modelling purposes it is therefore necessary to further spatially disaggregate emissions to the model's grid cell resolution level. In previous air quality studies for Portugal the NIR was disaggregated at the sub-municipality level using data given by Census 2001, concerning population and fuel consumption.

In the present study a new methodology is designed and implemented using spatial surrogates to disaggregate national emission totals onto a spatially resolved emission inventory, which can be used as input for any air quality model domain over Portugal. A spatial surrogate is a value greater than zero and less than or equal to one that specifies the fraction of the emissions of a particular country, in this case Portugal, which should be allocated to a particular grid cell of the air quality model domain of interest. Typically, some type of geographic characteristic is used to weight the attributes into grid cells in a manner more specific than a simple uniform distribution. In this study, based on the methodology described in , CLC2000 land use data in combination with national statistics (for population, industry and agriculture employment) are applied as spatial surrogate variables for disaggregating non-point emission sources over Portugal. The surrogate value is calculated as the ratio of the attribute value in the intersection of the country and the grid cell to the total value of the attribute in the country.

The methodology developed and applied is now described. First, point source emissions were allocated on the air quality domain of interest. Next, non-point emissions, for each SNAP category, were spatially distributed using specific quantitative spatial surrogate data, based on statistics from the National Statistics Institute (INE), and other source specific activity data, and on CLC2000 data for Portugal. The emissions considered in the present study concern the following atmospheric pollutants: NO_x, NMVOC, CO, NH3, PM10 and PM2.5.The first step consisted in disaggregating population according to land use. Population density data are available in Portugal at the sub-municipality level, or commune. The size of communes in Portugal is very heterogeneous, ranging from 4 ha to 42500 ha; hence this level of spatial resolution is insufficient for air quality modelling purposes. Moreover, a certain commune may contain, for instance, parts of dense urban nucleus, agricultural land with some sparse population, and natural vegetation areas with very little or no population. CLC2000 gives useful geo-referenced information for disaggregation, since its geographic database provides information that is spatially much more detailed than the commune limits. Different population densities were attributed to different land cover categories. The methodology was then applied to the Portuguese inland territory, with population and employment statistics given by CENSUS 2001 being disaggregated over the CLC2000 and emissions disaggregated with population density using GIS. This procedure is illustrated in figure for NO_x emissions from non-industrial combustion (SNAP2).

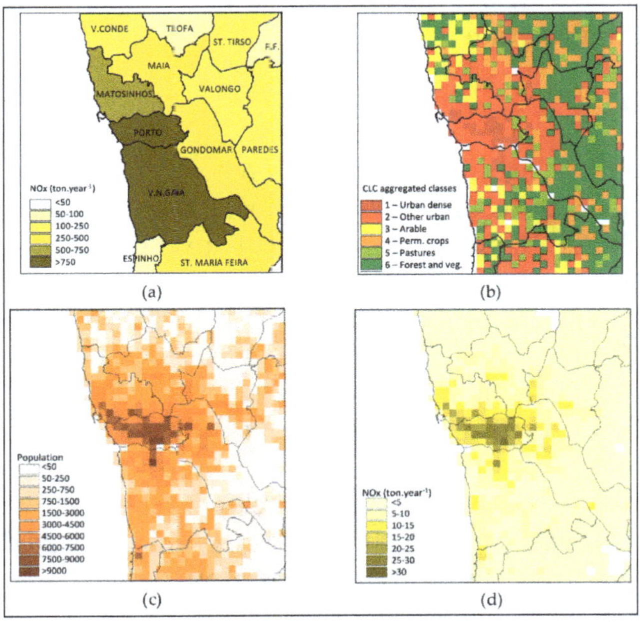

Spatial allocation of NO_x emissions from SNAP2 for domain 3: a) Input data: emissions at municipality level; b) CLC aggregated classes; c) calculated population for each grid cell of the domain; d) gridded emissions at 1 km resolution.

The same procedure was followed for disaggregating emissions for the remaining SNAP categories, except for SNAP7, since the NIR distinguishes road transport emissions in two sub-categories: motorway emissions and non-motorway emissions. Non-motorway emissions were spatially distributed using the population disaggregated over the

CLC2000 data as described above. Motorway emissions were disaggregated over the national motorway network, again using GIS.

For the biogenic emissions a bottom-up approach was used. The methodology for Portugal is described in, and requires the knowledge of the temperature, solar radiation and forest area density. For the CAMx simulations, biogenic emissions are given as isoprene and monotherpenes.

As the NIR provides annual emission totals, time-varying profiles were developed describing variations in monthly (12-element), daily (2-element, weekday and weekend) and hourly (24-element) anthropogenic emissions, transforming time-averaged man-made emissions into hourly fluxes. The information to construct representative and meaningful temporal profiles was taken from National official statistics (energy, industrial production, transport, etc).

Urban Development Scenarios

The development and characterization of two different and opposite urban development scenarios - SPRAWL and COMPACT - in terms of land use and population. The first represents the continuation of the trend observed in the last decades, and can be described as a business-as-usual scenario; the second symbolizes the rupture with the current situation through urban containment.

Land Use

The development of the two land use scenarios, was performed over the original CLC2000 land use map, through the alteration of land use type parcels, using the Arc-Gis software. The SPRAWL scenario corresponds to the business-as-usual scenario, representing the continuation of the last decades trend, with urban areas continuing to expand at much faster rates than population, and urban development spreading throughout the study area, by filling up existing gaps and expanding the boundaries of existing urban areas. All the new residential areas (or urban fabric) take place in the form of discontinuous urban fabric. This urban sprawl scenario results in the smearing out of the region's inhabitants over a large area, thus effectively simulating the sprawl-related growth process. The urban development process in the period 1987-2000 was analysed for each municipality separately and replicated for SPRAWL; the original CLC2000 land use map was changed through the creation of new artificial surface areas, which replaced natural and semi-natural areas. The combined SPRAWL land use from each municipality resulted in a new land use map for the study region presented in Figure 13, side-by-side with the BASE map (CLC2000). The built-up area (artificial surfaces) was increased from 18% to 25% of the total area; a number that can be considered realistic given current trends and the fact that in 1987 the share was 13%. The artificial areas expansion took over agricultural and forested landscapes located in the proximity of already existent urban areas.

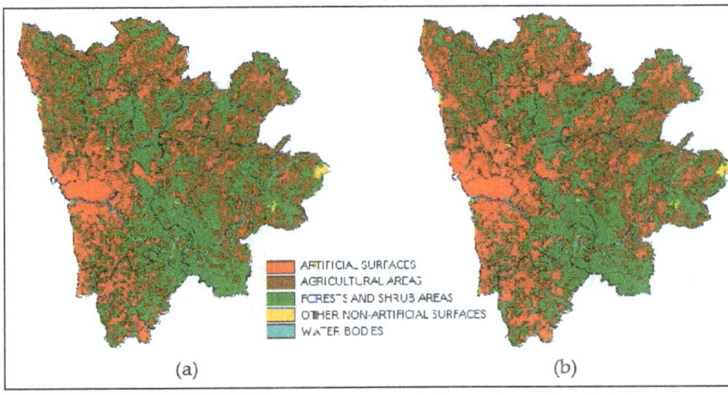

Study region land cover maps for a) BASE and b) SPRAWL scenario.

The land cover maps reveal the expansion of artificial areas not only in the urban centre of the region (Porto, Matosinhos, Gondomar and Vila Nova de Gaia), but also throughout the entire study region. Table presents the comparison between the BASE and the SPRAWL scenario in terms of the total area for each of the 4 large land use categories, and sub-categories, and corresponding share (%), as well as the magnitude of the change.

Table: Study region land cover data for the BASE and SPRAWL scenario.

Land uses hectares	Base		Sprawl		Change	
	%	hectares	%	hectares	%	
Artificial surfaces	43727.9	18.3	60139.2	25.1	+ 16411.3	+37.5
Continuous urban fabric Discontinuous urban fabric Industrial or commercial units Other artificial surfaces	4059.2	9.3	4059.2	6.7	0	0
	32895.0	75.2	44647.7	74.2	+11752.7	+35.7
	4973.1	11.4	9571.7	15.9	+4598.6	+92.5
	1800.7	4.1	1860.6	3.1	0	0
Agricultural areas	93766.2	39.1	83201.4	34.7	-10564.8	-11.3
Forests and shrub areas	98319.4	41.0	92472.9	38.6	-5846.5	-5.9
Other non-artificial surfaces	3784.9	1.6	3784.9	1.6	0	0

In comparison with BASE, in the SPRAWL scenario built-up land uses increase 37.5%. Agricultural areas present the largest decrease, representing now less than 35% of the total area of the region; forest and shrub areas continue to be the dominant land use in the region, with a share around 39%. Regarding the composition of artificial surfaces, the continuous urban fabric loses importance, with no additional areas of this type being created, representing now less than 7% of the artificial surfaces. Discontinuous urban fabric presents the largest increase, almost 12 000 hectares; industrial and commercial units continue the growth trend verified between 1987 and 2000, with the highest relative growth, almost doubling its presence in the study area.

In COMPACT the totality of urban growth is accommodated within already existent urban areas, i.e., no additional artificial surfaces are created. The only land-use changes implemented in this scenario concern limited changes from discontinuous to continuous urban fabric (around 40 hectares). Therefore, no spatial representation of the COMPACT scenario is presented here, since it coincides with the BASE maps.

Population

The population of the study region has been increasing; however, this increase has not been uniform along the region, with municipalities growing at different rates and even decreasing in Porto municipality. From 1991 to 2006 the study region population increased from 1.86 million people in 1991 to 2.07 million in 2006 (11.3% growth); the rate of growth however has decreased from around +1% per year in 1991-2001, to 0.2% per year, in 2001-2006. In the 25-years period under analysis, in Porto municipality population presented a decrease of 27%; an important feature of this decrease is that its rate has been accelerating: in the period 1981-1991 the rate was around -0.8%, in 1991-2001 the rate increased to -1.3%, and in 2001-2006 around -1.8%.

Considering the previous population evolution, both scenarios are developed for a population of 2.2 million people, corresponding to an increase of 220'000 inhabitants (13% increase) in relation to the base year 2000, in what can be considered a 20-year period. This population increase is differently distributed through the municipalities, according to the land use scenario. Since the SPRAWL scenario corresponds to the perpetuation of the past 20 years trend, the population will change accordingly in each of the municipalities, presenting the same growth rates as observed between 1991 and 2001. In the COMPACT scenario however, the trend is interrupted; Porto municipality attracts new residents, and its population is increased. The remaining cities will continue to attract people, but at a smaller rate than the verified in the last years (and therefore also in SPRAWL). Presents the population observed in 1991 and 2000, and considered in SPRAWL and COMPACT. In COMPACT all the municipalities present a growth in their population, but at a smaller rate than the verified for SPRAWL. The exception is Porto, with more inhabitants than those in 2000, but still less than those registered in 1991.

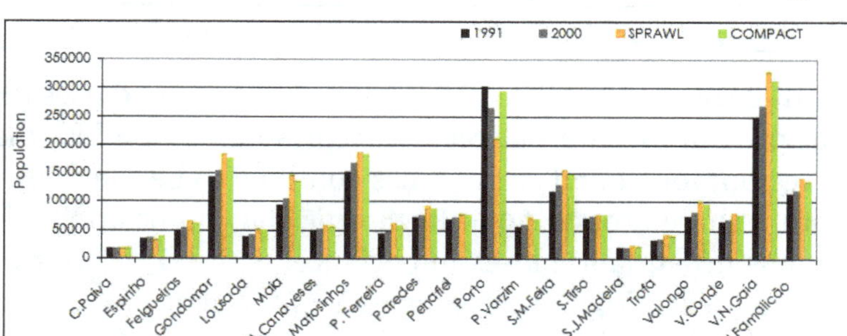

Population for the SPRAWL and COMPACT scenarios and its comparison with the population in 1991 and 2000.

SPRAWL presents the lowest population density (maximum values are below 9000 inhab.km^{-2}), while BASE and COMPACT show a similar situation, but higher densities are found in the later with maximum values of 11 000 inhab.km^{-2} in comparison with 10 000 inhab.km^{-2} in BASE. This data is fundamental for the further determination of the population affected by air pollutants concentrations in each of the studied scenarios.

Emissions

As a result of the population growth and the land use changes established for each urban development scenario, new emission totals have to be calculated, as well as their spatial distribution. Atmospheric pollutants emissions for the BASE situation were the basis for estimating the scenarios emissions. New emissions were recalculated for each scenario considering the new population in each municipality, and also land use changes. Emission rates per inhabitant per municipality were kept equal to the BASE rate, as well as emission rates per land use type per municipality.

Land use differences are particularly important for three emission categories - mobile, agriculture and biogenic sources -, therefore these will be given particular attention in the next sections.

Road Transport Emissions

Since road transport emissions are highly dependent not only on population distribution but mainly on the mobility of the population, ideally a traffic model should be applied to simulate the effect of urban sprawl on traffic volumes and their spatial distribution. These modelling techniques fall out of the scope of the present work and therefore are not used. Here, to calculate transport emissions resulting from land use changes, a methodology is developed taking into account the population growth, the urban area expansion and the mobility attractiveness/repulsion rates between municipalities. These three factors influence emissions and are considered as follows:

The growth of the population causes an increase in the number of trips. For each municipality it was assumed that the emissions are proportional to the number of trips, which in turn is proportional to the number of residents.

The growth of the urban area causes an increase in the mean distance from home to employments and leisure destinations. The residents in new urbanized areas find themselves more distant from locations where most employments are concentrated, while the residents in already existent urban areas will find possible employment and leisure destinations in the newly built areas in the periphery. For each municipality it was assumed that the emissions are proportional to the mean travel distance, which in turn is proportional to the urban area's radius. For example, in SPRAWL Maia's urban area increases by a factor of 1.4; therefore the mean travelled distance increased by a factor of 1.41/2=1.185; in COMPACT the factor is 1 since no urban growth was verified.

An additional factor related to attraction/repulsion rates between municipalities has to be considered since traffic emissions are not only dependent on the population and urban area, but also on the mobility of people between municipalities. The attraction/ repulsion rates calculated for BASE, presented in §2.2 are maintained and used for both scenarios.

The distribution of emissions between municipalities is very different for both scenarios, as illustrated in Figure 15, which presents CO yearly emission totals for non-motorways road transport emissions for each municipality and for the entire study area. Resulting emissions are higher for SPRAWL, which are 19% higher than the BASE emissions, while COMPACT emissions are only 4% higher. The largest differences between scenarios are found for Porto (25% lower than the BASE emissions for SPRAWL, and 30% higher for COMPACT), Matosinhos (+38% for SPRAWL, +8% for COMPACT), Vila Nova de Gaia (+20% for SPRAWL, -2% for COMPACT) and Maia (+56% for SPRAWL, +9% for COMPACT).

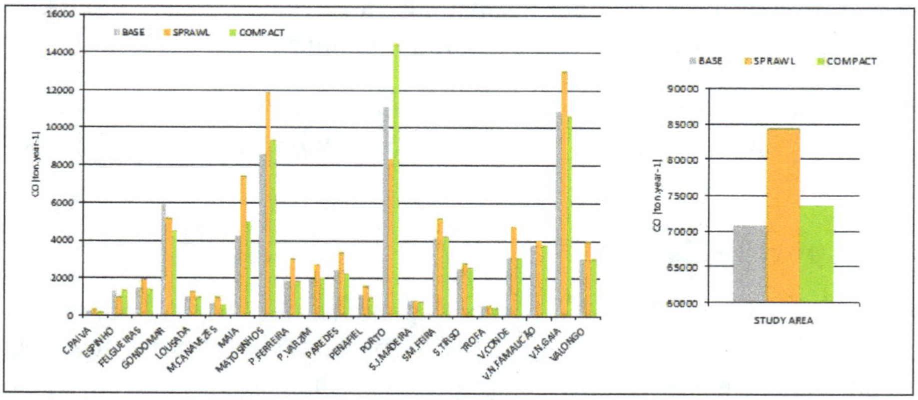

Study region SNAP7 (non-motorways road transport) CO emissions for BASE, COMPACT and SPRAWL, for each municipality and for the entire study area.

Regarding the spatial distribution of emissions, Figure 16 presents SNAP7 non-motorway CO grid emissions at 1 km resolution for SPRAWL and COMPACT. For both scenarios, emissions are concentrated in the Porto, Matosinhos, Maia, NW Gondomar and Vila Nova de Gaia municipalities; however COMPACT presents a greater concentration of emissions, as a result of the urban containment, and therefore higher emission rates.

Agriculture Emissions

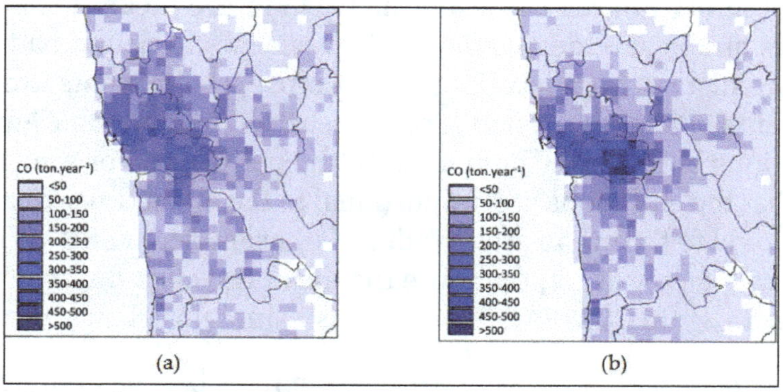

SNAP7 (non motorway road transport) CO grid emissions at 1 km resolution for a) SPRAWL and b) COMPACT.

New emissions for the agriculture category were recalculated considering the new agricultural area in each scenario, with emission rates per agricultural area per municipality kept equal to the BASE rates. Since the COMPACT scenario presents no changes in agricultural area in relation to the BASE, emission totals, as well as their spatial distribution are the same. As a result of the transformation of agricultural areas into artificial land use, agriculture emissions were reduced by almost 10% in SPRAWL.

Biogenic Emissions

Differences in relation to BASE result from the conversion of forested areas to artificial areas, and also from temperature changes induced by land use changes; these only take place in the SPRAWL scenario, since in COMPACT, the forest land use are not changed in relation to BASE. Therefore, as a result of land use changes biogenic SPRAWL emissions are lower when compared to BASE (and COMPACT): 20% lower for monotherpene and 16% lower for isoprene.

Total Emissions

The above presented methodology results on different emission totals for both scenarios. Figure 17 shows emission totals for the study region for SPRAWL and COMPACT as well as for BASE.

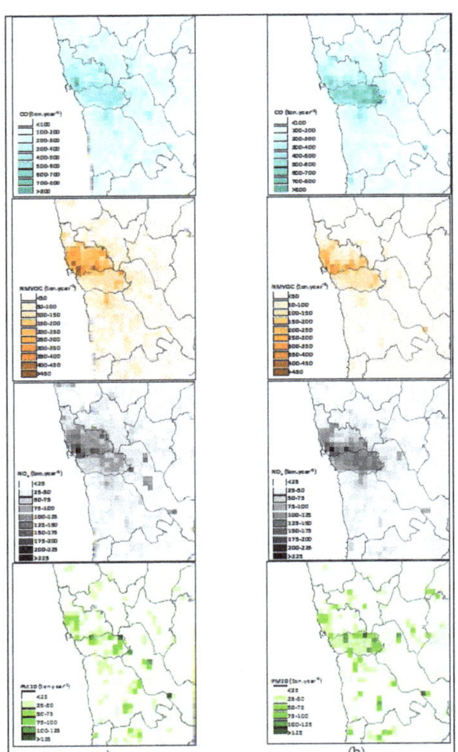

Spatial allocation of CO, NMVOC, NOx and PM10 total emissions at 1 km resolution for a) SPRAWL and b) COMPACT.

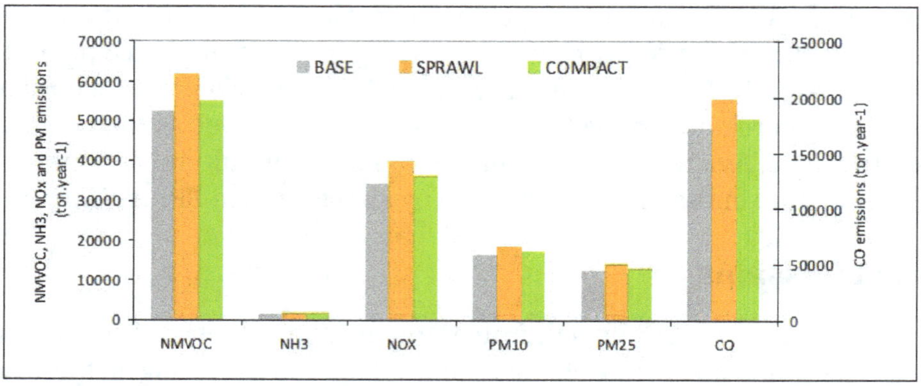

Study region total NMVOC, NH_3, NO_x, PM and CO emissions for BASE, SPRAWL and COMPACT.

Lower emissions are obtained for BASE and higher for SPRAWL; SPRAWL emissions are around 9% to 17% higher than BASE emissions (for NH_3 and NMVOC, respectively), while COMPACT emissions are 4% to 6% higher (for NH_3 and NMVOC, respectively).

The spatial distribution of CO, NMVOC, NO_x and PM10 gridded emission totals for the 1 km resolution domain for SPRAWL and COMPACT. COMPACT emissions are more concentrated over Porto municipality and present higher emission rates per grid cell; SPRAWL presents more scattered emissions throughout the simulation domain, and therefore lower emission rates. Emissions of NMVOC constitute an exception, because they are highly related with the port activity in Matosinhos, and therefore present higher values for this municipality in both scenarios.

AIR QUALITY INDEX

The AQI is an index for reporting daily air quality. It tells you how clean or polluted your air is, and what associated health effects might be a concern for you. The AQI focuses on health effects you may experience within a few hours or days after breathing polluted air. EPA calculates the AQI for five major air pollutants regulated by the Clean Air Act: Ground-level ozone, particle pollution (also known as particulate matter), carbon monoxide, sulfur dioxide, and nitrogen dioxide. For each of these pollutants, EPA has established national air quality standards to protect public health.Ground-level ozone and airborne particles are the two pollutants that pose the greatest threat to human health in this country.

Think of the AQI as a yardstick that runs from 0 to 500. The higher the AQI value, the greater the level of air pollution and the greater the health concern. For example, an AQI value of 50 represents good air quality with little potential to affect public health, while an AQI value over 300 represents hazardous air quality.

An AQI value of 100 generally corresponds to the national air quality standard for the pollutant, which is the level EPA has set to protect public health. AQI values below 100 are generally thought of as satisfactory. When AQI values are above 100, air quality is considered to be unhealthy-at first for certain sensitive groups of people, then for everyone as AQI values get higher.

Understanding the AQI

The purpose of the AQI is to help you understand what local air quality means to your health. To make it easier to understand, the AQI is divided into six categories:

Air Quality Index (AQI) Values When the AQI is in this range	Levels of Health Concern air quality conditions are:	Colors as symbolized by this color:
0 to 50	Good	Green
51 to 100	Moderate	Yellow
101 to 150	Unhealthy for Sensitive Groups	Orange
151 to 200	Unhealthy	Red
201 to 300	Very Unhealthy	Purple
301 to 500	Hazardous	Maroon

Each category corresponds to a different level of health concern. The six levels of health concern and what they mean are:

- "Good" AQI is 0 to 50. Air quality is considered satisfactory, and air pollution poses little or no risk.
- "Moderate" AQI is 51 to 100. Air quality is acceptable; however, for some pollutants there may be a moderate health concern for a very small number of people. For example, people who are unusually sensitive to ozone may experience respiratory symptoms.
- "Unhealthy for Sensitive Groups" AQI is 101 to 150. Although general public is not likely to be affected at this AQI range, people with lung disease, older adults and children are at a greater risk from exposure to ozone, whereas persons with heart and lung disease, older adults and children are at greater risk from the presence of particles in the air.
- "Unhealthy" AQI is 151 to 200. Everyone may begin to experience some adverse health effects, and members of the sensitive groups may experience more serious effects.
- "Very Unhealthy" AQI is 201 to 300. This would trigger a health alert signifying that everyone may experience more serious health effects.
- "Hazardous" AQI greater than 300. This would trigger a health warnings of emergency conditions. The entire population is more likely to be affected.

AQI Colors

EPA has assigned a specific color to each AQI category to make it easier for people to understand quickly whether air pollution is reaching unhealthy levels in their communities. For example, the color orange means that conditions are "unhealthy for sensitive groups," while red means that conditions may be "unhealthy for everyone," and so on.

Air Quality Index Levels of Health Concern	Numerical Value	Meaning
Good	0 to 50	Air quality is considered satisfactory, and air pollution poses little or no risk.
Moderate	51 to 100	Air quality is acceptable; however, for some pollutants there may be a moderate health concern for a very small number of people who are unusually sensitive to air pollution.
Unhealthy for Sensitive Groups	101 to 150	Members of sensitive groups may experience health effects. The general public is not likely to be affected.
Unhealthy	151 to 200	Everyone may begin to experience health effects; members of sensitive groups may experience more serious health effects.
Very Unhealthy	201 to 300	Health alert: everyone may experience more serious health effects.
Hazardous	301 to 500	Health warnings of emergency conditions. The entire population is more likely to be affected.

Pollutant Standards Index

PSI also known as Pollution Standards Index is a type of air quality index which is a number used to indicate the level of pollutants in the air.

The PSI is based on six pollutants particulate matter (PM_{10}), fine particulate matter ($PM_{2.5}$), sulphur dioxide (SO_2), carbon monoxide (CO), ozone (O_3) and nitrogen dioxide (NO_2). For each pollutant, a sub-index is calculated from a segmented linear function that transforms ambient concentrations onto a scale extending from 0 through 500.

The breakpoints used in defining each of the six pollutant sub-indices are listed as follows:

Index Category	PSI	24-hr $PM_{2.5}$ (µg/m³)	24-hr PM_{10} (µg/m³)	24-hr SO_2 (µg/m³)	8-hr CO (mg/m³)	8-hr O_3 (µg/m³)	1-hr NO_2 (µg/m³)^
Good	0-50	0-12	0-50	0-80	0-5.0	0-118	-
Moderate	51-100	13-55	51-150	81-365	5.1-10.0	119-157	-
Unhealthy	101-200	56-150	151-350	366-800	10.1-17.0	158-235	1130

Very Unhealthy	201-300	141-250	351-420	801-1600	17.1-34.0	236-785	1131-2260
Hazardous	301-400	251-350	421-500	1601-2100	34.1-46.0	786-980	2261-3000
	401-500	351-500	501-600	2101-2620	46.1-57.5	981-1180	3001-3750

Each sub-index i, is calculated by using a segmented linear function that relates pollutant concentration, X_i to sub-index value, I_i. A segmented linear function consists of straight-line segments joining discrete co-ordinates (i.e. breakpoints). For pollutant i and segment j, the co-ordinates of the jth breakpoints are represented by sub-index value Ii_j and the concentration $X_{i,j}$ giving the ordered pair $(X_{i,j}, I_{i,j})$. If the observed concentration is X_i the corresponding sub-index value Ii is calculated using the following equation over the concentration range:

Equation:

$$I_i = \frac{I_{i,j+1} - I_{i,j}}{X_{i,j+1} - X_{i,j}} \left(X_i - X_{i,j}\right) + I_{i,j}$$

$$\text{for } X_{i,j} \le X_i \le X_{i,j+1}$$

where X_i = Observed concentration for the ith pollutant.

$I_{i,j}$ = PSI value for the ith pollutant and the jth breakpoint as given in the table.

$I_{i,j+1}$ = PSI value for the ith pollutant and the (j+1)th breakpoint as given in the table.

$X_{i,j}$ = Concentration for the ith pollutant and jth breakpoint as given in the table.

$X_{i,j+1}$ = Concentration for the ith pollutant and (j+1)th breakpoint as given in the table.

Finally, the overall index is calculated as the maximum of sub-indices:

PSI = maximum $(I_1, I_2, I_3, I_4, I_5, I_6)$.

Example of computation: Suppose a 24-hr $PM_{2.5}$ concentration of 40 µg/m³ is observed. Based on the table, the observed concentration of X_i = 40 µg/m3 lies between 12 and 55 µg/m³. Therefore, the computation is carried out for the first segment (j = 1). For this segment, $X_{1,1}$ = 12 µg/m3 and $X_{1,2}$ = 55 µg/m3 with corresponding sub-index values of $I_{1,1}$ = 50 and $I_{1,2}$ = 100. The computation is as follows:

$$Ii = \frac{I_{i,j+1} - I_{i,j}}{X_{i,j+1} - X_{i,j}} \left(X_i - X_{i,j}\right) + I_{i,j}$$

$$= \frac{100 - 50}{55 - 12} \left(40 - 12\right) + 50$$

$$= 83$$

Therefore, the $PM_{2.5}$ sub-index is 83. If the five other pollutant sub-indices calculated in a similar manner from concentrations were $I_{2\,(PM10)} = 48$, $I_{3\,(SO2)} = 46$, $_{I4\,(CO)} = 15$, $I_{5\,(O3)} = 45$, $I_{6\,(NO2)} = -*$, then the overall index is reported as the maximum of these values as follows:

$$PSI = \text{maximum}\left(83, 48, 46, 15, 46, -\ *\right) = 83$$

CONTINUOUS EMISSION MONITORING SYSTEM

Continuous Emission Monitoring System (CEMS) is a real time air and water pollution monitoring system. It is a system that comprises of sampling, conditioning, and analyt-ical components and software that is designed to provide direct, real time, continuous measurements of pollution by analyzing representative samples of air. It is an import-ant tool for pollution monitoring, control and reporting. The system ensures data ac-curacy, higher monitoring frequency, minimal manual intervention, firm regulatory monitoring and better transparency to strengthen the pollution control regime.

Continuous Emission Monitoring Systems (CEMS) generally refers to a packaged system of gas analyzers, gas sampling system, temperature, flow and opacity monitors that are integrated with a data aquisition system to demonstrate environmental regulatory compliance of various industrial sources of air pollutants. Technical requirements and approved analytical techniques for continuous emission monitoring systems are found in 40 CFR (Protection of the Environment) part 60 and 40 CFR part 75. State implementation plans are based on the USEPA's regulatory authority in 40 CFR, though some technical variation exists from state to state.

The most widely used type of continuous emission monitor is an extractive CEMS in which a sample of gas is continuously drawn from the process point, filtered, transported, conditioned and presented to a gas analysis system. Gas concentrations are measured, recorded and stored as data. The data is used to generate reports, alarms or control some aspect of the client's process. Extractive systems offer the advantages of choosing the most appropriate analysis technique for the desired components and concentration ranges and a properly designed system provides the flexibility of easily upgrading, expanding or contracting the scope of emissions analysis.

CEMS are useful tools in gathering process emissions data for environmental compliance demonstration and process control and optimization. Other types of CEMS include in-situ and electrochemical cell type monitoring and may be appropriate in particular applications. A CEMS consists of the system hardware, data aquisition and system integration. An Extractive CEMS hardware generally consists of the following major sub-systems:

Sample Transport and Conditioning

To accurately monitor a source, a gas sample must be presented to the gas analyzers in a timely fashion. The gas analyzers however, must be presented with clean gas in order to function reliably. In addition, gas analyzers are intolerant of contamination by condensed liquids in the source gas. Condensable water vapor and particulate can plug passages and flow components, obscure optical sensors and lenses and cause failure of pumps, valves and flow-meters.

Prior to presentation the gas analyzers, the sample gas is often filtered and conditioned to remove particulate matter and moisture. This process however, cannot alter the composition of the gas species of interest in the conditioned gas sample.

Various techniques may be employed to filter and condition sample gas depending on the levels of particulate and/or moisture present, required system response time, and solubility of the gas sample component species of interest.

Primary filtration and dilution using a dilution probe with clean, dry air may be appropriate when it is required to measure on a wet-basis and when the use of unheated or ambient-level gas analyzers is desirable. If properly designed and maintained, such systems are sufficiently accurate for measuring high levels of pollutants and may allow the use of un-heated sample transport tubing. Such systems are commonly used in situations with long sample lines and soluble constituents as in fossil fuel-powered utilities.

A heated sample transport system (heated filtered probe, heated sample lines, heated pumping and distribution, as appropriate) and the use of heated gas analyzers allow wet-basis gas analysis without dilution and is the most accurate means of analyzing a wet-basis gas sample. Such systems can be used to measure very wide variences in concentrations total hydrocarbon, oxides of nitrogen, oxygen and moisture. For the measurement of very low levels of nitrogen oxides (without loss of NO2, this is the only appropriate technique currently available.

Dry-basis systems are appropriate for the measurement of a wide variety of constituents and the use of un-heated gas analyzers. This type of system allows the greatest flexibility in analytical technology but requires the most thoughtful design. Most CEMS incorporate elements of dry-extractive systems in their design.

Dry-basis CEMS generally consist of primary filtration and a heated sample system from the sampling point down to the gas conditioner. The heated sample system minimizes the exposure of soluble sample constituents to liquid condensate and their subsequent potential removal from the sample gas. In the sample conditioner, condensable vapor is quickly removed and seperated from the gas sample.

To remove the water content from the gas sample, the gas may be cooled by compressor or Peltier (thermo-electric) refrigeration. Alternatively, water vapor may be removed using a nafion dryer system where appropriate.

Gas Sample Analysis

To measure the concentration of sample gas constituents, gas analyzers measure some physical characteristic of the species of interest. Ideally, the characteristic is unique to the species. Such techniques commonly include infrared and ultraviolet adsorption, photo or flame ionization, catalytic or chemiluminscence photon emission from chemical reaction or excitation.

In cases where gas sample constituents create cross-interference, techniques are used to reduce or measure and cancel these interferences. Selection of appropriate technology for gas conditioning and analysis is important in the production of reliable and accurate emissions data.

Data Acquisition, Reporting and Control

The data acquisition system acts as a system controller as well as a means to collect and record data. It should be capable of initiating daily calibrations, monitor important system parameters, generate alarms and reports and communicate over the client's network. A means of accounting for maintenance, validating data and future system upgrade should be included in the package.

Often a DAS includes some level of redundancy. All or part of the DAS may be redundant, depending on the application requirements. An uninterruptable power supply or battery-powered data logger is almost a requirement. Often local storage is supplemented with a multi-pen recorder or regular back up over the client's network.

System Integration

Integration of a CEMS is the packaging, arrangement and connection of all of the various components so that they operate as one coherent and highly reliable system. The selected components and technologies should compliment each other and be appropriate for the application.

PREDICTIVE EMISSION MONITORING SYSTEM

Predictive Emission Monitoring Systems (PEMS) are software-based solutions able to provide reliable and accurate real-time emission estimations. PEMS exploit advanced mathematical models, which use process parameters (e.g. pressure, temperatures, flow, etc.) as input variables.

Depending on the local environmental regulations, PEMS can be adopted as:

- Back-up of the traditional analytical instrumentation in order to increase the operating availability of the existing emission monitoring infrastructure.

- Primary monitoring source for emission values.

ABB Inferential Modeling Platform (IMP) is the software platform tailored for model creation and online deployment at site. IMP allows connecting with any control system through standard OPC protocol, acquiring real-time process data and generating emission estimations.

IMP flexibility allows to make emission values available to the plant control system and/or to transfer them to the emission data acquisition system.

Model-based emission monitoring provides a number of unique features and advantages:

- PEMS are an effective and competitive alternative to traditional hardware-based instrumentation, able to monitor the most common air pollutant emissions as CO_2, NO_x, SO_2, CO, etc.
- PEMS are compliant to international environmental regulations and standards.
- As a back-up of existing analytical instrumentation, PEMS are able to identify possible malfunctioning, providing an alternative measurement when maintenance on the analyzers is performed.
- PEMS can be interfaced directly with the control system without the installation of any additional component.
- They provide an overview on the process, highlighting anomalies and providing a preliminary evaluation of emission excess.
- Predictive systems do not require any specific maintenance.
- No need for consumable and spare parts.

AMBIENT AIR MONITORING

Ambient air monitoring is the systematic, long-term assessment of pollutant levels by measuring the quantity and types of certain pollutants in the surrounding, outdoor air.

Ambient air monitoring is an integral part of an effective air quality management system. Reasons to collect such data include to:

- Assess the extent of pollution.
- Provide air pollution data to the general public in a timely manner.
- Support implementation of air quality goals or standards.
- Evaluate the effectiveness of emissions control strategies.

- Provide information on air quality trends.
- Provide data for the evaluation of air quality models.
- Support research (e.g., long-term studies of the health effects of air pollution).

There are different methods to measure any given pollutant. A developer of a monitoring strategy should examine the options to determine which methods are most appropriate, taking into account the main uses of the data, initial investment costs for equipment, operating costs, reliability of systems, and ease of operation.

The locations for monitoring stations depend on the purpose of the monitoring. Most air quality monitoring networks are designed to support human health objectives, and monitoring stations are established in population centers. They may be near busy roads, in city centers, or at locations of particular concern (e.g., a school, hospital, particular emissions sources). Monitoring stations also may be established to determine background pollution levels, away from urban areas and emissions sources.

Systems are needed to ensure that data are of acceptable quality, to record and store the data, and to analyze the data and present results.

INFORMATION SYSTEMS FOR AIR QUALITY MONITORING

Today, for the successful performance of the work of monitoring air quality information system is essential. Before some 30-odd years ago when it was beginning to monitor air quality measurement results were written on paper in the table. Increasing use of computer data has begun to digitize. “Database” or tables were first written on the magnetic tape, then on floppy disks, CDs and DVDs. Today, air quality monitoring is impossible to perform without the use of computers and information systems.

Information Systems

In developing (design) information system for monitoring air quality you must look primarily to the needs of users and data collection methods. Will the information system only collect data and store them in a database, or would have done, and other functions to the data (e.g. calculating AQI, making DEM files, perform data validation, forecasts data, etc.). In addition you have to look at the methods of collecting. If you can only use so-called “Manual methods” data must be manually entered into the system, however if you are using automatic methods data are automatically entered into the system. Very often, information systems for monitoring air quality are made because of changes in the law on air protection, or the suggestions of the competent institutions. If an information system developed for the needs of state institutions or the information that is obtained through an information system is to be forward to the government institutions or later perhaps even to international institutions (e.g. European Environment Agency (EEA)) then the information systems must operate according to certain standards. EEA has issued standards for the development of information systems . Such a rule is a well-respected if the information system developed for the needs of the agency that will directly communicate with the EEA.

When designing information systems people often uses three-tier system architecture. This architecture consists of three layers. In the first layer there are databases, on second layer other helper applications, services and systems, and the third layer there are applications that use the data, other information systems or end users.

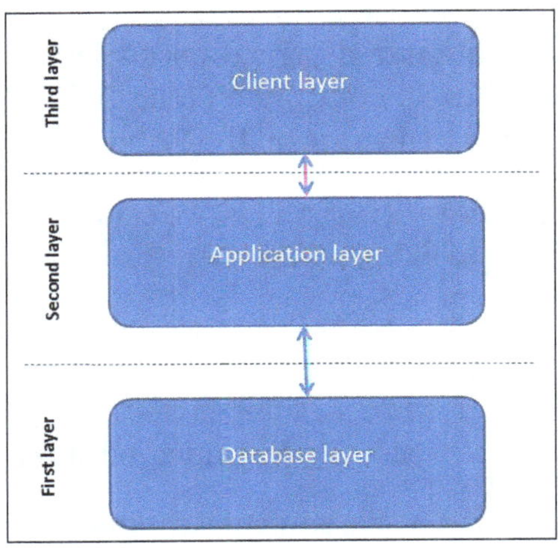

Three-tier architecture of the information system.

The preparation of an information system can be divided into software and hardware part. When we talk about the software part we think of the database, various applications to perform various tasks in information systems, services that are needed to operate the information system. While the hardware components are talking about devices for the analysis of the air and on the communication devices that are connected to the information system. First we handle the software and then the hardware part of the information system.

The Software Part of the Information System

Databases

Nowadays the amount of data that has to do with the information system for air quality is enormous. Several years ago, data on air quality were recorded in the tables in different programs (e.g. MS Excel, Quattro, etc.), but such programs are unsafe and not used for storing data, but for their treatment.

These types of programs are called flat files (executable files). The main problem with such files (or such an organization) is to write to physical media (hard disk, CD, DVD, etc.) depends on the media, also with them we cannot talk about any kind of organization the additional data. Other problems that exist among them are:

- Competitiveness: At one point the data can access more than one person or one application.
- Integrity: When multiple applications are using the same information (i.e. information), there may be a problem or an error in the data because there is no control of access to data.
- Relationships: Set a relation or connection between the data is impossible because there is no predefined structures.
- Re-utilization: Direct files are designed for a specific system and cannot work on another (e.g. Doc files do not work on Mac OS or Unix operating system because they are designed to operate on the Windows operating system).
- Security: When it comes to security files, we cannot talk about a common method of providing access to data and are therefore vulnerable to unauthorized access to data.

When all this is taken into account, the question is what would be the definition of a database? The database is a collection of interrelated data stored in external memory and simultaneously available to various users and applications.

The data of a database are stored as files on your computer. In the previous section we talked about random files are also stored on your computer. So the question is how is it different than the database files directly? If we think, we realize that actually the database itself and not much more than what we used to direct the file. That of which we have great benefit is the DBMS (DataBase Management System) system or database management. DBMS server is actually located between the database and its users. He actually performed for us all database operations.

Today there are several freeware and commercial DBMS's (MySQL, PostgreSQL, Microsoft Access, SQL Server, Oracle, etc). DBMS not only retrieves data from the database but is also responsible for adding them, changing and deleting, for storing backups, keeping the integrity of the database, authenticate users who access the database and watch the simultaneous database access by multiple users. The most important advantage that distinguishes a database from a direct file is independent of data provided by the DBMS.

The data in the database are logically organized in accordance with some of the data model. The data model is a set of rules that determine how it may appear logical structure of the database. Models of data from the oldest to the newest are listed below.

- Hierarchical Model: In a hierarchical database model is presented to a tree or a set of trees. Nodes represent the types of records, while the hierarchical relationships expressed attitude "superior - subordinate".

- Network Model: When the network database model is presented directed graph. Nodes are the types of records, and the links between them are defined arches. The previously mentioned hierarchical model is actually a special case of network models.
- The relational model: It is based on the mathematical notion of relation. When it presents the data in tables. These tables are connected by links to avoid redundancy (repetition), integrity (wholeness) of the data and to maximize the speed of searching the database.

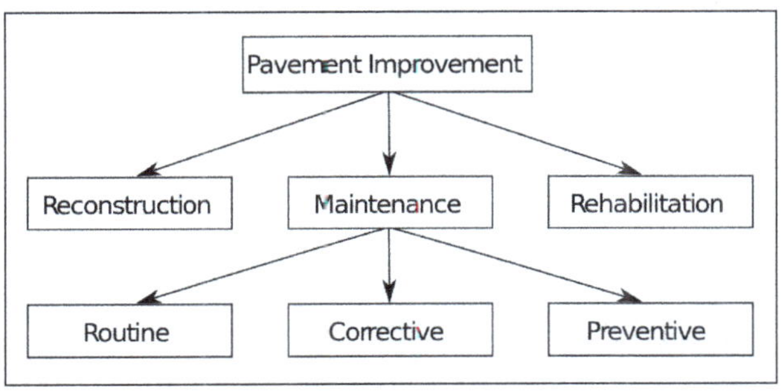

An example of hierarchical models.

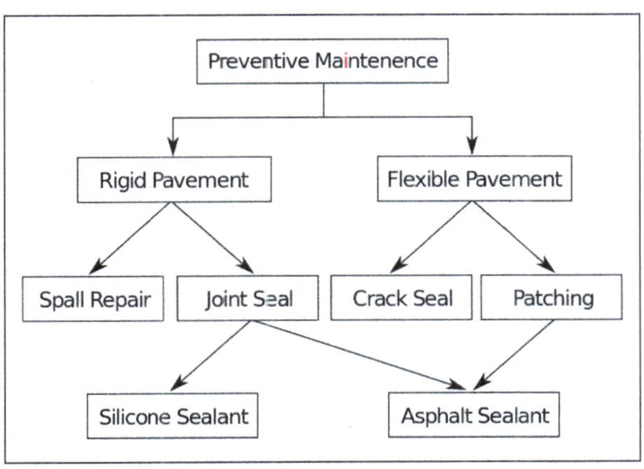

Example of network model.

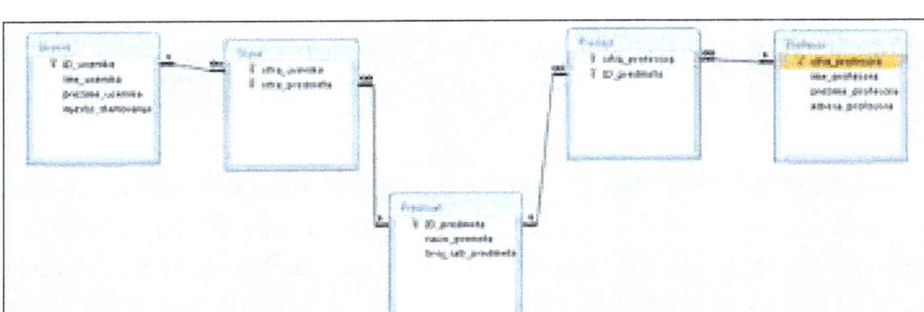

An example of the relational model.

- Object model: The object model is inspired by object-oriented programming languages. The database is a collection of permanently stored objects that consist of its internal data and methods for working with these data. Each object belongs to a class and the connection is established between classes inheritance, aggregation, or mutual use of operations.

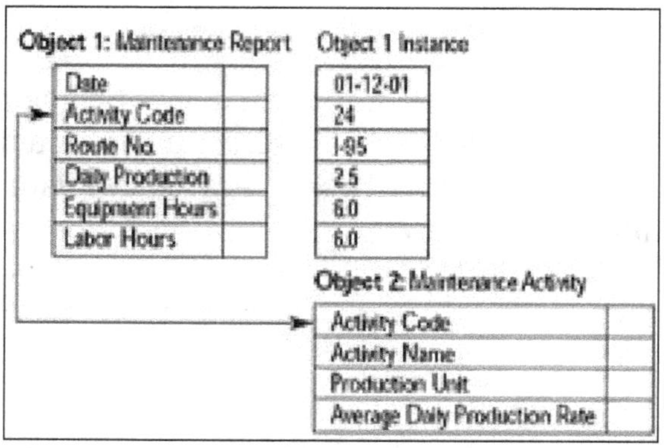

Example of object model.

- Semi structured Model: In such models the information that would otherwise be normally connected to the scheme are within the data. The advantages are that it can be used to display information about the data that other models do not support, and providing flexible format for exchanging data between different types of databases.

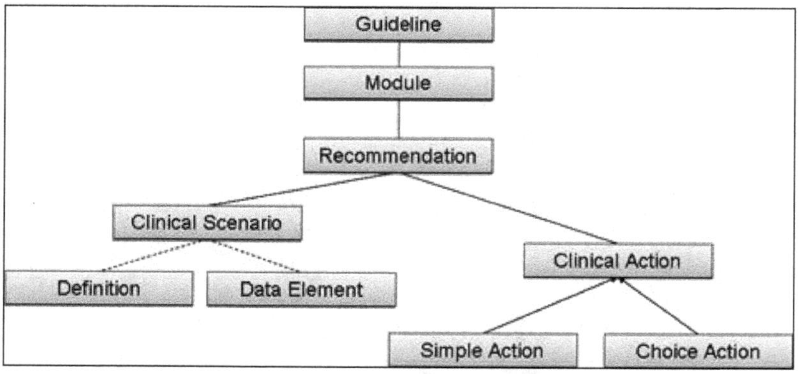

An example of semi-structured models.

- Semantic (RDF) Model: Allows the organization and management of unstructured data. Mostly to be encountered when connecting XML documents in database.

- Geospatial Model: At this time more and more data related to the Earth's surface and to the need for analysis, visualization and distribution of such data types. In principle, it is a combination of relational and object models (because they did not support relational spatial and temporal component object model and has not had a good enough standard).

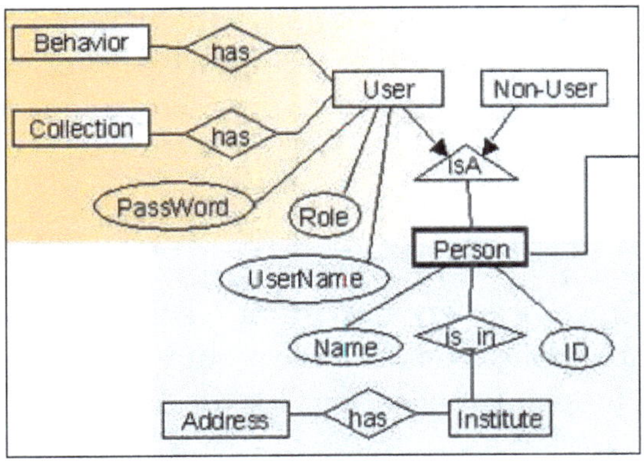

An example of RDF models.

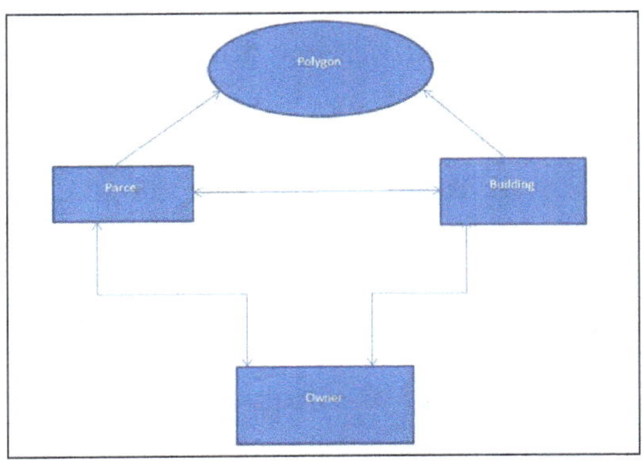

An example of geospatial models.

Each model has its bad and good sides. Somewhere in the 80-ies of the relational model is becoming increasingly popular due to its simplicity and short time to overcome. In contrast, the object model is a lot more powerful than all other models, but also more complicated and there are still no generally accepted standards. Geospatial model began to develop rapidly in the last 10-odd years along with a comprehensive application of the GPS system and use geographic coordinates as in science and research segment, as well as economic, military, technological and political environment.

When we look only information systems for monitoring air quality the most common model used is relational, however, at the Institute for Medical Research and Occupational Health (IMROH), we started with the experimental use of geospatial models. Why geospatial model for monitoring air quality? If you look at the data that is handled first, we can see that they are dependent on the temporal and spatial components. Data obtained from the monitoring stations are different for each time of day and also demonstrated their dependence on weather conditions. Because of these characteristics of air pollution, and also because of air pollution were never a point in the air but the best I can describe irregular three-dimensional geometric figure, we believe that it is the easiest and best described in a geospatial model. Tests of such models are only just beginning and it will take some time if and when this model began to be used in larger information systems.

What is for sure the database is the foundation of information system and therefore in its design must be given enough attention. If in the early design phase of information system in preparing the database we detected possible problems later, they can be corrected or avoided.

Applications

After the databases themselves, very important element of information systems for monitoring air quality are applications that are required for monitoring air quality such as application for DEM files and applications for the AQI.

DEM Files

Within the European Union adopted method for transferring data between institutions within countries and within countries. The Data Exchange Module (DEM) can be used to exchange of information on air quality data (i.e. raw data, statistics and ozone exceedances) and meta information on operational air quality networks, stations and measurement configuration. The file format for Air Quality DEM was developed by the European Topic Centre on Air and Climate Change (ETC / ACC), and every institution that sends data to the EEA must send DEM files prepared in that format.

There are many free or commercial applications such as Data Communication Server or DEM for creation DEM files.

Application Data Communication Server 2008 is created by the GEMI GmbH. The application is designed in a way that takes data directly from the database converts them into DEM files and saves them on hard disk. Application DEM v14.0 is the latest version that was created in 2011 by the European Topic Centre for Air Pollution and Climate Change (ETC-ACC). The application is mainly intended for working with large networks of stations for monitoring air quality, such as the National Network.

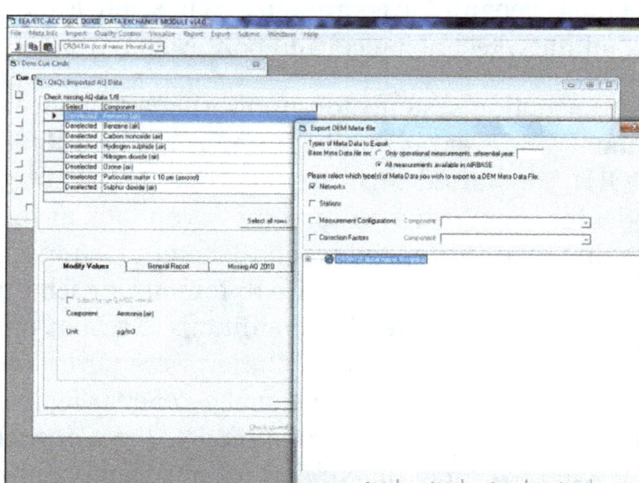

DEM v14.0.

Each application has its advantages and disadvantages, so if you cannot find an application that will meet the specific requirements for each information system you can always make your own applications. Of course it is necessary to follow the instructions that gave ETC / ACC regarding looks DEM files.

AQI

Air Quality Index (AQI) is also one more very common application that meets the information systems for monitoring air quality. AQI serves as an indicator of reporting daily air quality. It shows how clean or polluted the air and what the possible health problems could be caused by inhaling air. AQI focuses on health effects that may be caused by inhaling polluted air during a few hours or days. The European Union uses mostly CAQI (Common Air Quality Index) air quality model calculations . In CAQI air quality index can have values from 0 to 100. What is the index value lower, the better air quality is. For this measurement number 75 represents the presence of low levels of each pollutant, the level below the legally prescribed limit value. Therefore, the air quality index below 75 represents good air quality and little possibility of causing health problems of the population. Also the air quality index scale is divided into five different colored categories, from green to red. For example, the index value of 27 drops into the green-yellow zone, this indicates good air quality. On the other hand, values above 101 belong to the red zone, which points to the danger.

Index class	Grid	Traffic				City Background					
		Mandatory pollutant			Auxiliary pollutant	Mandatory pollutant				Auxiliary pollutant	
		NO_2	PM_{10} 1-hour	PM_{10} 24-hours	CO	NO_2	PM_{10} 1-hour	PM_{10} 24-hours	O_3	CO	SO_2
Very low	0	0	0	0	0	0	0	0	0	0	0
	25	50	25	12	5000	50	25	12	60	5000	50
Low	26	51	26	13	5001	51	26	13	61	5001	51
	50	100	50	25	7500	100	50	25	120	7500	100
Medium	51	101	51	26	7501	101	51	26	121	7501	101
	75	200	90	50	10000	200	90	50	180	10000	300
High	76	201	91	51	10001	201	91	51	181	10001	301
	100	400	180	100	20000	400	180	100	240	20000	500
Very High*	> 100	> 400	>180	>100	>20000	> 400	>180	>100	>240	>20000	>500

NO_2, O_3, SO_2: hourly value / maximum hourly value in $\mu g/m^3$
CO: 8 hours moving average / maximum 8 hours moving average in $\mu g/m^3$
PM_{10}: hourly value / daily value in $\mu g/m^3$

* An index value above 100 is not calculated but reported as "> 100"

Table for CAQI model.

Another very popular Air Quality Index was developed by the United States Environmental Protection Agency (EPA). In their index value is 0-500. The higher the AQI value, the greater the level of air pollution and the greater the health concern is. For example, an AQI value of 50 represents good air quality with little potential to affect public health, while an AQI value over 300 represents hazardous air quality.

An AQI value of 100 generally corresponds to the national air quality standard for the pollutant, which is the level EPA, has set to protect public health. AQI values below 100 are generally thought of as satisfactory. When AQI values are above 100, air quality is considered to be unhealthy-at first for certain sensitive groups of people, then for everyone as AQI values get higher.

Each category corresponds to a different level of health concern. The six levels of health concern and what they mean are:

- "Good" AQI is 0 - 50. Air quality is considered satisfactory, and air pollution poses little or no risk.
- "Moderate" AQI is 51 - 100. Air quality is acceptable; however, for some pollutants there may be a moderate health concern for a very small number of people. For example, people who are unusually sensitive to ozone may experience respiratory symptoms.

Air Quality Index (AQI) Values *When the AQI is in this range:*	Levels of Health Concern *..air quality conditions are:*	Colors *...as symbolized by this color:*
0-50	Good	Green
51-100	Moderate	Yellow
101-150	Unhealthy for Sensitive Groups	Orange
151 to 200	Unhealthy	Red
201 to 300	Very Unhealthy	Purple
301 to 500	Hazardous	Maroon

Example table AQI developed by EPA.

- "Unhealthy for Sensitive Groups" AQI is 101 - 150. Although general public is not likely to be affected at this AQI range, people with lung disease, older adults and children are at a greater risk from exposure to ozone, whereas persons with heart and lung disease, older adults and children are at greater risk from the presence of particles in the air.
- "Unhealthy" AQI is 151 - 200. Everyone may begin to experience some adverse health effects, and members of the sensitive groups may experience more serious effects.
- "Very Unhealthy" AQI is 201 - 300. This would trigger a health alert signifying that everyone may experience more serious health effects.
- "Hazardous" AQI greater than 300. This would trigger a health warning of emergency conditions. The entire population is more likely to be affected.

Applications for calculating the AQI rule does not exist. There are several variants of a program for calculating the AQI in MS Excel. So those responsible for the information system monitoring the air quality must themselves make the necessary application to display the AQI based on a model they choose.

The Hardware Part of the Information System

Measuring Devices

The most important part in making information systems are measuring instruments for analyzing air quality. There are various companies that produce them, which will be chosen depends on the person who purchased them.

Automatic analyzers used by IMROH for monitoring gaseous pollutants are trademarks Horiba. We pick them because of good service and the existence of accredited calibration laboratory in Croatia. All Horiba devices have the ability to display data every 3 minutes, half hour, hour or every 3 hours. Three minute value is obtained by taking the average value of the seconds for 3 minutes. Half-hour value is the average value of three-minute value in half an hour. 3-hour value is the average value of the half-hour values in these three hours. Hourly value of the integration of information that is obtained by dividing the measured value (current value) measured every second with 3600 and adding these data for a particular accounting period. Maximum capacity of memory measured data for 3-minute value, the value of half-hour and hour value is 1000 data; a three-hour value is 100 data. The temperature of the room in which the devices can be found in the range of 5 °C to 40 °C, although the device works best at a temperature of 20 °C. Automatic methods for monitoring the mass concentrations of gases at reference methods.

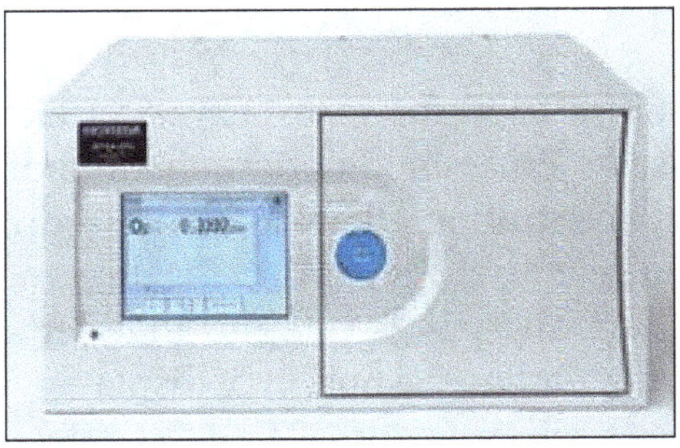

APOA 370.

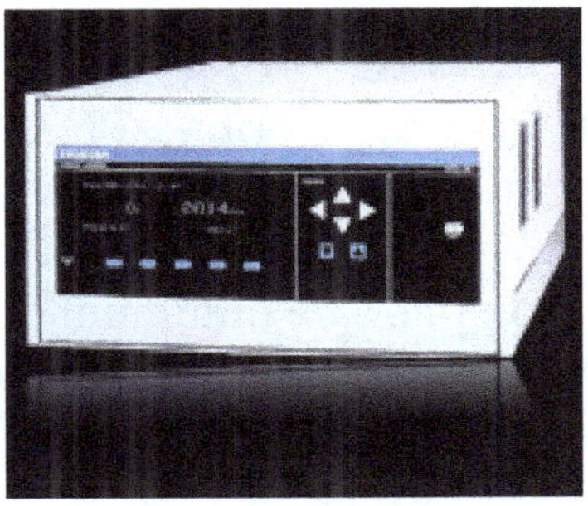

APOA 360.

Automatic analyzer Horiba APOA 370/360 is used for measuring the concentration of ozone in the air. The analyzer uses a cross-modulation UV absorption method. The range of detection of mass concentrations that can be measured ranges from 0 to 1.0 ppm. The minimum detection sensitivity is 0.5 ppb for the range of 0 to 0.2 ppm, and for a range of up to 1 ppm sensitivity is 5 ppb. The analyzer automatically changes the range of detection. The analyzer has the option of displaying the mass concentration in ppm or mg/m³ (with a correction factor of 2.143). Sample collection rate is 0.7 l / min.

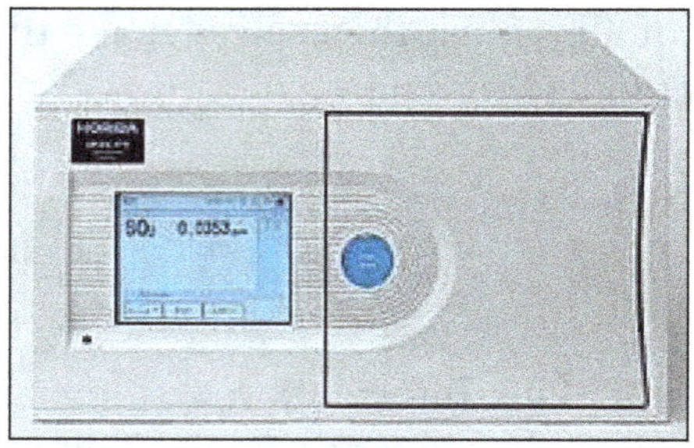

APSA 370.

Automatic analyzer Horiba APSA 370 is for measuring concentrations of sulfur dioxide in the air. The analyzer uses ultraviolet fluorescence method. The range of detection of mass concentrations that can be measured ranges from 0 to 10 ppm. The minimum detection sensitivity is 0.5 ppb for the range of 0 to 0.2 ppm, and for a range of up to 10 ppm sensitivity is 5 ppb. The analyzer automatically changes the range of detection. The analyzer has the option of displaying the mass concentration in ppm or mg/m^3 (with a correction factor of 2.86). Sample collection rate is 0.7 l / min.

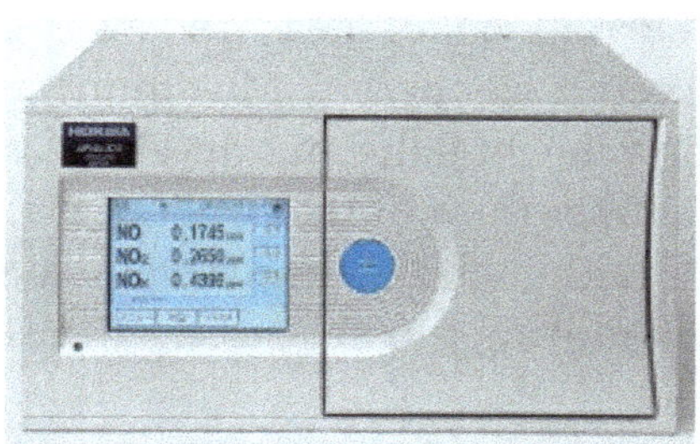

APNA 370.

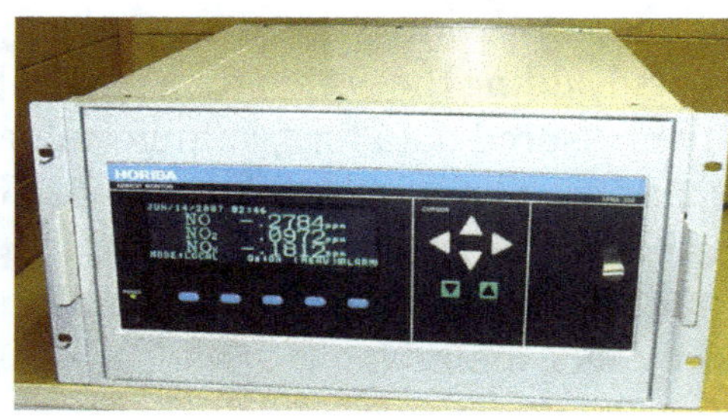

APNA 360.

Automatic analyzer Horiba APNA 370/360 is used for measuring concentration of nitrogen oxide in the air. The analyzer uses a cross-modulation chemiluminescence method. The range of detection of mass concentrations that can be measured ranges from 0 to 10 ppm. The minimum detection sensitivity is 0.5 ppb for the range of 0 to 0.2 ppm, and for a range of up to 10 ppm sensitivity is 5 ppb. The analyzer automatically changes the range of detection. The analyzer has the option of displaying the mass concentration in ppm or mg/m^3 (with a correction factor of 1.34 for nitrogen oxide (NO) and 2.054 for nitrogen dioxide (NO_2)). Sample collection rate is 0.8 l / min.

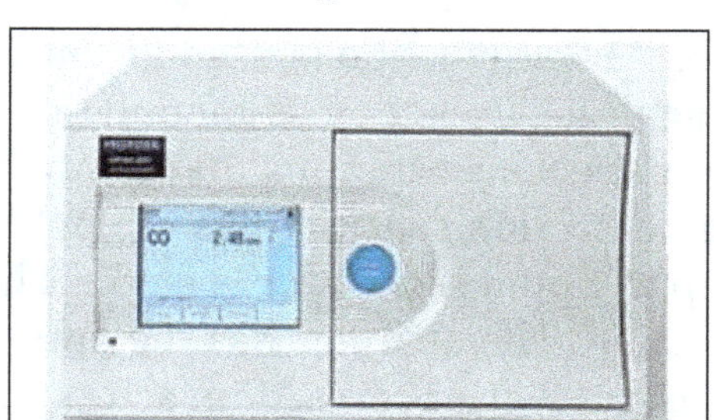

APMA 370.

Automatic analyzer Horiba APMA 370 is used to measure the concentration of carbon monoxide in the air. Cross-modulation analyzer uses non-dispersive infrared spectroscopic method. The range of detection of mass concentrations that can be measured ranges from 0 to 100 ppm. The minimum detection sensitivity is 0.5 ppm for the range of 0-100 ppm. The analyzer automatically changes the range of detection. The analyzer has the option of displaying the mass concentration in ppm or mg/m³ (with a correction factor of 1.25). Sample collection rate is 1.5 l / min.

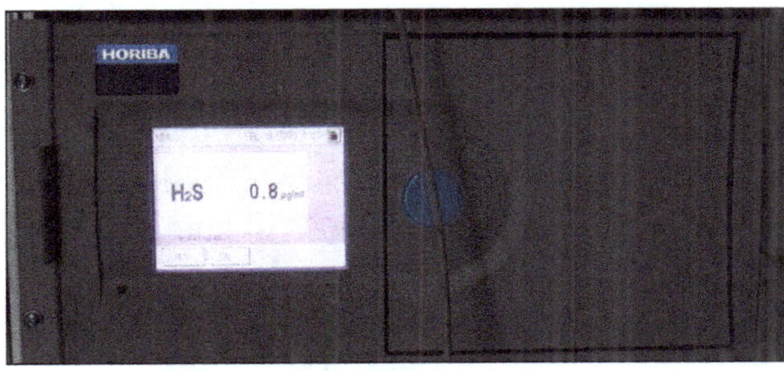

APSA-H370.

Automatic analyzer Horiba APSA H370 is used to measure the concentration of hydrogen sulphide in the air. The analyzer uses the method of oxidation catalysts in combination with UV fluorescence. The range of detection of mass concentrations that can be measured is in the range from 0 to 1 ppm. The minimum detection sensitivity is 1 ppb for the range of 0-1 ppm. The analyzer automatically changes the range of detection. The analyzer has the option of displaying the mass concentration in ppm or mg/m³ (with a correction factor of 2.86 for sulfur dioxide and hydrogen sulfide to 1.521). Sample collection rate is 0.7 l / min.

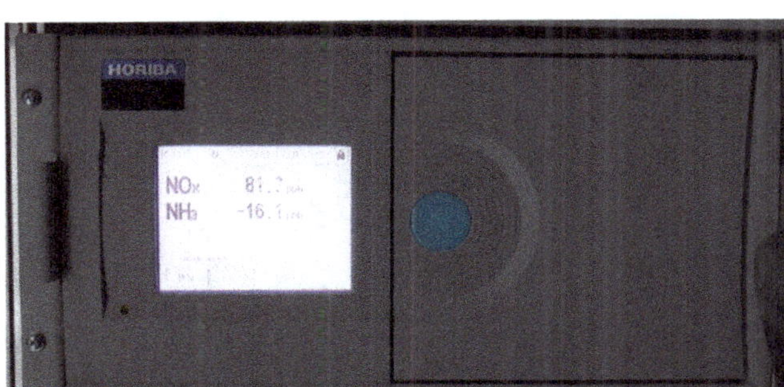

APNA 370.

Automatic analyzer Horiba APNA 370 is used to measure the concentration of ammonia in the air. The analyzer uses the method of oxidation catalysts in combination with UV fluorescence. The range of detection of mass concentrations that can be measured ranges from 0 to 0.5 ppm. The analyzer automatically changes the range of detection. The analyzer has the option of displaying the mass concentration in ppm or mg/m³ (with a correction factor of 0.76 for ammonia). Sample collection rate is 2 l / min.

Particles that are considered to be pollutants in the air and for which medical and scientific evidence that environmental impact on air quality are particles PM10 (diameter less than 10μm), PM2.5 (diameter less than 2.5μm) and PM1 (diameter less than 1μm).

Automatic Methods

An automatic method used at the IMROH is reduced to an automatic device Verewa Beta-Dust Monitor F-701-20. The device shows the mass concentration of particles in mg/m^3. Mass concentration of particles is determined by radiometric method. Radiometric measurement is done using the Beta transmitter (C-14) and Geiger-Müller counters. The range of detection is in ranges from 0 to 10 mg/m^3. The minimum sensitivity of detection is 0.001 mg/m^3. The device has a heated tube so that at low temperatures there is no formation of ice inside the pipe. Will it be collecting particles of PM10, PM2.5 or PM1 only depends on the head with nozzles of different diameters. Sampling rate is 1000 l/h. Sample collection time is one hour, but the device has the ability to display the current value of the mass concentration. Automatic methods for collecting airborne particles are not the reference methods.

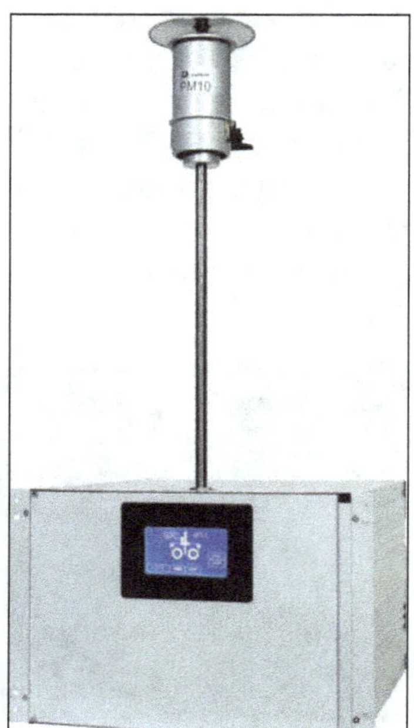

Verewa Beta-Dust Monitor F-701-20.

Manual Methods

Manual method for measuring the mass concentration of particles in the air is gravimetric. Gravimetric method is very strictly defined in the standard 12 341 . That can be used gravimetric method laboratory must have a special room to hold the filter and weighing them. In gravimetric methods filters that are used for collecting samples of air must before and after sampling be specially treated. Filters before sampling must be in a desiccator at a constant temperature of 20 ° C ± 1 ° C and at a relative humidity of 50% ± 5%, for 48 hrs. After 48 hours the filters are weighed on vase sensitivity 1μg, once again returned to the desiccator for 24 hours. After 24 hours, repeat the procedure for weighing the filters and then they are ready for sampling. After re-sampling filters are placed in a desiccator for 48 hours, and weighed after 48 hours. They return back to the desiccator for 24 hours, and after 24 hours they are weighed. Only then the mass concentration of particles for the sampling day can be calculated. Gravimetric method is the reference method for determining the mass concentration of particles in the air. Mass concentrations of particles are shown in mg/m3. The IMROH for the gravimetric method uses two types of devices. Both devices in a small flow and meet the requirements to be a reference.

Sven Leckel Low Volume Sampler LVS3

The machine uses air flow of 2.3 m^3/h. Samples are taken at intervals of 24 hours ± 1 hour. Filters used for sampling are the quartz filters 47 mm in diameter. The device has the option of taking the sample ranged from 1h to 999h; however, norms and laws stipulate that the sample must be taken 24 hours. The device allows you to adjust the flow of 1 m^3/h, 1.6 m^3/h, 2 m^3/h or 2.3 m^3/h. Also the device has a microprocessor to maintain the flow deviation <2%. Filters can be a diameter of 47mm to 50mm. What will be collected particulate fractions (PM10, PM2, 5 or PM1) depends on the head and the nozzle of the device.

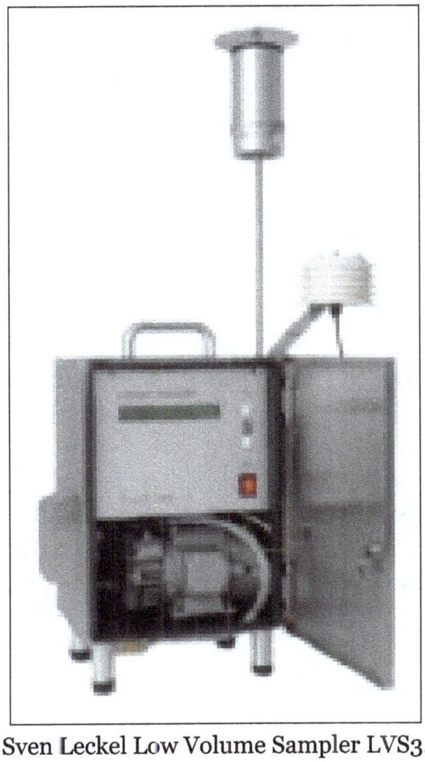

Sven Leckel Low Volume Sampler LVS3.

Sven Leckel Sequential Sampler SEQ47/50

Unlike Sven Leckel Low Volume Sampler LVS3 SEQ47/50 device does not require every day manually changing the filters but it contains a repository of multiple filters (maximum 17). Air flow that supports the 1m³/h, 1.6 m³/h, 2m³/h and 2.3 m³/h. Sampling time can be a between 1h and 168h. Filters can be a diameter of 47 - 50mm. Also the device has separate compartments for storing the sampled filter that is regulating to maintain a constant temperature of 20 °C and relative humidity at 50%. What fraction of particles will also be collected as in previous devices depends on the head and nozzle. By their specifications of the device also meets the standard to be a reference device.

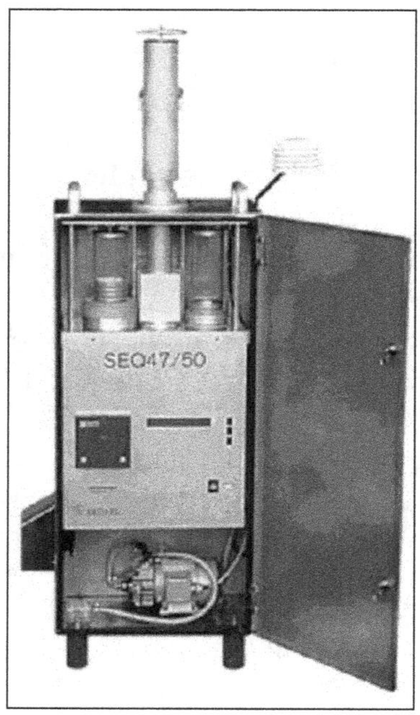

Sven Leckel Sequential Sampler SEQ47/50.

Communication

Communication between devices (analyzers), in most cases is done by using some of the company's application that exists in the market. As each program and they have their advantages and disadvantages.

In most cases, information systems are not located in the same position where there are stations for air quality control so that all data must be sent from the station into the information system if possible using a network cable, or in some cases using the mobile Internet or WIFI.

References

- Air-pollution: climatekids.nasa.gov, Retrieved 12 June, 2020

- Greenhouse-gases, science-air-pollution-286163: britannica.com, Retrieved 17 April, 2020
- What-is-air-quality: conserve-energy-future.com, Retrieved 15 July, 2020
- Computation-of-the-pollutant-standards-index-(psi): haze.gov.sg, Retrieved 04 August, 2020
- Continuous-emission-monitor: k2bw.com, Retrieved 27 January, 2020

2

Indoor Air Quality

Indoor air quality can be defined as the quality of air within and around the buildings and structures. Sources of indoor air pollution include passive smoking, radon, biological pollutants, etc. This chapter closely examines the subject of indoor air quality to provide an extensive understanding of the subject.

Indoor Air Quality (IAQ) refers to the air quality within and around buildings and structures, especially as it relates to the health and comfort of building occupants. Understanding and controlling common pollutants indoors can help reduce your risk of indoor health concerns.

Health effects from indoor air pollutants may be experienced soon after exposure or, possibly, years later.

Immediate Effects

Some health effects may show up shortly after a single exposure or repeated exposures to a pollutant. These include irritation of the eyes, nose, and throat, headaches, dizziness, and fatigue. Such immediate effects are usually short-term and treatable. Sometimes the treatment is simply eliminating the person's exposure to the source of the pollution, if it can be identified. Soon after exposure to some indoor air pollutants, symptoms of some diseases such as asthma may show up, be aggravated or worsened.

The likelihood of immediate reactions to indoor air pollutants depends on several factors including age and preexisting medical conditions. In some cases, whether a person reacts to a pollutant depends on individual sensitivity, which varies tremendously from person to person. Some people can become sensitized to biological or chemical pollutants after repeated or high level exposures.

Certain immediate effects are similar to those from colds or other viral diseases, so it is often difficult to determine if the symptoms are a result of exposure to indoor air pollution. For this reason, it is important to pay attention to the time and place symptoms occur. If the symptoms fade or go away when a person is away from the area, for example, an effort should be made to identify indoor air sources that may be possible causes. Some effects may be made worse by an inadequate supply of outdoor air coming indoors or from the heating, cooling or humidity conditions prevalent indoors.

Long-term Effects

Other health effects may show up either years after exposure has occurred or only after long or repeated periods of exposure. These effects, which include some respiratory diseases, heart disease and cancer, can be severely debilitating or fatal. It is prudent to try to improve the indoor air quality in your home even if symptoms are not noticeable.

While pollutants commonly found in indoor air can cause many harmful effects, there is considerable uncertainty about what concentrations or periods of exposure are necessary to produce specific health problems. People also react very differently to exposure to indoor air pollutants. Further research is needed to better understand which health effects occur after exposure to the average pollutant concentrations found in homes and which occurs from the higher concentrations that occur for short periods of time.

Indoor Air Quality in I-Beam

Indoor air quality (IAQ) in I-BEAM refers to the quality of the air inside buildings as represented by concentrations of pollutants and thermal (temperature and relative humidity) conditions that affect the health, comfort and performance of occupants. Other factors affecting occupants, such as light and noise, are important indoor environmental quality considerations, but are not treated in I-BEAM as core elements of indoor air quality.

Buildings exist to protect people from the elements and to otherwise support human activity. Buildings should not make people sick, cause them discomfort, or otherwise inhibit their ability to perform. How effectively a building functions to support its occupants and how efficiently the building operates to keep costs manageable is a measure of the building's performance.

The growing proliferation of chemical pollutants in consumer and commercial products, the tendency toward tighter building envelopes and reduced ventilation to save energy, and pressures to defer maintenance and other building services to reduce costs have fostered indoor air quality problems in many buildings. Occupant complaints of odors, stale and stuffy air and symptoms of illness or discomfort breed undesirable conflicts between occupants or tenants and building managers. Lawsuits sometimes follow.

If indoor air quality is not well managed on a daily basis, remediation of ensuing problems and/or resolution in court can be extremely costly. So it helps to understand the causes and consequences of indoor air quality and to manage your building to avoid these problems.

Occupant Symptoms Associated with Poor Indoor Air Quality

Human responses to pollutants, climatic factors and other stressors such as noise and light are generally categorized according to the type and degree of responses and the time frame in which they occur. Building managers should be generally familiar with these categories, leaving detailed knowledge to health and safety professionals.

Acute Effects: Acute effects are those that occur immediately (e.g., within 24 hours) after exposure. Chemicals released from building materials may cause headaches, or mold spores may result in itchy eyes and runny noses in sensitive individuals shortly after exposure. Generally, these effects are not long lasting and disappear shortly after exposure ends. However, exposure to some biocontaminants (fungi, bacteria and viruses) resulting from moisture problems, poor maintenance or inadequate ventilation have been known to cause serious, sometimes life threatening respiratory diseases which themselves can lead to chronic respiratory conditions.

Chronic Effects: Chronic effects are long-lasting responses to long term or frequently repeated exposures. Long term exposures to even low concentrations of some chemicals may induce chronic effects. Cancer is the most commonly associated long term health consequence of exposure to indoor air contaminants. For example, long term exposure to the following increases cancer risk:

- Environmental tobacco smoke.
- Radon.
- Asbestos.
- Benzene.

Discomfort: Discomfort is typically associated with climatic conditions but building contaminants may also be implicated. People complain of being too hot or too cold or experience eye, nose or throat irritation because of low humidity. However, reported symptoms can be difficult to interpret. Complaints that the air is "too dry" may result from irritation from particles on the mucous membranes rather than low humidity, or "stuffy air" may mean that the temperature is too warm or there is lack of air movement, or "stale air" may mean that there is a mild but difficult to identify odor. These conditions may be unpleasant and cause discomfort among occupants, but there is usually no serious health implication involved. Absenteeism, work performance and employee morale, however, can be seriously affected when building managers fail to resolve these complaints.

Performance Effects: Significant measurable changes in people's ability to concentrate or perform mental or physical tasks have been shown to result from modest changes in temperature and relative humidity. In addition, recent studies suggest that the similar effects are associated with indoor pollution due to lack of ventilation or the presence of pollution sources. Estimates of performance losses from poor indoor air quality for all buildings suggest a 2-4% loss on average.

Building Associated Illnesses

The rapid emergence of indoor air quality problems and associated occupant complaints have led to terms which describe illnesses or effects particularly associated buildings. These include:

- Sick Building Syndrome.
- Building Related Illness.
- Multiple Chemical Sensitivity.

Sick Building Syndrome (SBS): Sick Building Syndrome (SBS) is a catch-all term that refers to a series of acute complaints for which there is no obvious cause and where medical tests reveal no particular abnormalities. The symptoms display when individuals are in the building but disappear when they leave.

Complaints may include such symptoms as:

- Irritation of the eyes, nose and throat.
- Headache.
- Stuffy nose.
- Mental fatigue.
- Lethargy.
- Skin irritation.

These complaints are often accompanied by non-specific complaints such as the air is stuffy or stale. A single causative agent (e.g., contaminant) is seldom identified and complaints may be resolved when building operational problems and/or occupant activities identified by investigators are corrected. Experience in resolving SBS complaints has led to many of the suggestions for “good practice” found in I-BEAM.

The likely outcomes of SBS problems which are not quickly resolved include:

- Increased absenteeism.
- Reduced work efficiency.
- Deteriorating employee morale.

Building Related Illness (BRI): Building related illness refers to an defined illness with a known causative agent resulting from exposure to the building air. While the causative agent can be chemical (e.g., formaldehyde), it is often biological. Typical sources of biological contaminants are:

- Humidification systems.

- Cooling towers.
- Drain pans or filters.
- Other wet surfaces.
- Water damaged building material.

Symptoms may be specific or mimic symptoms commonly associated with the flu, including fever, chills and cough. Serious lung and respiratory conditions can occur. Common examples of building related illness include:

- Legionnaires' disease.
- Hypersensitivity pneumonitis.
- Humidifier fever.

Multiple Chemical Sensitivity (MCS): It is generally recognized that some persons can be sensitive to particular agents at levels which do not have an observable affect in the general population. In addition, it is recognized that certain chemicals can be sensitizers in that exposure to the chemical at high levels can result in sensitivity to that chemical at much lower levels.

Some evidence suggests that a subset of the population may be especially sensitive to low levels of a broad range of chemicals at levels common in today's home and working environments. This apparent condition has come to be known as multiple chemical sensitivity (MCS).

Persons reported to have MCS apparently have difficulty being in most buildings. There is significant professional disagreement concerning whether MCS actually exists and what the underlying mechanism might be. Building managers may encounter occupants who have been diagnosed with MCS. Resolution of complaints in such circumstances may or may not be possible with the guidance provided in I-BEAM. Responsibility to accommodate such individuals is subject to negotiation and may involve arrangements to work at home or in a different location.

Building Factors affecting Indoor Air Quality

Factors affecting Indoor Climate

The thermal environment (temperature, relative humidity and airflow) are important dimensions of indoor air quality for several reasons.

- Many complaints of poor indoor air may be resolved by simply altering the temperature or relative humidity.
- People that are thermally uncomfortable will have a lower tolerance to other building discomforts.

- The rate at which chemicals are released from building materials is usually higher at higher building temperatures.

Thus, if occupants are too warm, it is also likely that they are being exposed to higher pollutant levels.

Indoor thermal conditions are controlled by the heating, ventilating, and air conditioning (HVAC) system. How well the thermal environment is controlled depends on the design and operating parameters of the system, and on the heat gains and losses in the space being controlled. These gains and losses are principally determined by:

- Indoor sources of heat.
- The heat gains from sunlight.
- The heat exchange through the thermal envelope.
- The outdoor conditions and outdoor air ventilation rate.

Factors affecting Indoor Air Pollution

Much of the building fabric, its furnishings and equipment, its occupants and their activities produce pollution. In a well functioning building, some of these pollutants will be directly exhausted to the outdoors and some will be removed as outdoor air enters the building and replaces the air inside. The air outside may also contain contaminants which will be brought inside in this process. This air exchange is brought about by the mechanical introduction of outdoor air (outdoor air ventilation rate), the mechanical exhaust of indoor air, and the air exchanged through the building envelope (infiltration and exfiltration).

Pollutants inside can travel through the building as air flows from areas of higher atmospheric pressure to areas of lower atmospheric pressure. Some of these pathways are planned and deliberate so as to draw pollutants away from occupants, but problems arise when unintended flows draw contaminants into occupied areas. In addition, some contaminants may be removed from the air through natural processes, as with the adsorption of chemicals by surfaces or the settling of particles onto surfaces. Removal processes may also be deliberately incorporated into the building systems. Air filtration devices, for example, are commonly incorporated into building ventilation systems.

SOURCES OF INDOOR POLLUTION

Indoor Pollution refers to the physical, chemical, and biological characteristics of air in the indoor environment within a home, building, or an institution or commercial facility. Indoor air pollution is a concern in the developed countries, where energy efficiency improvements sometimes make houses relatively airtight, reducing ventilation and raising pollutant levels. Indoor air problems can be subtle and do not always produce easily recognized impacts on health. Different conditions are responsible for indoor air pollution in the rural areas and the urban areas.

In the developing countries, it is the rural areas that face the greatest threat from indoor pollution, where some 3.5 billion people continue to rely on traditional fuels such as firewood, charcoal, and cow-dung for cooking and heating. Concentrations of indoor pollutants in households that burn traditional fuels are alarming. Burning such fuels produces large amount of smoke and other air pollutants in the confined space of the home, resulting in high exposure. Women and children are the groups most vulnerable as they spend more time indoors and are exposed to the smoke. In 1992, the World Bank designated indoor air pollution in the developing countries as one of the four most critical global environmental problems. Daily averages of pollutant level emitted indoors often exceed current WHO guidelines and acceptable levels. Although many hundreds of separate chemical agents have been identified in the smoke from biofuels, the four most serious pollutants are particulates, carbon monoxide, polycyclic organic matter, and formaldehyde. Unfortunately, little monitoring has been done in rural and poor urban indoor environments in a manner that is statistically rigorous.

In urban areas, exposure to indoor air pollution has increased due to a variety of reasons, including the construction of more tightly sealed buildings, reduced ventilation, the use of synthetic materials for building and furnishing and the use of chemical products, pesticides, and household care products. Indoor air pollution can begin within the building or be drawn in from outdoors. Other than nitrogen dioxide, carbon monoxide, and lead, there are a number of other pollutants that affect the air quality in an enclosed space.

- Volatile organic compounds originate mainly from solvents and chemicals. The main indoor sources are perfumes, hair sprays, furniture polish, glues, air fresheners, moth repellents, wood preservatives, and many other products used in the house. The main health effect is the imitation of the eye, nose and throat. In more severe cases there may be headaches, nausea and loss of coordination. In the long term, some of the pollutants are suspected to damage to the liver and other parts of the body.

- Tobacco smoke generates a wide range of harmful chemicals and is known to cause cancer. It is well known that passive smoking causes a wide range of problems to the passive smoker (the person who is in the same room with a smoker and is not himself/herself a smoker) ranging from burning eyes, nose, and throat irritation to cancer, bronchitis, severe asthma, and a decrease in lung function.

- Pesticides, if used carefully and the manufacturers, instructions followed carefully they do not cause too much harm to the indoor air.

- Biological pollutants include pollen from plants, mite, hair from pets, fungi, parasites, and some bacteria. Most of them are allergens and can cause asthma, hay fever, and other allergic diseases.
- Formaldehyde is a gas that comes mainly from carpets, particle boards, and insulation foam. It causes irritation to the eyes and nose and may cause allergies in some people.
- Asbestos is mainly a concern because it is suspected to cause cancer.
- Radon is a gas that is emitted naturally by the soil. Due to modern houses having poor ventilation, it is confined inside the house causing harm to the dwellers.

PASSIVE SMOKING

Passive smoking is the inhalation of smoke, called secondhand smoke (SHS), or environmental tobacco smoke (ETS), by persons other than the intended "active" smoker. It occurs when tobacco smoke enters an environment, causing its inhalation by people within that environment. Exposure to secondhand tobacco smoke causes disease, disability, and death. The health risks of secondhand smoke are a matter of scientific consensus. These risks have been a major motivation for smoke-free laws in workplaces and indoor public places, including restaurants, bars and night clubs, as well as some open public spaces.

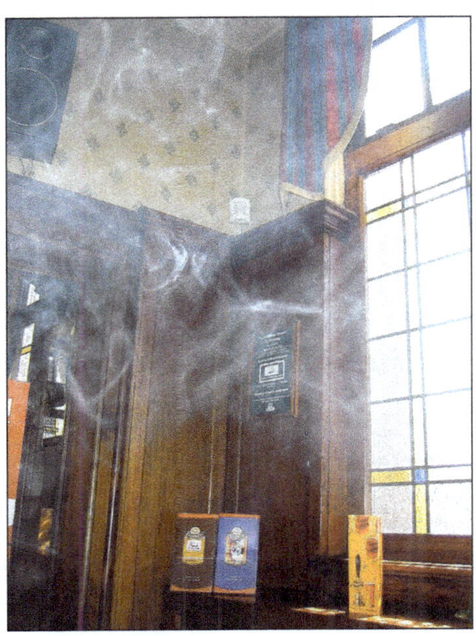

Tobacco smoke in an Irish pub before a smoking ban came into effect on March 29, 2004.

Concerns around secondhand smoke have played a central role in the debate over the harms and regulation of tobacco products. Since the early 1970s, the tobacco industry has viewed public concern over secondhand smoke as a serious threat to its business interests. Harm to bystanders was perceived as a motivator for stricter regulation of tobacco products. Despite the industry's awareness of the harms of secondhand smoke as early as the 1980s, the tobacco industry coordinated a scientific controversy with the purpose of stopping regulation of their products.

Effects

secondhand smoke causes many of the same diseases as direct smoking, including cardiovascular diseases, lung cancer, and respiratory diseases. These diseases include:

- Cancer:
  - General: Overall increased risk; reviewing the evidence accumulated on a worldwide basis, the International Agency for Research on Cancer concluded in 2004 that "Involuntary smoking (exposure to secondhand or 'environmental' tobacco smoke) is carcinogenic to humans."
  - Lung cancer: Passive smoking is a risk factor for lung cancer. In the United States passive smoke is estimated to cause more than 7,000 deaths from lung cancer a year among non-smokers.
  - Breast cancer: The California Environmental Protection Agency concluded in 2005 that passive smoking increases the risk of breast cancer in younger, primarily premenopausal females by 70% and the US Surgeon General has concluded that the evidence is "suggestive," but still insufficient to assert such a causal relationship. In contrast, the International Agency for Research on Cancer concluded in 2004 that there was "no support for a causal relation between involuntary exposure to tobacco smoke and breast cancer in never-smokers." A 2015 meta-analysis found that the evidence that passive smoking moderately increased the risk of breast cancer had become "more substantial than a few years ago."
  - Pancreatic cancer: A 2012 meta-analysis found no evidence that passive smoking was associated with an increased risk of pancreatic cancer.
  - Cervical cancer: A 2015 overview of systematic reviews found that exposure to secondhand smoke increased the risk of cervical cancer.
  - Bladder cancer: A 2016 systematic review and meta-analysis found that secondhand smoke exposure was associated with a significant increase in the risk of bladder cancer.
- Circulatory system: Risk of heart disease, reduced heart rate variability.

  - Epidemiological studies have shown that both active and passive cigarette smoking increase the risk of atherosclerosis.
  - Passive smoking is strongly associated with an increased risk of stroke, and this increased risk is disproportionately high at low levels of exposure.
- Lung problems:
  - Risk of asthma.
  - Risk of chronic obstructive pulmonary disease (COPD)
  - According to a 2015 review, passive smoking may increase the risk of tuberculosis infection and accelerate the progression of the disease, but the evidence remains weak.
  - The majority of studies on the association between secondhand smoke exposure and sinusitis have found a significant association between the two.
- Cognitive impairment and dementia: Exposure to secondhand smoke may increase the risk of cognitive impairment and dementia in adults 50 and over. Children exposed to secondhand smoke show reduced vocabulary and reasoning skills when compared with non-exposed children as well as more general cognitive and intellectual deficits.
- Mental health: Exposure to secondhand smoke is associated with an increased risk of depressive symptoms.
- During pregnancy:
  - Low birth weight.
  - Premature birth: Laws limiting smoking decrease premature births.
  - Stillbirth and congenital malformations in children.
  - Recent studies comparing females exposed to Environmental Tobacco Smoke and non-exposed females, demonstrate that females exposed while pregnant have higher risks of delivering a child with congenital abnormalities, longer lengths, smaller head circumferences, and low birth weight.
- General:
  - Worsening of asthma, allergies, and other conditions. A 2014 systematic review and meta-analysis found that passive smoking was associated with a slightly increased risk of allergic diseases among children and adolescents; the evidence for an association was weaker for adults.
  - Type 2 diabetes. It remains unclear whether the association between passive smoking and diabetes is causal.

- Risk of carrying *Neisseria meningitidis* or *Streptococcus pneumoniae*.
- A possible increased risk of periodontitis.
- Overall increased risk of death in both adults, where it is estimated to kill 53,000 nonsmokers per year, making it the 3rd leading cause of preventable death in the U.S, and in children. The World Health Organization states that passive smoking causes about 600,000 deaths a year, and about 1% of the global burden of disease. As of 2017, passive smoking causes about 900,000 deaths a year, which is about 1/8 of all deaths caused by smoking.
- Skin conditions: A 2016 systematic review and meta-analysis found that passive smoking was associated with a higher rate of atopic dermatitis.

Risk to Children

- Sudden infant death syndrome (SIDS). In his 2006 report, the US Surgeon General concludes: "The evidence is sufficient to infer a causal relationship between exposure to secondhand smoke and sudden infant death syndrome." Secondhand smoking has been estimated to be associated with 430 SIDS deaths in the United States annually.
- Asthma. Secondhand smoke exposure is also associated with an almost doubled risk of hospitalization for asthma exacerbation among children with asthma.
- Lung infections, also including more severe illness with bronchiolitis and bronchitis, and worse outcome, as well as increased risk of developing tuberculosis if exposed to a carrier. In the United States, it is estimated that secondhand smoke has been associated with between 150,000 and 300,000 lower respiratory tract infections in infants and children under 18 months of age, resulting in between 7,500 and 15,000 hospitalizations each year.
- Impaired respiratory function and slowed lung growth.
- Allergies.
- Maternal passive smoking increases the risk of non-syndromic orofacial clefts by 50% among their children.
- Prenatal and childhood passive smoke exposure does not appear to increase the risk of inflammatory bowel disease.
- Learning difficulties, developmental delays, executive function problems, and neurobehavioral effects. Animal models suggest a role for nicotine and carbon monoxide in neurocognitive problems.
- An increase in tooth decay (as well as related salivary biomarkers) has been associated with passive smoking in children.

- Increased risk of middle ear infections.
- Invasive meningococcal disease.
- Maternal exposure to secondhand smoke exposure during pregnancy is associated with an increased risk of neural tube defects.
- Miscarriage: a 2014 meta-analysis found that maternal secondhand smoke exposure increased the risk of miscarriage by 11%.
- Anesthesia complications and some negative surgical outcomes.
- Sleep disordered breathing: Most studies have found a significant association between passive smoking and sleep disordered breathing in children, but further studies are needed to determine whether this association is causal.
- Adverse effects on the cardiovascular system of children.

Evidence

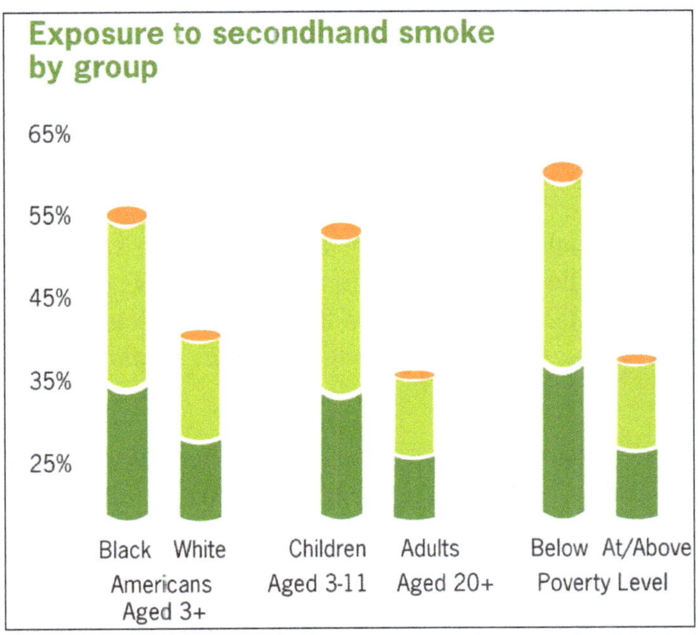

Exposure to secondhand smoke by age, race, and poverty level in the US.

Epidemiological studies show that non-smokers exposed to secondhand smoke are at risk for many of the health problems associated with direct smoking. Most of the research has come from studies of nonsmokers who are married to a smoker. Those conclusions are also backed up by further studies of workplace exposure to smoke.

In 1992, a review estimated that secondhand smoke exposure was responsible for 35,000 to 40,000 deaths per year in the United States in the early 1980s. The absolute risk increase of heart disease due to ETS was 2.2%, while the attributable risk percent was 23%. A 1997 meta-analysis found that secondhand smoke exposure increased the risk of heart disease by a quarter, and two 1999 meta-analyses reached similar conclusions.

Evidence shows that inhaled sidestream smoke, the main component of secondhand smoke, is about four times more toxic than mainstream smoke. This fact has been known to the tobacco industry since the 1980s, though it kept its findings secret. Some scientists believe that the risk of passive smoking, in particular the risk of developing coronary heart diseases, may have been substantially underestimated.

In 1997, a meta-analysis on the relationship between secondhand smoke exposure and lung cancer concluded that such exposure caused lung cancer. The increase in risk was estimated to be 24% among non-smokers who lived with a smoker. In 2000, Copas and Shi reported that there was clear evidence of publication bias in the studies included in this meta-analysis. They further concluded that after correcting for publication bias, and assuming that 40% of all studies are unpublished, this increased risk decreased from 24% to 15%. This conclusion has been challenged on the basis that the assumption that 40% of all studies are unpublished was "extreme". In 2006, Takagi et al. reanalyzed the data from this meta-analysis to account for publication bias and estimated that the relative risk of lung cancer among those exposed to secondhand smoke was 1.19, slightly lower than the original estimate. A 2000 meta-analysis found a relative risk of 1.48 for lung cancer among men exposed to secondhand smoke, and a relative risk of 1.16 among those exposed to it at work. Another meta-analysis confirmed the finding of an increased risk of lung cancer among women with spousal exposure to secondhand smoke the following year. It found a relative risk of lung cancer of 1.29 for women exposed to secondhand smoke from their spouses. A 2014 meta-analysis noted that "the association between exposure to secondhand smoke and lung cancer risk is well established."

A minority of epidemiologists have found it hard to understand how secondhand smoke, which is more diluted than actively inhaled smoke, could have an effect that is such a large fraction of the added risk of coronary heart disease among active smokers. One proposed explanation is that secondhand smoke is not simply a diluted version of "mainstream" smoke, but has a different composition with more toxic substances per gram of total particulate matter. Passive smoking appears to be capable of precipitating the acute manifestations of cardio-vascular diseases (atherothrombosis) and may also have a negative impact on the outcome of patients who suffer acute coronary syndromes.

In 2004, the International Agency for Research on Cancer (IARC) of the World Health Organization (WHO) reviewed all significant published evidence related to tobacco smoking and cancer. It concluded:

> These meta-analyses show that there is a statistically significant and consistent

> association between lung cancer risk in spouses of smokers and exposure to second-hand tobacco smoke from the spouse who smokes. The excess risk is of the order of 20% for women and 30% for men and remains after controlling for some potential sources of bias and confounding.

Subsequent meta-analyses have confirmed these findings.

The National Asthma Council of Australia cites studies showing that secondhand smoke is probably the most important indoor pollutant, especially around young children:

- Smoking by either parent, particularly by the mother, increases the risk of asthma in children.
- The outlook for early childhood asthma is less favourable in smoking households.
- Children with asthma who are exposed to smoking in the home generally have more severe disease.
- Many adults with asthma identify ETS as a trigger for their symptoms.
- Doctor-diagnosed asthma is more common among non-smoking adults exposed to ETS than those not exposed. Among people with asthma, higher ETS exposure is associated with a greater risk of severe attacks.

In France, exposure to secondhand smoke has been estimated to cause between 3,000 and 5,000 premature deaths per year, with the larger figure cited by Prime Minister Dominique de Villepin during his announcement of a nationwide smoke-free law: "That makes more than 13 deaths a day. It is an unacceptable reality in our country in terms of public health."

There is good observational evidence that smoke-free legislation reduces the number of hospital admissions for heart disease.

Risk Level

The International Agency for Research on Cancer of the World Health Organization concluded in 2004 that there was sufficient evidence that secondhand smoke caused cancer in humans. Those who work in environments where smoke is not regulated are at higher risk. Workers particularly at risk of exposure include those in installation repair and maintenance, construction and extraction, and transportation.

The US Surgeon General, in his 2006 report, estimated that living or working in a place where smoking is permitted increases the non-smokers' risk of developing heart disease by 25–30% and lung cancer by 20–30%. In the U.S., smokers that have not quit successfully have a risk of lung cancer about 20 times higher than that of never smokers.

Biomarkers

Environmental tobacco smoke can be evaluated either by directly measuring tobacco smoke pollutants found in the air or by using biomarkers, an indirect measure of exposure. Carbon monoxide monitored through breath, nicotine, cotinine, thiocyanates, and proteins are the most specific biological markers of tobacco smoke exposure. Biochemical tests are a much more reliable biomarker of secondhand smoke exposure than surveys. Certain groups of people are reluctant to disclose their smoking status and exposure to tobacco smoke, especially pregnant women and parents of young children. This is due to their smoking being socially unacceptable. Also, it may be difficult for individuals to recall their exposure to tobacco smoke.

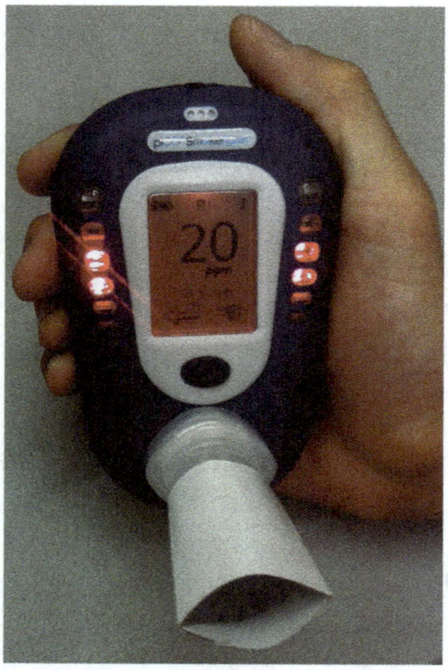

Breath CO monitor displaying carbon monoxide concentration of an exhaled breath sample (in ppm) with corresponding percent concentration of carboxyhemoglobin.

A 2007 study found a positive correlation between secondhand tobacco smoke exposure and concentrations of nicotine and/or biomarkers of nicotine in the body. Significant biological levels of nicotine from secondhand smoke exposure were equivalent to nicotine levels from active smoking and levels that are associated with behaviour changes due to nicotine consumption.

Cotinine

Cotinine, the metabolite of nicotine, is a biomarker of secondhand smoke exposure. Typically, cotinine is measured in the blood, saliva, and urine. Hair analysis has recently become a new, noninvasive measurement technique. Cotinine accumulates in hair during hair growth, which results in a measure of long-term, cumulative exposure to tobacco smoke. Urinary cotinine levels have been a reliable biomarker of tobacco exposure and have been used as a reference in many epidemiological studies. However, cotinine levels found in the urine reflect exposure only over the preceding 48 hours. Cotinine levels of the skin, such as the hair and nails, reflect tobacco exposure over the previous three months and are a more reliable biomarker.

Carbon Monoxide (CO)

Carbon monoxide monitored via breath is also a reliable biomarker of secondhand smoke exposure as well as tobacco use. With high sensitivity and specificity, it not only provides an accurate measure, but the test is also non-invasive, highly reproducible, and low in cost. Breath CO monitoring measures the concentration of CO in an exhalation in parts per million, and this can be directly correlated to the blood CO concentration (carboxyhemoglobin). Breath CO monitors can also be used by emergency services to identify patients who are suspected of having CO poisoning.

Pathophysiology

A 2004 study by the International Agency for Research on Cancer of the World Health Organization concluded that non-smokers are exposed to the same carcinogens as active smokers. Sidestream smoke contains more than 4,000 chemicals, including 69 known carcinogens. Of special concern are polynuclear aromatic hydrocarbons, tobacco-specific N-nitrosamines, and aromatic amines, such as 4-aminobiphenyl, all known to be highly carcinogenic. Mainstream smoke, sidestream smoke, and secondhand smoke contain largely the same components, however the concentration varies depending on type of smoke. Several well-established carcinogens have been shown by the tobacco companies' own research to be present at higher concentrations in sidestream smoke than in mainstream smoke.

Secondhand smoke has been shown to produce more particulate-matter (PM) pollution than an idling low-emission diesel engine. In an experiment conducted by the Italian National Cancer Institute, three cigarettes were left smoldering, one after the other, in a 60 m^3 garage with a limited air exchange. The cigarettes produced PM pollution exceeding outdoor limits, as well as PM concentrations up to 10-fold that of the idling engine.

Secondhand tobacco smoke exposure has immediate and substantial effects on blood and blood vessels in a way that increases the risk of a heart attack, particularly in people already at risk. Exposure to tobacco smoke for 30 minutes significantly reduces coronary flow velocity reserve in healthy nonsmokers. secondhand smoke is also associated with impaired vasodilation among adult nonsmokers. secondhand smoke exposure also affects platelet function, vascular endothelium, and myocardial exercise tolerance at levels commonly found in the workplace.

Pulmonary emphysema can be induced in rats through acute exposure to sidestream tobacco smoke (30 cigarettes per day) over a period of 45 days. Degranulation of mast cells contributing to lung damage has also been observed.

The term "third-hand smoke" was recently coined to identify the residual tobacco smoke contamination that remains after the cigarette is extinguished and secondhand smoke has cleared from the air. Preliminary research suggests that by-products of third-hand smoke may pose a health risk, though the magnitude of risk, if any, remains unknown. In October 2011, it was reported that Christus St. Frances Cabrini Hospital in Alexandria, Louisiana would seek to eliminate third-hand smoke beginning in July 2012, and that employees whose clothing smelled of smoke would not be allowed to work. This prohibition was enacted because third-hand smoke poses a special danger for the developing brains of infants and small children.

In 2008, there were more than 161,000 deaths attributed to lung cancer in the United States. Of these deaths, an estimated 10% to 15% were caused by factors other than first-hand smoking; equivalent to 16,000 to 24,000 deaths annually. Slightly more than half of the lung cancer deaths caused by factors other than first-hand smoking were found in nonsmokers. Lung cancer in non-smokers may well be considered one of the most common cancer mortalities in the United States. Clinical epidemiology of lung cancer has linked the primary factors closely tied to lung cancer in non-smokers as exposure to secondhand tobacco smoke, carcinogens including radon, and other indoor air pollutants.

RADON

A variety of contaminants can affect the quality of indoor air and the health of the people who inhabit that space. One serious source of indoor air pollution is radon. Radon is a dense, colorless, odorless noble gas that occurs naturally in the soil as the product of the radioactive decay of radium; it is a decay product of uranium and thorium, which occur naturally in the Earth's crust. Radon is an invisible, radioactive atomic gas that results from the radioactive decay of radium, which may be found in rock formations beneath buildings or in certain building materials themselves. Radon is probably the most pervasive serious hazard for indoor air in the world, and is responsible for tens of thousands of deaths from lung cancer each year. Radon is measured in picocuries per liter of air (pCi/L), a measurement of radioactivity.

Sources of Radon

There are three main sources of indoor radon: the geological substratum, building materials used in dwelling, and tap water. Therefore, it is evident that contamination may occur either through the soil-air interface or directly at the water interface.

Soil: The main contributor of radon is the soil, and up to 10 percent of it is emancipated in the atmosphere, where it may travel for long distances. Hazards affiliated with radon submission are assessed by radiometric surveys in the mapping of areas of high radon concentrations. The radon gas originates from soils and amasses in small building areas. Measurements take into account radon gas concentration itself as well as soil permeability. The European Commission in 1990 recommended the reference levels of 400 Bq/m³ and of 200 Bq/m³ for prevailing and subsequent buildings respectively.

^{222}Rn levels inside a structure closely correspond with the Uranium content of the latent strata. Vital contributors to the radon content of indoor-air are bedrocks such as granite, clay and carbonated rocks. Figure showed the Uranium exposure based on different kinds of bedrock.

Additionally, karstic limestone formations can also serve as a means of radon travel into structures, irrespective of the fact that they are highly fractured. Therefore, the ground is the significant source of radon in buildings. Basements are more exposed to radon elements due to their limited ventilation and closer contact with the ground as collated to other parts of the building. Several researchers have confirmed that there is a strong relationship between uranium concentration in the soil and the level of indoor radon concentration.

Construction materials: Another crucial source of indoor radon is the building materials. This happens particularly when granite rocks are utilized, as in the case of Galicia in Spain, which has the highest mean radon concentrations measured at 118 Bq/m³, which is double the average concentration in Spain as a whole, due to its geologically fractured soil a study done in the UK in 2007 exhibited that the content of radon in building materials leads to a heightened level of radon in many houses. Additionally, it is eminent from a further study that pores and cracks in concrete blocks may also amplify exposure to radon. Figure is shows the main entrance routs for radon at home where A is pointing to a crash in concrete slabs; B is showing empty point behind block veneer walls that stand on hollow; C is showing openings in concrete blocks; D is showing floor and wall junctions; E is soil; F is drain from open sump; G, mortar joints; J, building materials, such as some rock; K, water (from some wells).

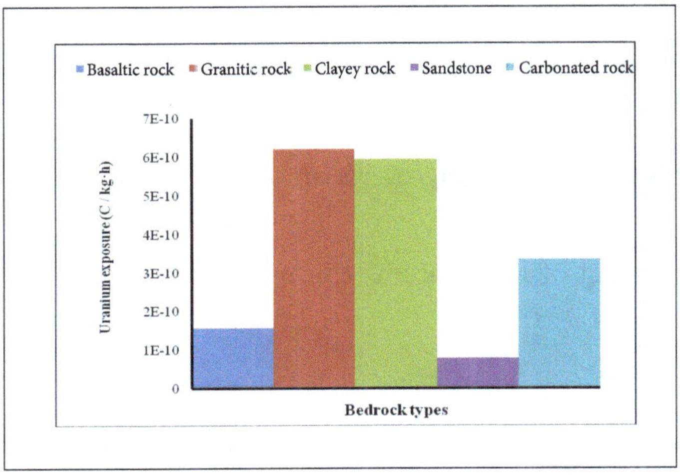

Uranium exposure based on different kinds of bedrock.

Diverse studies to examine the sources of radon exposure have been conducted across the globe. As a matter of fact, the existence of radon in tap water raised the levels of indoor radon vulnerability by 100 Bq/m³. The data collected recently have been contrasted to show that spas and thermal baths have become the major sources of waterborne exposure. However, water and spas are not the only predominant sources of exposure. Depending on the lithology and altitude of structures, indoor radon levels also differ. The study substantiates the concept that there exists a linear correlation between indoor radon concentration and outer altitude.

Radon Transport Mechanism

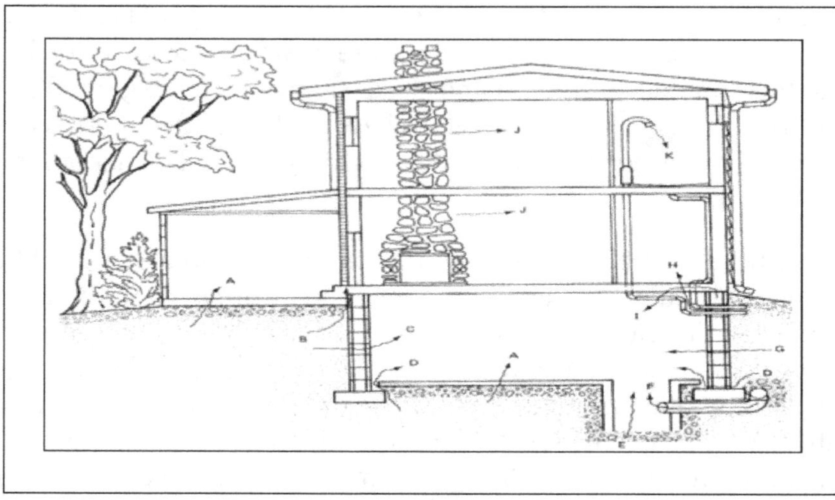

Main entrance points for radon in home.

Porous and isotropic sand play important roles in radon transportation to building material. First, diffusive transport where the movement of radon will be based on differences in radon concentration is considered as main processes to be exposed to radon atoms that are available in sand over the walls in houses. Secondly, the movement of radon atoms by wind blooms which is called advective transport. Advective transport mechanism allows radon to enter the building through porous media for example, porous concrete made from sand. In addition, it plays an important role to transport radon atoms from soil further to buildings and living areas. Figure demonstrates radon transport mechanism the ΔC= change in radon concentration and ΔP= change in pressure.

The diffusive movement of radon atoms can be described by Fick's law equation of diffusion:

$$j = -Dm \cdot \nabla Ca$$

Where j is flux ($Bqm^{-2} s^{-1}$), ∇Ca is change in radon concentration (Bqm^{-4}) and Dm is the coefficient for the molecular diffusion ($m^2 \cdot s^{-1}$).

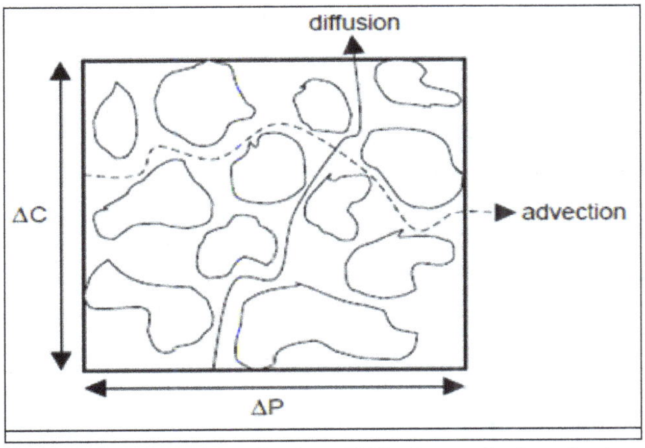

Radon transport mechanism (diffusion and advection).

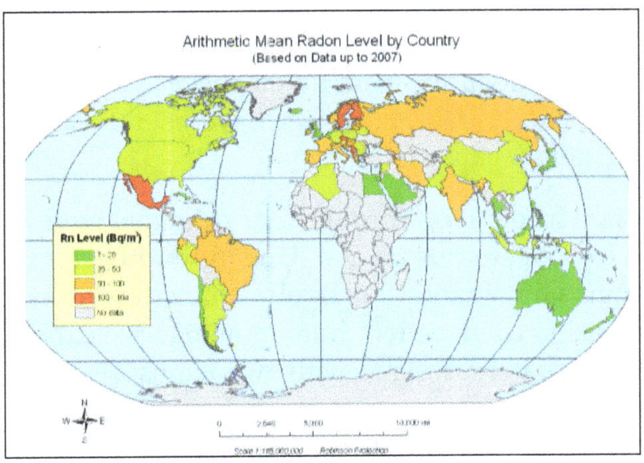

Radon level by country.

Geological and Climatological Aspects

The World Health Organization (WHO) has developed a survey to measures the concentration of radon around the world based on the data collected Figure showed the radon concentration around the world. The map showed that the level of radon in The Kingdom of Saudi Arabia is around 7-50 Bq/m^3, while it increases in Europe and America to the range of 20-104 Bq/m^3.

There is a strong relation between geological and climatological features with radon level in air. A study conducted showed that there are some differences in radon concentration in seasonal and daily prospective. The study showed that there is an inverse correlation between outdoor air temperature and radon level in air, in which radon level is higher in the early morning with gradual decrease till the noon. In addition, the study recorded higher level in winter comparing to summer linked with an inverse correlation with rainfall.

In general, several studies conducted in this field proved the association between radon concentrations and geological factors. The concentration of indoor radon in Cambrian to Lower Devonian found to be high and medium due to bedrock type soil while in Jurassic showed medium level.

Impacts of Radon Pollution

Radon health impact: Besides smoking, the World Health Organization reported that radon is the leading lung cancer cause accounting for up to 14 percent of cases globally. Every year, Canada associates about 3,000 deaths with exposure to radon. The United States Environmental Protection Agency (2016) estimates that about 21,000 people die from lung cancer associated with exposure to radon. In the United Kingdom, a study by Gray et al. showed that approximately 1,100 deaths are linked to exposure to radon. Exposure to radon even in small quantities could cause lung cancer. However, there exists no evidence providing the minimum exposure level that is acceptable without posing risk. Altogether, numerous smokers who might not have contracted lung cancer might suffer from lung cancer due to exposure to radon. This is because cigarette smoking and lung cancer have been found to have a synergistic relationship as a lung cancer cause.

Humans suffer exposure from radon through four principal methods. These include ingestion, inhalation, injection, or absorption. Upon groundwater percolating via uranium-rich rocks, it contains huge radon gas levels, which the public then ingests through drinking water. In addition to ingestion, human beings are exposed to radon through inhalation. Thus, groundwater presents with two exposure pathways. These include inhaling air containing radon that groundwater releases and drinking water. However, rock and topsoil beneath the ground are considered the main sources of human exposure to radon-progeny in homes. Population exposure to radon normally happens indoors. This is particularly common in small dwelling spaces although the exposure level differs by location. This variation in levels depends on building construction materials, ventilation, geological elements, and the atmospheric conditions indoors. Radon gas levels can accumulate indoors particularly at the lower building levels.

The spontaneous decay of radon atoms into radioactive atoms causes the release of radioactive atoms. These atoms are popularly known as radon progeny. Upon inhalation, radon's radioactive decay products could stick to the cells that line up in the lungs. This exposes the bronchial epithelial cells, which are quite sensitive, to alpha radiation. This exposure has the potential to trigger lung cancer. On the other hand, inhaling high levels of radon can trigger mutation of the DNA (Deoxyribonucleic Acid) being a radioactivity source. This increases cancer risk through deposition of decay products within the epithelium of the lungs.

It is noteworthy that inhalation of high concentration levels of radon for long periods is what poses a greater risk to lung cancer. Radon is nearly exhaled completely after being inhaled because it has a long half-life of about 3.82 days and is an inert gas. On the other hand, its progenies and especially its electrically charged daughters, 214Po and 218Po have short half-life can attach to particles of smoke or dust in indoor air. The inhalation of these particles causes their movement to the lungs. It is upon decay that they irradiate the tissue damaging cells to increase the risk of getting lung cancer. The lung cancer fraction associated with radon indoor pollution ranges from 3 to 14 percent. This percentage depends on the average concentration of radon within the concerned country and the methods of calculation.

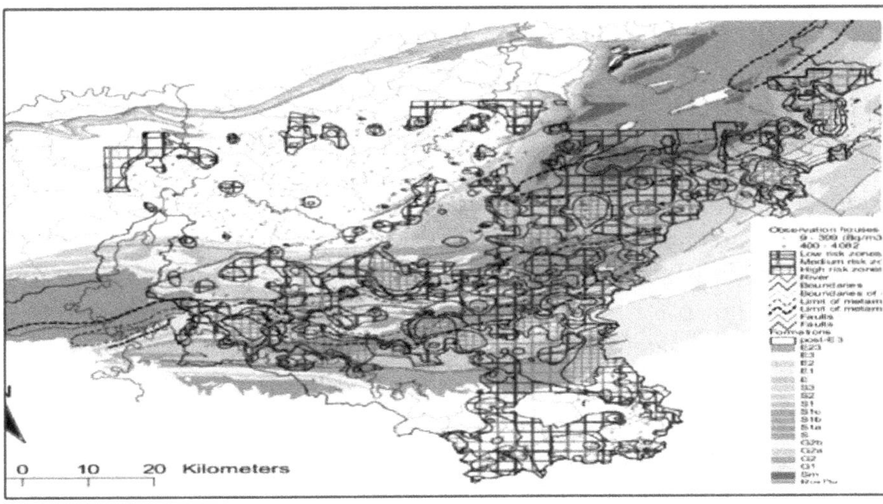

The concentration of radon in Belgium.

Globally, numerous epidemiological research studies estimating the relationship between lung cancer and in-house exposure to radon in general populations have been completed. Nonetheless, the evidence about the link between residential exposure to radon and the risk of getting lung cancer is not conclusive. A fair summary of these studies has been presented in the three meta-analyses completed by Zhang et al., Pavia et al., and Lubin et al. in three different decades. In all these three meta-analyses, a significant positive relationship between lung cancer risk and radon indoor. More recently, the meta-analysis by Garzillo et al. focused on case-control studies only to ensure larger global coverage. The findings showed evidence of strong correlation between residential radon exposure and increased lung cancer risk.

Mitigation Measures

Various authors (Lichtenstein et al., WHO and Larsson et al.) have discussed different approaches for reducing radon and mitigating its effects. However, the WHO (2009) Handbook contains a summary of six protection measures against radon. These include active and passive depressurization of the soil, surface sealing, membranes and barriers, and ventilating occupied and unoccupied spaces. After analyzing various measures, the most effective standalone measure for preventing radon within airtight constructions is the installation of active subslab systems of depressurization.

On the other hand, some researchers have shown that the failure rate of radon -proof membranes is worryingly high. This is because such radon-proof membranes often result in levels of radon that exceed the level of action. Thus, Pacheco Torgal et al. recommended ensuring that the radon barrier is adequately airtight at the building ground. This is achievable by making sure that feedthrough and joints are airtight and avoiding perforations. Similar to this recommendation, Arvela et al. details the inclusion of elastic sealants and bitumen felt together with perforated pipe to lower the pressure of radon as a means to ensure such air tightness. In addition, Arvela et al. indicated that the use of sub-slab piping coupled with an operating fan is efficient in preventing radon. This is because about 80 percent of the houses that had sub-slab piping and operating fans recorded concentration levels of radon below the 200 Bq/ m^3 action levels.

Groves Kirkby et al. found that using the traditional sump technology alongside fans for remediation after construction was considerably effective in lowering the concentrations of radon on the one hand. On the other hand, installing radon-barrier membranes at construction did not offer enough protection from radon throughout. Specifically, this failed to lower the concentration levels of internal radon to less than the 200 Bq/ m^3 thresholds. However, Abdelouhab et al. showed that Soil Depressurization Systems (SDS) is quite effective in lowering the concentrations of radon. However, mechanical SDS costs more than passive SDS.

The removal of fine particulates from air has also been discussed as a radon protection and reduction method. In an early study it has been demonstrated that air cleaners had the capacity to reduce radon Decay Products (RDP) by between 72 and 89 percent. Later on, Yasouka et al. showed that an air cleaner with filtration and one that has both filtration and carbon filter reduced RDP significantly. According to Larsso et al., mechanical filtration that involves the use of console or portable air cleaning is also a viable option with potential for reducing exposure to radon. This argument is in line with the findings by Hinds et al., which showed that using a console fan reduced RDP by up to 64 percent whereas using ceiling fans achieved a 54 percent RDP reduction.

In a recent study, Blanco Rodríguez et al. described the process of implementing systems to militate against radon in a radioactivity laboratory. They chose the positive ventilation solution, which comprised two fans blowing filtered, fresh air into the room where measurement was performed. They followed the approach of pressurizing to hinder the entry of radon and dilute it, as used by Sciyyer et al. They also installed air condition to work with the fans to enable the reduction of radon concentration and allow for repeat of conditions for the measurements. This resulted in a 76 percent reduction of radon concentration rendering enhanced positive ventilation a viable method for preventing exposure to radon through dilution and reduction. 4 gaps and areas of further research.

It is clear that there are shortages and gaps in the research on radon in the several areas around the world such as The Gulf Countries Council (GCC). For instance, studies such as measurement of radon concentration in residential buildings and homes need to be conducted to measure the actual level of radon in those areas. In addition, a study conducted by Iglesias et al. showed that tap water is major sources of radon; hence it is of critical importance that radon concentration in tap water should be evaluated. Furthermore, the exposure of radon at work or work-related radon exposure needs to be assessed. Over all, in the future studies it will be important to focus on the radon contaminated food and assess the relation between human exposures through contaminated food.

There appears to contentions over the most effective approaches towards preventing or mitigating radon. However, the use of Soil Depressurization Systems whether passive or mechanical and the positive ventilation approaches seem to be the most preferred. Yet, as the study by Blanco Rodríguez et al. shows, there is still room for advancing these two approaches. Evidently, all the research conducted on mitigating radon has been in the Western context. This means that the findings of such places are not generalizable or readily applicable to other geographic zones such as the Gulf region. This is because the concentration levels and density of radon have been shown to be affected by geological zoning and weather, which differ by location, as shown in this review. Although several radon mitigation measures have been fronted in literature, passive SDS and positive ventilation were found to be the most commonly used methods. The findings remain inconclusive as to the extent of effectiveness of the mitigation measures. Further research especially in the Gulf region is necessary to help contain its effects on public health.

VOLATILE ORGANIC COMPOUND

Volatile organic compounds (VOCs) are organic chemicals that have a high vapor pressure at ordinary room temperature. Their high vapor pressure results from a low boiling point, which causes large numbers of molecules to evaporate or sublimate from the liquid or solid form of the compound and enter the surrounding air, a trait known as volatility. For example, formaldehyde, which evaporates from paint and releases from materials like resin, has a boiling point of only −19 °C (−2 °F).

VOCs are numerous, varied, and ubiquitous. They include both human-made and naturally occurring chemical compounds. Most scents or odors are of VOCs. VOCs play an important role in communication between plants, and messages from plants to animals. Some VOCs are dangerous to human health or cause harm to the environment. Anthropogenic VOCs are regulated by law, especially indoors, where concentrations are the highest. Harmful VOCs typically are not acutely toxic, but have compounding long-term health effects. Because the concentrations are usually low and the symptoms slow to develop, research into VOCs and their effects is difficult.

Biologically Generated VOCs

Not counting methane, biological sources emit an estimated 1150 teragrams of carbon per year in the form of VOCs. The majority of VOCs are produced by plants, the main compound being isoprene. The remainder are produced by animals and microbes. Microbial volatile organic compounds (mVOCs) can also be beneficial, when used to control plant pathogens, for instance.

The strong odor emitted by many plants consists of green leaf volatiles, a subset of VOCs. Emissions are affected by a variety of factors, such as temperature, which determines rates of volatilization and growth, and sunlight, which determines rates of biosynthesis. Emission occurs almost exclusively from the leaves, the stomata in particular. A major class of VOCs is terpenes, such as myrcene. Providing a sense of scale, a forest 62,000 km^2 in area (the US state of Pennsylvania) is estimated to emit 3,400,000 kilograms of terpenes on a typical August day during the growing season. VOCs should be a factor in choosing which trees to plant in urban areas. Induction of genes producing volatile organic compounds, and subsequent increase in volatile terpenes has been achieved in maize using (Z)-3-Hexen-1-ol and other plant hormones.

Anthropogenic Sources

Anthropogenic sources emit about 142 teragrams of carbon per year in the form of VOCs.

Specific Components

Paints and Coatings

A major source of man-made VOCs are coatings, especially paints and protective coatings. Solvents are required to spread a protective or decorative film. Approximately 12 billion litres of paints are produced annually. Typical solvents are aliphatic hydrocarbons, ethyl acetate, glycol ethers, and acetone. Motivated by cost, environmental concerns, and regulation, the paint and coating industries are increasingly shifting toward aqueous solvents.

Chlorofluorocarbons and Chlorocarbons

Chlorofluorocarbons, which are banned or highly regulated, were widely used cleaning products and refrigerants. Tetrachloroethene is used widely in dry cleaning and by industry.

Fossil Fuels

The use of fossil fuels produces VOC's either directly as products (e.g., gasoline) or indirectly as byproducts (e.g., automobile exhaust gas).

Benzene

One VOC that is a known human carcinogen is benzene, which is a chemical found in environmental tobacco smoke, stored fuels, and exhaust from cars. Benzene also has natural sources such as volcanoes and forest fires. It is frequently used to make other chemicals in the production of plastics, resins, and synthetic fibers. Benzene evaporates into the air quickly and the vapor of benzene is heavier than air allowing the compound to sink into low-lying areas. Benzene has also been known to contaminate food and water and if digested can lead to vomiting, dizziness, sleepiness, rapid heartbeat, and at high levels, even death may occur.

Methylene Chloride

Methylene chloride can be found in adhesive removers and aerosol spray paints. In the human body, methylene chloride is metabolized to carbon monoxide. If a product that contains methylene chloride needs to be used the best way to protect human health is to use the product outdoors. If it must be used indoors, proper ventilation will help to keep exposure levels down. In the United States, methylene chloride is listed as exempt from VOC status.

Perchloroethylene

Perchloroethylene is a volatile organic compound that has been linked to causing cancer in animals. It is also suspected to cause many of the breathing related symptoms of exposure to VOCs. Perchloroethylene is used mostly in dry cleaning. While dry cleaners recapture perchloroethylene in the dry cleaning process to reuse it, some environmental release is unavoidable.

MTBE

MTBE was banned in certain states in the US around 2004 in order to limit further contamination of drinking water aquifers (groundwater) primarily from leaking underground gasoline storage tanks where MTBE was used as an octane booster and oxygenated-additive.

Formaldehyde

Many building materials such as paints, adhesives, wall boards, and ceiling tiles slowly emit formaldehyde, which irritates the mucous membranes and can make a person irritated and uncomfortable. Formaldehyde emissions from wood are in the range of 0.02–0.04 ppm. Relative humidity within an indoor environment can also affect the emissions of formaldehyde. High relative humidity and high temperatures allow more vaporization of formaldehyde from wood-materials.

Indoor Air

Since many people spend much of their time indoors, long-term exposure to VOCs in the indoor environment can contribute to sick building syndrome. In offices, VOC results from new furnishings, wall coverings, and office equipment such as photocopy machines, which can off-gas VOCs into the air. Good ventilation and air-conditioning systems are helpful at reducing VOCs in the indoor environment. Studies also show that relative leukemia and lymphoma can increase through prolonged exposure of VOCs in the indoor environment.

In the United States, there are two standardized methods for measuring VOCs, one by the National Institute for Occupational Safety and Health (NIOSH) and another by OSHA. Each method uses a single component solvent; butanol and hexane cannot be sampled, however, on the same sample matrix using the NIOSH or OSHA method.

The aromatic VOC compound benzene, emitted from exhaled cigarette smoke, is labeled as carcinogenic and is ten times higher in smokers than in nonsmokers.

EPA has found concentrations of VOCs in indoor air to be 2 to 5 times greater than in outdoor air and sometimes far greater. During certain activities indoor levels of VOCs may reach 1,000 times that of the outside air. Studies have shown that individual VOC emissions by themselves are not that high in an indoor environment, but the indoor total VOC (TVOC) concentrations can be up to five times higher than the VOC outdoor levels. New buildings especially, contribute to the highest level of VOC off-gassing in an indoor environment because of the abundant new materials generating VOC particles at the same time in such a short time period. In addition to new buildings, many consumer products emit VOCs, therefore the total concentration of VOC levels is much greater within the indoor environment.

VOC concentration in an indoor environment during winter is three to four times higher than the VOC concentrations during the summer. High indoor VOC levels are attributed to the low rates of air exchange between the indoor and outdoor environment as a result of tight-shut windows and the increasing use of humidifiers.

Indoor Air Quality Measurements

Measurement of VOCs from the indoor air is done with sorption tubes e. g. Tenax (for VOCs and SVOCs) or DNPH-cartridges (for carbonyl-compounds) or air detector. The VOCs adsorb on these materials and are afterwards desorbed either thermally (Tenax) or by elution (DNPH) and then analyzed by GC-MS/FID or HPLC. Reference gas mixtures are required for quality control of these VOC-measurements. Furthermore, VOC emitting products used indoors, e. g. building products and furniture, are investigated in emission test chambers under controlled climatic conditions. For quality control of these measurements round robin tests are carried out, therefore reproducibly emitting reference materials are ideally required.

Regulation of Indoor VOC Emissions

In most countries, a separate definition of VOCs is used with regard to indoor air quality that comprises each organic chemical compound that can be measured as follows: adsorption from air on Tenax TA, thermal desorption, gas chromatographic separation over a 100% nonpolar column (dimethylpolysiloxane). VOC (volatile organic compounds) are all compounds that appear in the gas chromatogram between and including *n*-hexane and *n*-hexadecane. Compounds appearing earlier are called VVOC (very volatile organic compounds); compounds appearing later are called SVOC (semi-volatile organic compounds).

France, Germany, and Belgium have enacted regulations to limit VOC emissions from commercial products, and industry has developed numerous voluntary ecolabels and rating systems, such as EMICODE, M1, Blue Angel and Indoor Air Comfort In the United States, several standards exist; California Standard CDPH Section 01350 is the most common one. These regulations and standards changed the marketplace, leading to an increasing number of low-emitting products.

Health Risks

Respiratory, allergic, or immune effects in infants or children are associated with man-made VOCs and other indoor or outdoor air pollutants.

Some VOCs, such as styrene and limonene, can react with nitrogen oxides or with ozone to produce new oxidation products and secondary aerosols, which can cause sensory irritation symptoms. VOCs contribute to the formation of Tropospheric ozone and smog.

Health effects include eye, nose, and throat irritation; headaches, loss of coordination, nausea; and damage to the liver, kidney, and central nervous system. Some organics can cause cancer in animals; some are suspected or known to cause cancer in humans. Key signs or symptoms associated with exposure to VOCs include conjunctival irritation, nose and throat discomfort, headache, allergic skin reaction, dyspnea, declines in serum cholinesterase levels, nausea, vomiting, nose bleeding, fatigue, dizziness.

The ability of organic chemicals to cause health effects varies greatly from those that are highly toxic, to those with no known health effects. As with other pollutants, the extent and nature of the health effect will depend on many factors including level of exposure and length of time exposed. Eye and respiratory tract irritation, headaches, dizziness, visual disorders, and memory impairment are among the immediate symptoms that some people have experienced soon after exposure to some organics. At present, not much is known about what health effects occur from the levels of organics usually found in homes. Many organic compounds are known to cause cancer in animals; some are suspected of causing, or are known to cause, cancer in humans.

Reducing Exposure

To reduce exposure to these toxins, one should buy products that contain Low-VOCs or No VOCs. Only the quantity which will soon be needed should be purchased, eliminating stockpiling of these chemicals. Use products with VOCs in well ventilated areas. When designing homes and buildings, design teams can implement the best possible ventilation plans, call for the best mechanical systems available, and design assemblies to reduce the amount of infiltration into the building. These methods will help improve indoor air quality, but by themselves they cannot keep a building from becoming an unhealthy place to breathe.

Limit Values for VOC Emissions

Limit values for VOC emissions into indoor air are published by AgBB, AFSSET, California Department of Public Health, and others. These regulations have prompted several companies in the paint and adhesive industries to adapt with VOC level reductions their products. VOC labels and certification programs may not properly assess all of the VOCs emitted from the product, including some chemical compounds that may be relevant for indoor air quality. Each ounce of colorant added to tint paint may contain between 5 and 20 grams of VOCs. A dark color, however, could require 5-15 ounces of colorant, adding up to 300 or more grams of VOCs per gallon of paint.

Chemical Fingerprinting

The exhaled human breath contains a few thousand volatile organic compounds and is used in breath biopsy to serve as a VOC biomarker to test for diseases such as lung cancer. One study has shown that "volatile organic compounds... are mainly blood borne and therefore enable monitoring of different processes in the body." And it appears that VOC compounds in the body "may be either produced by metabolic processes or inhaled/absorbed from exogenous sources" such as environmental tobacco smoke. Research is still in the process to determine whether VOCs in the body are contributed by cellular processes or by the cancerous tumors in the lung or other organs. Furthermore, exhaled VOCs are being studied for their potential in diagnosing of Alzheimer disease, diabetes, aging processes, and olfactory impairments.

VOC Sensors

Principle and Measurement Methods

VOCs in the environment or certain atmospheres can be detected based on different principles and interactions between the organic compounds and the sensor components. In many cases, VOCs are detectable to the human nose, and odor wheels are sometimes developed to help humans classify complex odors of wine, coffee, and even paper.

There are electronic devices that can detect ppm concentrations despite the non-selectivity. Others can predict with reasonable accuracy the molecular structure of the volatile organic compounds in the environment or enclosed atmospheres and could be used as accurate monitors of the Chemical Fingerprint and further as health monitoring devices.

Solid-phase microextraction (SPME) techniques are used to collect VOCs at low concentrations for analysis.

A lower explosion limit (LEL) detector such as a flame ionization detector (FID) may be used to measure the total concentration of VOCs, though it cannot differentiate between or identify the particular species of VOC. Similarly, a photoionization detector (PID) may also be used, though PIDs are less accurate.

Direct injection mass spectrometry techniques are frequently utilized for the rapid detection and accurate quantification of VOCs. PTR-MS is among the methods that have been used most extensively for the on-line analysis of biogenic and antropogenic VOCs. Recent PTR-MS instruments based on time-of-flight mass spectrometry have been reported to reach detection limits of 20 pptv after 100 ms and 750 ppqv after 1 min. measurement (signal integration) time. The mass resolution of these devices is between 7000 and 10,500 $m/\Delta m$, thus it is possible to separate most common isobaric VOCs and quantify them independently.

BIOLOGICAL POLLUTANTS

Biological pollutants are substances in our environment which come from living organisms and can affect our health. They include things such as pollen from trees and plants, insects or insect parts, certain fungi, some bacteria and viruses, and even animal hair, animal skin scales, saliva, and urine. Not all of these substances are harmful to everyone who encounters them.

There are many sources of these pollutants. By controlling the relative humidity level in a home, the growth of some sources of biologicals can be minimized. A relative humidity of 30-50 percent is generally recommended for homes. Standing water, water-damaged materials or wet surfaces also serve as a breeding ground for molds, mildews, bacteria and insects. House dust mites, the source of one of the most powerful biological allergens, grow in damp, warm environments.

- Pollens, which originate from plants.
- Viruses, which are transmitted by people and animals.
- Mold.

- Bacteria, which are carried by people, animals, and soil and plant debris.
- Household pets, which are sources of saliva and animal dander (skin flakes).
- Droppings and body parts from cockroaches, rodents and other pests or insects.
- Viruses and bacteria.
- The protein in urine from rats and mice is a potent allergen. When it dries, it can become airborne.
- Contaminated central air handling systems can become breeding grounds for mold, mildew and other sources of biological contaminants and can then distribute these contaminants through the home.

Many of these biological contaminants are small enough to be inhaled.

Biological contaminants are, or are produced by, living things. Biological contaminants are often found in areas that provide food and moisture or water. For example:

- damp or wet areas such as cooling coils, humidifiers, condensate pans or unvented bathrooms can be moldy
- draperies, bedding, carpet and other areas where dust collects may accumulate biological contaminants

Health Effects from Biological Contaminants

Some biological contaminants trigger allergic reactions, including:

- hypersensitivity pneumonitis
- allergic rhinitis
- some types of asthma

Infectious illnesses, such as influenza, measles and chicken pox are transmitted through the air. Molds and mildews release disease-causing toxins. Symptoms of health problems caused by biological pollutants include:

- Sneezing.
- Watery eyes.
- Coughing.
- Shortness of breath.
- Dizziness.
- Lethargy.

- Fever.
- Digestive problems.

Allergic reactions occur only after repeated exposure to a specific biological allergen. However, that reaction may occur immediately upon re-exposure or after multiple exposures over time. As a result, people who have noticed only mild allergic reactions, or no reactions at all, may suddenly find themselves very sensitive to particular allergens.

Some diseases, like humidifier fever, are associated with exposure to toxins from microorganisms that can grow in large building ventilation systems. However, these diseases can also be traced to microorganisms that grow in home heating and cooling systems and humidifiers.

Children, elderly people and people with breathing problems, allergies, and lung diseases are particularly susceptible to disease-causing biological agents in the indoor air.

Mold, dust mites, pet dander and pest droppings or body parts can trigger asthma. Biological contaminants, including molds and pollens can cause allergic reactions for a significant portion of the population. Tuberculosis, measles, staphylococcus infections, Legionella and influenza are known to be transmitted by air.

Reducing Exposure to Biological Contaminants

General good housekeeping, and maintenance of heating and air conditioning equipment, are very important. Adequate ventilation and good air distribution also help. The key to mold control is moisture control. If mold is a problem, clean up the mold and get rid of excess water or moisture. Maintaining the relative humidity between 30% - 60% will help control mold, dust mites and cockroaches. Employ integrated pest management to control insect and animal allergens. Cooling tower treatment procedures exist to reduce levels of Legionella and other organisms.

- Install and use exhaust fans that are vented to the outdoors in kitchens and bathrooms and vent clothes dryers outdoors. These actions can eliminate much of the moisture that builds up from everyday activities. There are exhaust fans on the market that produce little noise, an important consideration for some people. Another benefit to using kitchen and bathroom exhaust fans is that they can reduce levels of organic pollutants that vaporize from hot water used in showers and dishwashers.
- Ventilate the attic and crawl spaces to prevent moisture build-up. Keeping humidity levels in these areas below 50 percent can prevent water condensation on building materials.
- If using cool mist or ultrasonic humidifiers, clean appliances according to manufacturer's instructions and refill with fresh water daily. Because these

humidifiers can become breeding grounds for biological contaminants, they have the potential for causing diseases such as hypersensitivity pneumonitis and humidifier fever. Evaporation trays in air conditioners, dehumidifiers and refrigerators should also be cleaned frequently.

- Thoroughly clean and dry water-damaged carpets and building materials (within 24 hours if possible) or consider removal and replacement. Water-damaged carpets and building materials can harbor mold and bacteria. It is very difficult to completely rid such materials of biological contaminants.
- Keep the house clean. House dust mites, pollens, animal dander and other allergy-causing agents can be reduced, although not eliminated, through regular cleaning. People who are allergic to these pollutants should use allergen-proof mattress encasements, wash bedding in hot (130° F) water and avoid room furnishings that accumulate dust, especially if they cannot be washed in hot water. Allergic individuals should also leave the house while it is being vacuumed because vacuuming can actually increase airborne levels of mite allergens and other biological contaminants. Using central vacuum systems that are vented to the outdoors or vacuums with high efficiency filters may also be of help.
- Take steps to minimize biological pollutants in basements. Clean and disinfect the basement floor drain regularly. Do not finish a basement below ground level unless all water leaks are patched and outdoor ventilation and adequate heat to prevent condensation are provided. Operate a dehumidifier in the basement if needed to keep relative humidity levels between 30 - 50 percent.

MOLDS

There are many substances that can pollute indoor air. One such air pollutants are Molds. They are ubiquitous in the biosphere, and mold spores are a common component of household and workplace dust. The vast majority of molds are not hazardous to humans, and reaction to molds can vary between individuals with relatively minor allergic reactions being the most common While some molds (such as the ones responsible for producing cheese and penicillin) are beneficial, others may be a serious health threat. Molds are fungi that produce microscopic cells called spores. Mold spores are present everywhere both outdoors and indoors and spread easily through the air

The most common "problem" mold in indoor environments is Stachybotrys atra (also called S. chartarum).

It is a black mold that grows on wet materials containing cellulose. Stachybotrys is one of several molds that produce potent mycotoxins (toxic substances).

Most people have few difficulties when exposed to mold spores, but it is estimated that about 10 percent of the population is severely allergic to mold. Symptoms include respiratory problems, nasal and sinus congestion, watery eyes, sore throat, coughing and skin irritations. Mold also can trigger asthma attacks. In some cases reactions are fatal.

Children (especially infants), elderly persons, pregnant women, people with respiratory problems, and those whose immune systems are impaired are at higher risk from mold exposure. Even persons who have no ill effects at first may develop an allergy to mold after continued exposure. Therefore, everyone should avoid exposure to mold spores.

Detecting Molds

To grow, mold needs a food source, moisture, and mild to warm temperatures. When mold spores in the air find the right conditions they begin to grow.

The food source can be any organic material such as dust, books, papers, animal dander, soap scum, wood, particle board, paint, wallpaper, carpet and upholstery. When such materials stay damp (especially in dark areas with poor air circulation) mold will grow. Flooding, pipe leaks, leaky roofs, moisture in walls, high indoor humidity, condensation, and poor heating/air-conditioning system design and operation can create the damp environment mold needs to grow.

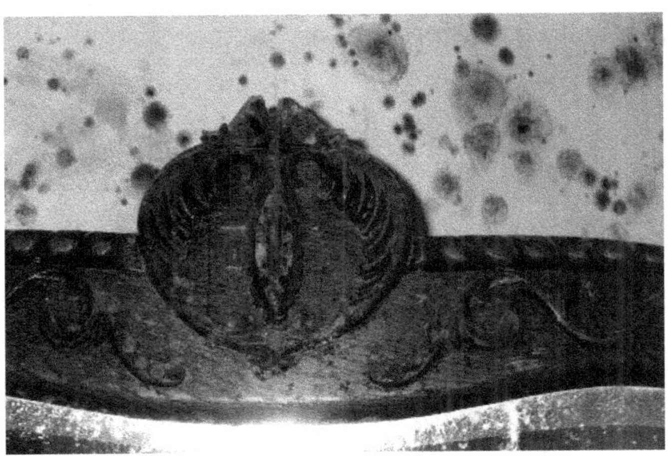

This antique bed and the wall behind it show significant mold damage.

If you can smell a musty odor or see mold, you have a mold problem. If you suspect you have a mold problem, you should thoroughly examine your home. It is important to know where to look.

Look for mold wherever there may be water damage—behind and under cabinets, around plumbing fixtures and appliances, under carpet, inside walls, behind baseboards and in attics. Moisture can seep through concrete walls and floors and cause mold growth on or in walls, carpeting and materials stored in a basement. Mold also can grow behind furniture (particularly if it is against an outside wall) and in closets with outside walls.

Signs of water damage include stains, peeling paint, and damp flooring or carpet. To prevent mold growth, water-soaked areas should be dried within 24 hours.

In some cases it may be worthwhile to have the air in your home tested for mold spores even if you find no visual evidence of mold. Accurate testing can be expensive because it requires special equipment and training. However, if a family member has an unexplained illness, testing can determine whether high levels of mold in the home might be the cause.

Removing Molds

Small areas of mold (less than a few square feet) can be cleaned by the homeowner. Larger areas should be examined by an experienced health and safety professional and treated by personnel with training and experience in handling contaminated material.

The first step in cleaning up mold is to dampen moldy areas by misting them with water to minimize the number of spores that become airborne. Then, clean mold from hard surfaces such as hard plastic, glass, metal and counter tops by scrubbing with a non-ammonia soap or detergent. (Do not mix bleach and ammonia because the fumes are toxic.) It is impossible to remove mold completely from porous materials such as paper, sheetrock (drywall) and carpet padding, so these materials should be removed and discarded.

Scrubbing probably will not remove mold completely from structural wood such as wall studs, so these areas will need to be sanded and sealed.

After the mold has been removed from nonporous surfaces, disinfect the area with a solution of bleach and water (or another disinfectant). A solution of 1/4 cup bleach to 1 gallon of water should work for clean surfaces (those with no remaining mold). For surfaces that can not be completely cleaned, the solution should be about 1 1/4 cups bleach to 1 gallon of water. Apply the bleach solution with a sponge or spray bottle. Leave it on the surface for 15 minutes so that any remaining mold will be killed. Then rinse the area with clean water and dry it as rapidly as possible. Use fans, dehumidifiers or natural ventilation (if the outside air is dry). As a last step, contractors may seal the surface with a product containing a fungicide. This encapsulates any mold spores that remain on the surface. This sealing is especially important for wood beams, floor joists, wood studs, etc.

Throughout the mold removal process, protect your health by wearing a mask or respirator to filter out mold spores. Protective gear is usually designated as an N95, 3M #1860, or TC-21C particulate respirator. Wear eye protection, rubber gloves and clothing that can be laundered immediately or thrown away.

Thoroughly ventilate the work area with outside air. Seal off the mold removal area from other parts of the home that are not contaminated, and keep other people out of the work area.

Controlling Mold Growth

Studies have found that mold contamination can be greatly reduced if a home is kept dry and clean, and efforts are made to reduce the level of mold spores entering the home.

Controlling moisture. To control mold for good, you must solve any moisture problems in your home. Because there are mold spores everywhere, and mold grows on any wet, organic surface, the only way to prevent mold growth is to keep things dry:

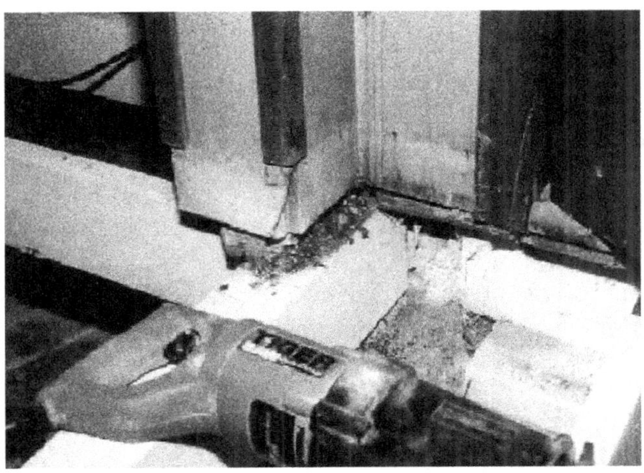

The floor joists of homes on pier-and-beam foundations often become moldy because of exposure to moisture.

- Keep the relative humidity as low as possible, within a range of 30 to 50 percent.
- Clean and dry damp areas such as plumbing and floors under sinks, around washing machines, and around toilets and faucets. Dry condensate on window frames. Clean and dry refrigerator and freezer drip pans and door gaskets. Wipe up spills immediately. Keep the refrigerator clean and free of mold.
- Fix plumbing and roof leaks immediately, and inspect these areas routinely. Dry water-damaged areas within 24 hours. If flooding is extensive, obtain the help of a trained, certified restoration specialist. Wet drywall, insulation and carpet must be removed.
- Have your heating/air-conditioning system serviced annually. Make sure the technician checks for standing moisture and contamination and cleans the coils. He should also clean the ductwork and drain pan, and replace them when necessary.
- Make sure water drains away from the house, not under the slab or crawl space.

The crawl space of a home on a pier-and-beam foundation should have cross ventilation to help keep the area dry. Check for plumbing leaks in the crawl space and repair any you find.

Cleaning. Regular cleaning and disinfecting can help prevent mold problems:

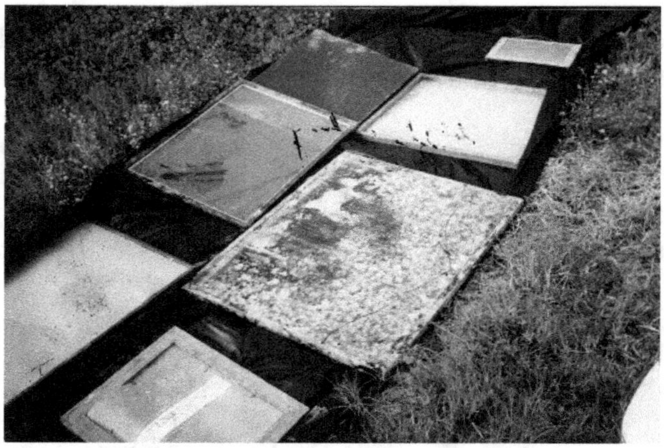

These moldy pictures and frames have been removed cleaning.

- Use a disinfectant on floors and countertops.
- After cleaning moisture-prone surfaces in kitchens and bathrooms, spray them with an alcohol-based spray or disinfectant.
- Dry tub, shower and shower curtains after each use, or apply a product that prevents mildew growth. If shower curtains and liners become mildewed, replace them.
- Clean and disinfect garbage and trash cans at least weekly, and use disposable liners.
- Have carpets and upholstery professionally steam cleaned periodically. Vacuum often using a vacuum cleaner with a HEPA (high-efficiency particulate air) filtered exhaust and double-wall dust collection bags. A central vacuum cleaner system is best because it exhausts pollutants outside the home.
- Launder area rugs frequently.
- Vacuum upholstery and mattresses at least twice a month.
- Vacuum blinds and curtains often.
- Clean behind stoves and refrigerators regularly.

Reducing mold spores in the home. There are a number of things you can do to reduce the number of mold spores that enter your home:

- Place mats at each doorway to prevent moldcontaminated soil and debris from being tracked inside.

- Inspect building materials for mold before bringing them into the home. Lumber, drywall and other materials are often stored improperly and can harbor mold.
- Replace carpet with hard surface flooring.
- Replace upholstered furniture with leather or vinyl furniture.
- Use foam or rubber mattresses, or encase mattresses in plastic coverings that can be cleaned and disinfected.
- Eliminate houseplants and indoor pets. Soil contains mold spores, and pets track in mold. Pets' food and water trays also can harbor mold.
- Have the heating/air-conditioning ductwork inspected and sealed, especially if it is located in the crawl space under the house. A leaky system can pull mold spores into the house.
- Cover the soil in the crawl space, and make sure condensate and other water drains away from the house. For heating/air-conditioning systems located in attics or closets, check to make sure condensate drip pans drain into the plumbing system and that the emergency drain is open and operating.

IMPROVING INDOOR AIR QUALITY

People spend most of their time indoors. The air within homes and other buildings can be more polluted than the outdoor air. Therefore, the risk to the health may be greater due to exposure to pollution indoors than outdoors. It is therefore important for you to make informed decisions that can help you to improve indoor air quality.

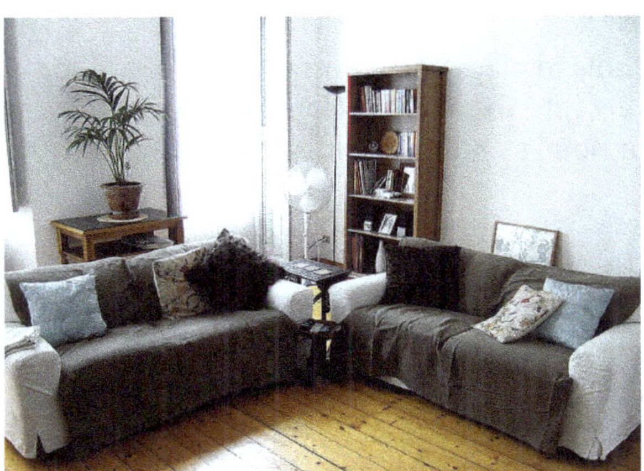

Purchase Air Filters

Air filters are used in residential and business structures. They are important tools when it comes to cleaning the air in a building. These filters can be purchased and changed on a monthly basis. This is especially essential for individuals with allergy issues.

Professional Carpet Cleaning

Many allergens and pollutants rest in the carpeting of an area. Regular vacuuming is important for cleaning efforts. Thorough professional cleaning can provide an extra form of cleaning. Many companies offer special services when it comes to pet treatment and allergens.

Furniture Cleaning

Your furniture doesn't simply hold onto odors. It can also absorb germs, pollutants and pet dander. Cleaning upholstered furniture on a regular basis is very important. This is an effective way to improve indoor air quality in the home or the office.

Mop Floors

Hardwood floors, tile and other surfaces collect dirt and dust. These can be problem areas for keeping good air quality. Mopping these areas with non-abrasive products is a great approach.

Clean Walls

Walls can also hold onto germs and pollutants. Cleaning techniques can prevent this and protect your air. There are appropriate cleaning products that do not cause harm to surfaces. They allow you to maintain healthy indoor air.

Floor Mats

These are important tools to place at the entrance of every door way. Materials tracked on the feet can easily get into the air. These mats are used to clean shoe bottoms. They are useful products for homes and for businesses to purchase.

Air Purifier

There are different shapes and sizes of air purifiers on the market. There are mobile versions than can easily be placed in various spaces. These machines plug into the wall and work to purify the air where they are placed. Individuals with allergies can benefit from the use of these machines.

Healthy Humidity

It is important to have a balance of humidity in living spaces. This means a healthy humidity level of 30-50%. Mold and dust mites grow in areas where there is too much humidity. It is important to monitor this in both homes and businesses to improve indoor air quality.

No Smoking

Residents where there is cigarette or cigar smoking often have poor air quality. This smoke is not just in the air. It is absorbed into the furniture, carpet and bedding. This can lead to a variety of breathing and health concerns in the home.

Fix Leaks

Leaky appliances can cause a variety of problems in the home. This water can lead to the growth of mold, which affects air quality. It is also a cause for allergic reactions and asthma attacks. Repairing appliances will protect your property, the air and your family.

Radon Tests

Radon tests are important when it comes to protecting your home and improving the air. Certain parts of the country have more problems with radon than others. Basements are popular spaces where radon is found. Detectors can be purchased to ensure the air is safe.

Eliminate Aerosols

Aerosol products can pollute the air indoors. These are used in a variety of different products. Hair spray, deodorant and cleaning supplies are just a few of these. Eliminating the use of these can protect the air in your home or business.

Pet Cleaning

Pet dander is one of the issues related to having indoor pets. Many of these issues can cause poor air quality. Regular cleaning of pets, get rid of excess fur and dander. This is a good process for protecting the air. It is also helpful for those who have allergies in this area.

Air Conditioner Drip Pans

Air conditioning units often have drip pans where water is stored. This can cause problems over time. Mold is one example in this category. Emptying these pans regularly can prevent the growth of mold. It is also an important task to ensure air quality.

Non-scented Paint

There are many paint products on the market today. You can find those that have no scent at all and are designed to promote good air quality. This is important for doing any type of home renovation or improvement job. Finding products that are environmentally friendly is essential.

Smoke Detectors

Smoke detectors are extremely important to any physical structure. They are not only useful in alarming when there is a fire. These detectors inform you when there is any smoke in the air. This is a good tool to have to ensure air quality in living spaces.

Circulate Air

It's a good idea to regularly circulate the air in living spaces. Ceiling or portable fans are useful in this way. This should be done during various times of the year. You can reverse ceiling fans in the winter. This keeps warm air circulating around the room.

Monitor Ventilation

There are various points of ventilation in the average structure. This keeps air moving and diverts to the outdoors. Monitoring ventilation is a good way to improve indoor air quality. Poor ventilation can result in odors and contaminants in the home environments.

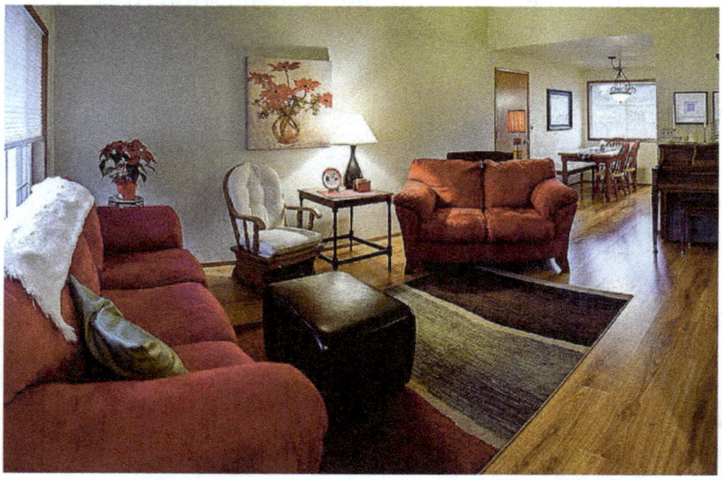

House Plants

House plants serve more than one goal in this environment. These plants actually work to improve air quality. You can place plants in various rooms of the home to achieve this goal. Studies have shown that they help produce fresher air, as well.

Clean Bedding

There are many pieces of home décor that attracts dirt, debris and odor. Dust mites and mold can also be a problem for these items. Cleaning bedding components regularly is a way to avoid these issues. Washing blankets, sheets and comforters can improve indoor air quality in living spaces.

Outdoor Hobbies

There are a variety of hobbies that produce some sort of emissions. They can serve to pollute the air even if minimally. Wood working, carving, painting and other activities may be best done outdoors. This is a good way to improve the overall air quality in your home and living spaces.

Car Exhaust Control

Many homeowners allow their cars to idle or warm up during the winter months. This could be a cause for pollution or poor air quality. The problem exists more for homes with attached garages. It is important to keep this in mind when the garage door is closed, as well.

Remove Shoes

Removing your shoes at the door can protect the air. Although floor mats are effective in many instances, they can't prevent all debris and materials being tracked into the home. You can improve the air quality by encouraging everyone to do this one thing on a regular basis.

Smoke Fans

Over most stoves these days is a fan designed to address smoke. This can be used when cooking certain types of dishes. The fan works to clear and purify the air. There are some microwaves with similar fan designs, as well. They provide you with a way to protect the air in your home.

Reduce Fragrances

There are a variety of products that are used in homes and businesses that have fragrances. Usually these are focused on preventing foul odors in the air. At the same time, these products can work to pollute the air. Reducing the use of these is a way to improve indoor air quality.

Indoor air quality typically focuses on the air that is inside of and surrounding specific structures. Applying certain practices is an effective way to accomplish this objective

References

- Fundamentals-indoor-air-quality-buildings, indoor-air-quality-iaq: epa.gov, Retrieved 17 April, 2020
- Mold-an-indoor-air-pollutant: texashelp tamu.edu, Retrieved 14 July, 2020
- 25-effective-ways-to-improve-indoor-air-quality: conserve-energy-future.com, Retrieved 19 May, 2020

- Biological-pollutants-impact-indoor-air-quality, indoor-air-quality-iaq: epa.gov, Retrieved 25 August, 2020
- Samet JM (2008). "Secondhand smoke: facts and lies". Salud Pública de México. 50 (5): 428–34. doi:10.1590/S0036-36342008000500016. PMID 18852940
- WHO (2009) World Health Organization, WHO Handbook on indoor radon: A public health perspective
- Bernstein, Jonathan A.; Alexis, Neil; Bacchus, Hyacinth; Bernstein, I. Leonard; Fritz, Pat; Horner, Elliot; Li, Ning; Mason, Stephany; Nel, Andre; Oullette, John; Reijula, Kari; Reponen, Tina; Seltzer, James; Smith, Alisa; Tarlo, Susan M. (2008). "The health effects of nonindustrial indoor air pollution". Journal of Allergy and Clinical Immunology. 121 (3): 585–91. doi:10.1016/j.jaci.2007.10.045. PMID 18155285

3

Various Types of Air Pollutants

Some of the different types of air pollutants are toxic air pollutants, criteria air pollutants and indoor air pollutants. A few of its examples are sulfur dioxide, nitrogen oxide, ozone and carbon monoxide. This chapter has been carefully written to provide an easy understanding of these types of air pollutants.

An air pollutant is any substance in the air that can cause harm to humans or the environment. Pollutants may be natural or human-made and may take the form of solid particles, liquid droplets, or gases. Natural sources of air pollution include smoke from wildfires, dust, and even volcanic ash. Human-made sources of air pollution include emissions from vehicles and factories; dust from unpaved roads, agriculture, or construction sites; and smoke from human-caused fires.

Air pollutants can be classified into one of three main categories based on their physical characteristics. This enables potential emissions to be grouped so as to assess appropriate measures for avoidance of production, or emission control. On this basis, one or more types of emission control devices may be selected for use, based on their mode of action.

The first of these classes of air pollutants is called coarse particulate matter (PM), and comprises solid particles or liquid droplets which have an average diameter greater than about 10 μm(10^{-3}mm), (i.e., > PM_{10}). Particles or droplets of this class of contaminants are large enough to fall more or less rapidly out of the air of their own accord.

The second group of air pollutants is the aerosol class. This can also comprise solid particles or liquid droplets, but they are limited to a size range generally less than about 10 μm average diameter (e.g., a median diameter of 2.5 μm, $PM_{2.5}$). This class has particles or droplets small enough in size that there is a strong tendency for them to stay in suspension in air . Powders of the denser solids, such as magnetite, would have to have a particle size of 2.5 μm or less to stay in suspension. This size range is also referred to as the Respirable Fraction, since these are not readily captured by ciliated mucous of the nasal passages and penetrate to the unciliated alveoli of the lungs. A suspension of a finely divided solid in air is referred to as a “fume,” and that of a finely divided liquid as a “fog.”

The gases comprise the third major classification of air pollutants, which includes any contaminant in the gaseous or vapor state. This comprises the more ordinary "permanent" gases, such as sulfur dioxide, hydrogen sulfide, nitric oxide (NO), nitrogen dioxide (NO_2), ozone, carbon monoxide, carbon dioxide (pollutant?), etc., as well as the less common ones such as hydrogen chloride, chlorine, tritium (^3_1H) and the like. It also includes materials which are not ordinarily gases, such as hydrocarbon vapors, and volatile nonmetal or metal vapors (e.g., arsenic, mercury, zinc) when these are in the vapor state.

The dividing line between the particulate/aerosol classes, and the gaseous classes is clear enough because of the phase difference. However, the position of the dividing line between the particulate and the aerosol classes is less obvious, since it is based on whether or not a second phase stays in suspension in air. Consideration of the terminal velocities or speed of fallout of particles of differing diameters helps to clarify this dividing line.

CARBON MONOXIDE

One of the most acutely toxic indoor air contaminants is carbon monoxide (CO), a colourless and odourless gas that is a by-product of incomplete combustion. Common sources of carbon monoxide are tobacco smoke, space heaters using fossil fuels, defective central heating furnaces and automobile exhaust. By depriving the brain of oxygen, high levels of carbon monoxide can lead to nausea, unconsciousness and death.

Inhalation is the only exogenous exposure route for carbon monoxide. Anthropogenic emissions are responsible for about two thirds of the carbon monoxide in the atmosphere and natural emissions account for the remaining one third. Small amounts are also produced endogenously in the human body. Exposure to low levels of carbon monoxide can occur outdoors near roads, as it is also produced by the exhaust of petrol- and diesel-powered motor vehicles. Parking areas can also be a source of carbon monoxide.

Carbon monoxide is produced indoors by combustion sources (cooking and heating) and is also introduced through the infiltration of carbon monoxide from outdoor air into the indoor environment. In developed countries, the most important source of exposure to carbon monoxide in indoor air is emissions from faulty, incorrectly installed, poorly maintained or poorly ventilated cooking or heating appliances that burn fossil fuels. In homes in developing countries, the burning of biomass fuels and tobacco smoke are the most important sources of exposure to carbon monoxide. Clogged chimneys, wood-burning fireplaces, decorative fireplaces, gas burners and supplementary heaters without properly working safety features could vent carbon monoxide into indoor spaces. Incomplete oxidation during combustion may cause high concentrations of carbon monoxide in indoor air. Tobacco smoke can be a major source of indoor exposure, as can exhaust from motor vehicles operating in attached garages.

Combustion of low-grade solid fuel and biofuels in a small stove or fireplace can generate high carbon monoxide emissions, which may become lethal to occupants unless the flue gases are vented outdoors via a chimney throughout the entire combustion process. At the beginning of combustion, the pollutants released are dominated by particulate matter (elemental and organic carbon) but carbon monoxide dominates towards the end. Combustion of high-grade fuels such as natural gas, butane or propane usually produces much less carbon monoxide, provided that sufficient air is supplied to ensure complete combustion. Nevertheless, even devices using such fuels can cause lethal carbon monoxide intoxication if they are not properly maintained or vented or if air: Fuel ratios are not properly adjusted.

Incense burning in homes and public buildings such as stores and shopping malls can be a source of exposure to carbon monoxide. A study reported emission rates of 23 different types of incense, such as rope, cones, sticks, rocks and powder, that are typically used indoors. The measured emission rates of carbon monoxide ranged from 144 to 531 mg/hour. An estimation of peak concentration of 9.6 mg/m3 caused by incense burning and therefore concluded that carbon monoxide concentrations could exceed the USEPA's National Ambient Air Quality Standard of 10 mg/m3 for an 8-hour average, depending on the room volume, ventilation rate and the amount of incense burned. Incense burning might be a significant contributor to carbon monoxide exposure in cultures where incense is burned frequently, for example in religious rituals.

Indoor Levels and Relationship with Outdoor Levels

In the absence of indoor sources, current concentrations of carbon monoxide in indoor air in European and North American cities are well below the levels of existing air quality guidelines and standards. In the 1950s and 1960s, carbon monoxide levels in urban air often approached or even exceeded these reference values, but drastic reductions in emissions from space heating and traffic have substantially reduced anthropogenic emissions in spite of the growing size of cities and increasing traffic.

The highest reported non-accidental carbon monoxide levels are observed in public or residential garages and in primitive kitchens when cooking with open fires (Guatemala). Aside from open-fire cooking with solid fuels, the most common sources for elevated carbon monoxide concentrations in indoor air are unvented gas appliances, tobacco smoking and proximity to busy traffic. The lowest concentrations are found in homes, churches and schools at some distance (> 500 metres) from busy traffic and with no indoor sources. Carbon monoxide intoxication can be caused by single or repetitively generated high short-term peaks, and carbon monoxide poisoning is the leading cause of death from poisoning (accidental and intentional).

Carbon monoxide is a relatively unreactive gas under ambient air conditions and is not absorbed by building materials or ventilation system filters. Therefore, in the absence of indoor carbon monoxide sources, the indoor air concentration is the same as the concentration of ventilated or infiltrating outdoor air. Under these conditions, the indoor: outdoor (I: O) carbon monoxide concentration ratio should be 1.0; in practice, however, measured I: O ratios vary for two reasons.

- The outdoor air carbon monoxide concentration at the point of measurement may be significantly higher or lower than the concentration at the point of ventilation air intake. Consequently, even in the absence of any indoor sources, the 15-minute I: O for carbon monoxide varies from 0.2 to 4.1 and the daily I: O from 0.4 to 1.2.
- Normal indoor sources, gas appliances and tobacco smoking increase the I: O ratios.

PARTICULATES

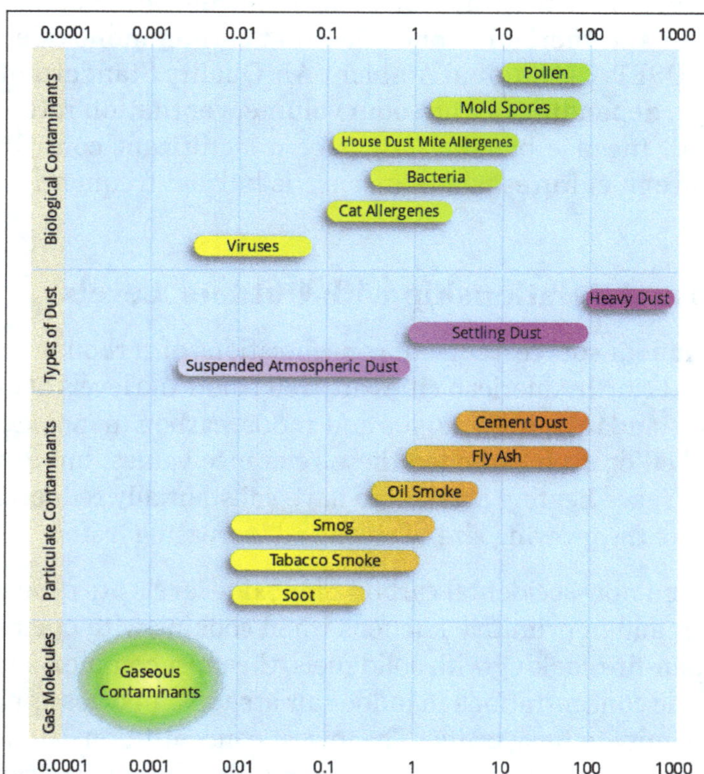

This diagram shows types, and size distribution in micrometres, of atmospheric particulate matter.

Particulates – also known as atmospheric aerosol particles, atmospheric particulate matter, particulate matter (PM), or suspended particulate matter (SPM) – are microscopic solid or liquid matter suspended in the atmosphere of Earth. The term aerosol commonly refers to the particulate/air mixture, as opposed to the particulate matter alone. Sources of particulate matter can be natural or anthropogenic. They have impacts on climate and precipitation that adversely affect human health, in addition to direct inhalation.

Subtypes of atmospheric particles include suspended particulate matter (SPM), thoracic and respirable particles, inhalable coarse particles, which are coarse particles with a diameter between 2.5 and 10 micrometers (μm) (PM_{10}), fine particles with a diameter of 2.5 μm or less ($PM_{2.5}$), ultrafine particles, and soot.

The IARC and WHO designate airborne particulates a Group 1 carcinogen. Particulates are the most harmful form of air pollution due to their ability to penetrate deep into the lungs and blood streams unfiltered, causing permanent DNA mutations, heart attacks, respiratory disease, and premature death. In 2013, a study involving 312,944 people in nine European countries revealed that there was no safe level of particulates and that for every increase of 10 μg/m³ in PM_{10}, the lung cancer rate rose 22%. The smaller $PM_{2.5}$ were particularly deadly, with a 36% increase in lung cancer per 10 μg/m³ as it can penetrate deeper into the lungs. Worldwide exposure to $PM_{2.5}$ contributed to 4.1 million deaths from heart disease and stroke, lung cancer, chronic lung disease, and respiratory infections in 2016. Overall, ambient particulate matter ranks as the sixth leading risk factor for premature death globally.

Sources of Atmospheric Particulate Matter

Some particulates occur naturally, originating from volcanoes, dust storms, forest and grassland fires, living vegetation and sea spray. Human activities, such as the burning of fossil fuels in vehicles, stubble burning, power plants, road dust, wet cooling towers in cooling systems and various industrial processes, also generate significant amounts of particulates. Coal combustion in developing countries is the primary method for heating homes and supplying energy. Because salt spray over the oceans is the overwhelmingly most common form of particulate in the atmosphere, *anthropogenic* aerosols—those made by human activities—currently account for about 10 percent of the total mass of aerosols in our atmosphere.

Composition

The composition of aerosols and particles depends on their source. Wind-blown mineral dust tends to be made of mineral oxides and other material blown from the Earth's crust; this particulate is light-absorbing. Sea salt is considered the second-largest contributor in the global aerosol budget, and consists mainly of sodium chloride originated from sea spray; other constituents of atmospheric sea salt reflect the composition of sea water, and thus include magnesium, sulfate, calcium, potassium, etc. In addition, sea spray aerosols may contain organic compounds, which influence their chemistry. The drift/mist emissions from the wet cooling towers is also source of particulate matter as they are widely used in industry and other sectors for dissipating heat in cooling systems.

Secondary particles derive from the oxidation of primary gases such as sulfur and nitrogen oxides into sulfuric acid (liquid) and nitric acid (gaseous). The precursors for these aerosols—i.e. the gases from which they originate—may have an anthropogenic origin (from fossil fuel or coal combustion) and a natural biogenic origin. In the presence of ammonia, secondary aerosols often take the form of ammonium salts; i.e. ammonium sulfate and ammonium nitrate (both can be dry or in aqueous solution); in the absence of ammonia, secondary compounds take an acidic form as sulfuric acid (liquid aerosol droplets) and nitric acid (atmospheric gas), all of which may contribute to the health effects of particulates.

Secondary sulfate and nitrate aerosols are strong light-scatterers. This is mainly because the presence of sulfate and nitrate causes the aerosols to increase to a size that scatters light effectively.

Organic matter (OM) can be either primary or secondary, the latter part deriving from the oxidation of volatile organic compound]s (VOCs); organic material in the atmosphere may either be biogenic or anthropogenic. Organic matter influences the atmospheric radiation field by both scattering and absorption. Another important aerosol type is elemental carbon (EC, also known as *black carbon*, BC): this aerosol type includes strongly light-absorbing material and is thought to yield large positive radiative forcing. Organic matter and elemental carbon together constitute the carbonaceous fraction of aerosols. Secondary organic aerosols (SOAs), tiny "tar balls" resulting from combustion products of internal combustion engines, have been identified as a danger to health.

The chemical composition of the aerosol directly affects how it interacts with solar radiation. The chemical constituents within the aerosol change the overall refractive index. The refractive index will determine how much light is scattered and absorbed.

The composition of particulate matter that generally causes visual effects such as smog consists of sulfur dioxide, nitrogen oxides, carbon monoxide, mineral dust, organic matter, and elemental carbon also known as black carbon or soot. The particles are hygroscopic due to the presence of sulfur, and SO_2 is converted to sulfate when high humidity and low temperatures are present. This causes the reduced visibility and yellow color.

Size Distribution of Particulates

Aerosol particles of natural origin (such as windblown dust) tend to have a larger radius than human-produced aerosols such as particle pollution.

Among the most obvious patterns that the size distribution time series shows is that in the planet's most southerly latitudes, nearly all the aerosols are large, but in the high northern latitudes, smaller aerosols are very abundant. Most of the Southern Hemisphere is covered by ocean, where the largest source of aerosols is natural sea salt from dried sea spray. Because the land is concentrated in the Northern Hemisphere, the amount of small aerosols from fires and human activities is greater there than in the Southern Hemisphere. Over land, patches of large-radius aerosols appear over deserts and arid regions, most prominently, the Sahara Desert in North Africa and the Arabian Peninsula, where dust storms are common. Places where human-triggered or natural fire activity is common (land-clearing fires in the Amazon from August–October, for example, or lightning-triggered fires in the forests of northern Canada in Northern Hemisphere summer) are dominated by smaller aerosols. Human-produced (fossil fuel) pollution is largely responsible for the areas of small aerosols over developed areas such as the eastern United States and Europe, especially in their summer.

Satellite measurements of aerosols, called aerosol optical thickness, are based on the fact that the particles change the way the atmosphere reflects and absorbs visible and infrared light. an optical thickness of less than 0.1 (palest yellow) indicates a crystal clear sky with maximum visibility, whereas a value of 1 (reddish brown) indicates very hazy conditions.

Deposition Processes

In general, the smaller and lighter a particle is, the longer it will stay in the air. Larger particles (greater than 10 micrometers in diameter) tend to settle to the ground by gravity in a matter of hours whereas the smallest particles (less than 1 micrometer) can stay in the atmosphere for weeks and are mostly removed by precipitation. Diesel particulate matter is highest near the source of emission. Any info regarding DPM and the atmosphere, flora, height, and distance from major sources would be useful to determine health effects.

Controlling Technologies

A complicated blend of solid and liquid particles result in particulate matter and these particulate matter emissions are highly regulated in most industrialized countries. Due to environmental concerns, most industries are required to operate some kind of dust collection system to control particulate emissions. These systems include inertial collectors (cyclonic separators), fabric filter collectors (baghouses), wet scrubbers, and electrostatic precipitators.

Cyclonic separators are useful for removing large, coarse particles and are often employed as a first step or "pre-cleaner" to other more efficient collectors. Well-designed cyclonic separators can be very efficient in removing even fine particulates, and may be operated continuously without requiring frequent shutdowns for maintenance.

Fabric filters or baghouses are the most commonly employed in general industry. They work by forcing dust laden air through a bag shaped fabric filter leaving the particulate to collect on the outer surface of the bag and allowing the now clean air to pass through to either be exhausted into the atmosphere or in some cases recirculated into the facility. Common fabrics include polyester and fiberglass and common fabric coatings include PTFE (commonly known as Teflon). The excess dust buildup is then cleaned from the bags and removed from the collector.

Wet scrubbers pass the dirty air through a scrubbing solution (usually a mixture of water and other compounds) allowing the particulate to attach to the liquid molecules. Electrostatic precipitators electrically charge the dirty air as it passes through. The now charged air then passes through large electrostatic plates which attract the charged particle in the airstream collecting them and leaving the now clean air to be exhausted or recirculated.

Besides removing particulates from the source of the pollution, it can also be cleaned in the open air.

Climate Effects

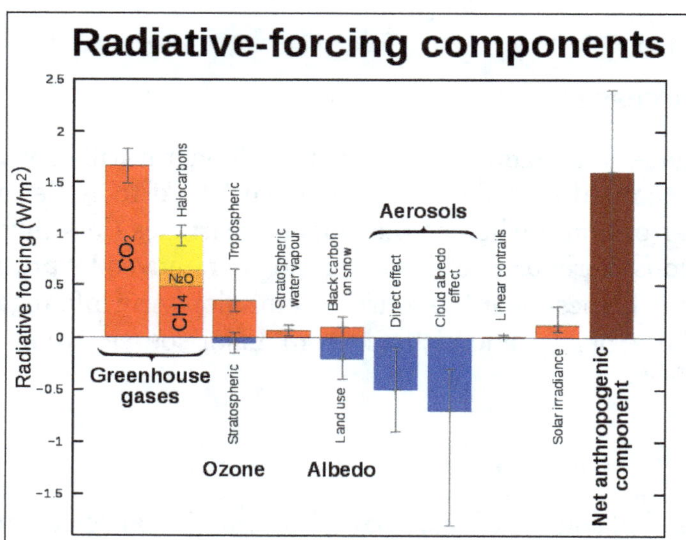

2005 radiative forcings and uncertainties as estimated by the IPCC.

Atmospheric aerosols affect the climate of the earth by changing the amount of incoming solar radiation and outgoing terrestrial longwave radiation retained in the earth's system. This occurs through several distinct mechanisms which are split into direct, indirect and semi-direct aerosol effects. The aerosol climate effects are the biggest source of uncertainty in future climate predictions. The Intergovernmental Panel on Climate Change, Third Assessment Report, says:

> While the radiative forcing due to greenhouse gases may be determined to a

reasonably high degree of accuracy the uncertainties relating to aerosol radiative forcings remain large, and rely to a large extent on the estimates from global modelling studies that are difficult to verify at the present time.

Aerosol Radiative Effects

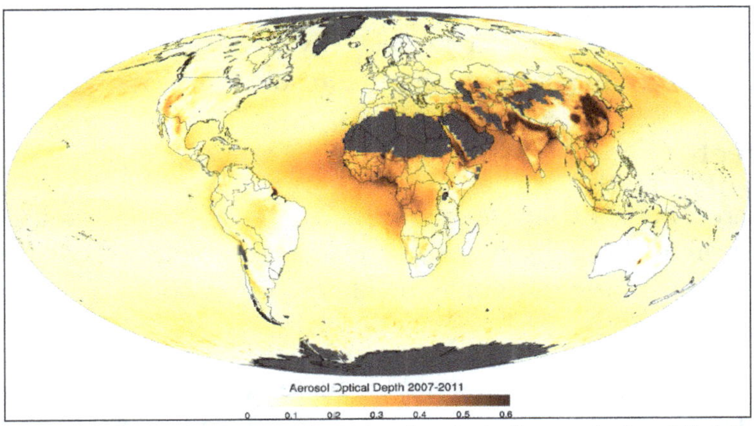

Global aerosol optical thickness. The aerosol scale (yellow to dark reddish-brown) indicates the relative amount of particles that absorb sunlight.

Direct Effect

Particulates in the air causing shades of grey and pink in Mumbai during sunset.

The direct aerosol effect consists of any direct interaction of radiation with atmospheric aerosols, such as absorption or scattering. It affects both short and longwave radiation to produce a net negative radiative forcing. The magnitude of the resultant radiative forcing due to the direct effect of an aerosol is dependent on the albedo of the underlying surface, as this affects the net amount of radiation absorbed or scattered to space. e.g. if a highly scattering aerosol is above a surface of low albedo it has a greater radiative forcing than if it was above a surface of high albedo. The converse is true of absorbing aerosol, with the greatest radiative forcing arising from a highly absorbing aerosol over a surface of high albedo. The direct aerosol effect is a first order effect and is therefore classified as a radiative forcing by the IPCC. The interaction of an aerosol with radiation is quantified by the single-scattering albedo (SSA), the ratio of scattering alone to scattering plus absorption (*extinction*) of radiation by a particle. The SSA tends to unity if scattering dominates, with relatively little absorption, and decreases as absorption increases, becoming zero for infinite absorption. For example, the sea-salt aerosol has an SSA of 1, as a sea-salt particle only scatters, whereas soot has an SSA of 0.23, showing that it is a major atmospheric aerosol absorber.

Indirect Effect

The Indirect aerosol effect consists of any change to the earth's radiative budget due to the modification of clouds by atmospheric aerosols, and consists of several distinct effects. Cloud droplets form onto pre-existing aerosol particles, known as cloud condensation nuclei (CCN).

For any given meteorological conditions, an increase in CCN leads to an increase in the number of cloud droplets. This leads to more scattering of shortwave radiation i.e. an increase in the albedo of the cloud, known as the Cloud albedo effect, First indirect effect or Twomey effect. Evidence supporting the cloud albedo effect has been observed from the effects of ship exhaust plumes and biomass burning on cloud albedo compared to ambient clouds. The Cloud albedo aerosol effect is a first order effect and therefore classified as a radiative forcing by the IPCC.

An increase in cloud droplet number due to the introduction of aerosol acts to reduce the cloud droplet size, as the same amount of water is divided into more droplets. This has the effect of suppressing precipitation, increasing the cloud lifetime, known as the cloud lifetime aerosol effect, second indirect effect or Albrecht effect. This has been observed as the suppression of drizzle in ship exhaust plume compared to ambient clouds, and inhibited precipitation in biomass burning plumes. This cloud lifetime effect is classified as a climate feedback (rather than a radiative forcing) by the IPCC due to the interdependence between it and the hydrological cycle. However, it has previously been classified as a negative radiative forcing.

Semi-direct Effect

The Semi-direct effect concerns any radiative effect caused by absorbing atmospheric aerosol such as soot, apart from direct scattering and absorption, which is classified as the direct effect. It encompasses many individual mechanisms, and in general is more poorly defined and understood than the direct and indirect aerosol effects. For instance, if absorbing aerosols are present in a layer aloft in the atmosphere, they can heat surrounding air which inhibits the condensation of water vapour, resulting in less cloud formation. Additionally, heating a layer of the atmosphere relative to the surface results in a more stable atmosphere due to the inhibition of atmospheric convection.

This inhibits the convective uplift of moisture, which in turn reduces cloud formation. The heating of the atmosphere aloft also leads to a cooling of the surface, resulting in less evaporation of surface water. The effects described here all lead to a reduction in cloud cover i.e. an increase in planetary albedo. The semi-direct effect classified as a climate feedback) by the IPCC due to the interdependence between it and the hydrological cycle. However, it has previously been classified as a negative radiative forcing.

Roles of Different Aerosol Species

Sulfate Aerosol

Sulfate aerosol has two main effects, direct and indirect. The direct effect, via albedo, is a cooling effect that slows the overall rate of global warming: the IPCC's best estimate of the radiative forcing is −0.4 watts per square meter with a range of −0.2 to −0.8 W/m^2 but there are substantial uncertainties. The effect varies strongly geographically, with most cooling believed to be at and downwind of major industrial centres. Modern climate models addressing the attribution of recent climate change take into account sulfate forcing, which appears to account (at least partly) for the slight drop in global temperature in the middle of the 20th century. The indirect effect (via the aerosol acting as cloud condensation nuclei, CCN, and thereby modifying the cloud properties -albedo and lifetime-) is more uncertain but is believed to be a cooling.

Black Carbon

Black carbon (BC), or carbon black, or elemental carbon (EC), often called soot, is composed of pure carbon clusters, skeleton balls and buckyballs, and is one of the most important absorbing aerosol species in the atmosphere. It should be distinguished from organic carbon (OC): clustered or aggregated organic molecules on their own or permeating an EC buckyball. BC from fossil fuels is estimated by the IPCC in the Fourth Assessment Report of the IPCC, 4AR, to contribute a global mean radiative forcing of +0.2 W/m^2 (was +0.1 W/m^2 in the Second Assessment Report of the IPCC, SAR), with a range +0.1 to +0.4 W/m^2. Bond et al., however, states that "the best estimate for the industrial-era (1750 to 2005) direct radiative forcing of atmospheric black carbon is +0.71 W/m^2 with 90% uncertainty bounds of (+0.08, +1.27) W/m^2" with "total direct forcing by all black carbon sources, without subtracting the preindustrial background, is estimated as +0.88 (+0.17, +1.48) W/m^2"

Instances of Aerosol affecting Climate

Volcanoes are a large natural source of aerosol and have been linked to changes in the earth's climate often with consequences for the human population. Eruptions linked to changes in climate include the 1600 eruption of Huaynaputina which was linked to the Russian famine of 1601 - 1603, leading to the deaths of two million, and the 1991 eruption of Mount Pinatubo which caused a global cooling of approximately 0.5 °C lasting several years. Research tracking the effect of light-scattering aerosols in the stratosphere during 2000 and 2010 and comparing its pattern to volcanic activity show a close correlation. Simulations of the effect of anthropogenic particles showed little influence at present levels.

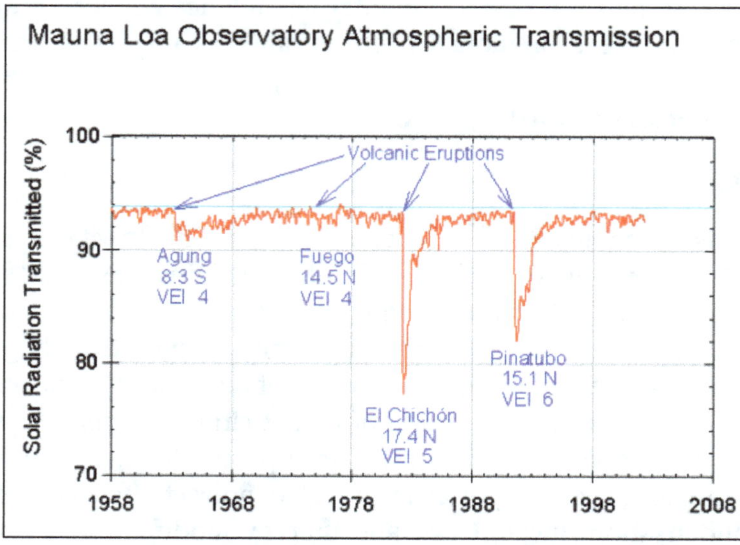

Solar radiation reduction due to volcanic eruptions.

Aerosols are also thought to affect weather and climate on a regional scale. The failure of the Indian Monsoon has been linked to the suppression of evaporation of water from the Indian Ocean due to the semi-direct effect of anthropogenic aerosol.

Recent studies of the Sahel drought and major increases since 1967 in rainfall over the Northern Territory, Kimberley, Pilbara and around the Nullarbor Plain have led some scientists to conclude that the aerosol haze over South and East Asia has been steadily shifting tropical rainfall in both hemispheres southward.

The latest studies of severe rainfall decline over southern Australia since 1997 have led climatologists there to consider the possibility that these Asian aerosols have shifted not only tropical but also midlatitude systems southward.

Health Effects

Size, Shape and Solubility Matter

The size of the particle is a main determinant of where in the respiratory tract the particle will come to rest when inhaled. Larger particles are generally filtered in the nose and throat via cilia and mucus, but particulate matter smaller than about 10 micrometers, can settle in the bronchi and lungs and cause health problems. The 10-micrometer size does not represent a strict boundary between respirable and non-respirable particles, but has been agreed upon for monitoring of airborne particulate matter by most regulatory agencies. Because of their small size, particles on the order of 10 micrometers or less (coarse particulate matter, PM_{10}) can penetrate the deepest part of the lungs such as the bronchioles or alveoli; when asthmatics are exposed to these conditions it can trigger bronchoconstriction

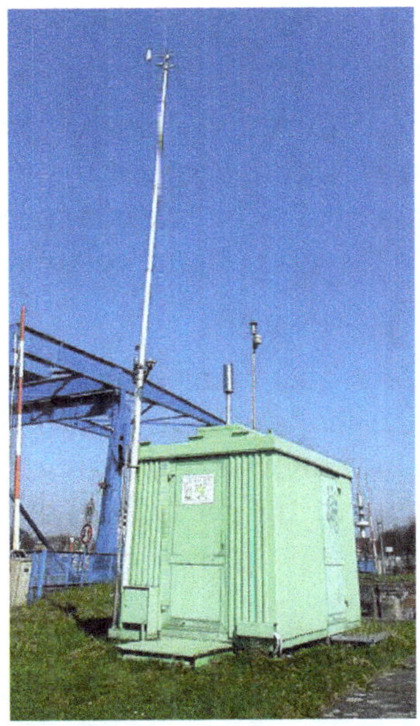

Air pollution measurement station in Emden, Germany.

Similarly, so called fine particulate matter ($PM_{2.5}$), tend to penetrate into the gas exchange regions of the lung (alveolus), and very small particles (ultrafine particulate matter, $PM_{0.1}$) may pass through the lungs to affect other organs. Penetration of particles is not wholly dependent on their size; shape and chemical composition also play a part. To avoid this complication, simple nomenclature is used to indicate the different degrees of relative penetration of a PM particle into the cardiovascular system. Inhalable particles penetrate no further than the bronchi as they are filtered out by the cilia. Thoracic particles can penetrate right into terminal bronchioles whereas $PM_{0.1}$, which can penetrate to alveoli, the gas exchange area, and hence the circulatory system are termed respirable particles. In analogy, the inhalable dust fraction is the fraction of dust entering nose and mouth which may be deposited anywhere in the respiratory tract. The thoracic fraction is the fraction that enters the thorax and is deposited within the lung's airways. The respirable fraction is what is deposited in the gas exchange regions (alveoli).

The smallest particles, less than 100 nanometers (nanoparticles), may be even more damaging to the cardiovascular system. Nanoparticles can pass through cell membranes and migrate into other organs, including the brain. Particles emitted from modern diesel engines (commonly referred to as Diesel Particulate Matter, or DPM) are typically in the size range of 100 nanometers (0.1 micrometer). These soot particles also carry carcinogens like benzopyrenes adsorbed on their surface. Particulate mass is not a proper measure of the health hazard, because one particle of 10 μm diameter has approximately the same mass as 1 million particles of 100 nm diameter, but is much less hazardous, as it is unlikely to enter the alveoli. Legislative limits for engine emissions based on mass are therefore not protective. Proposals for new regulations exist in some countries, with suggestions to limit the particle *surface area* or the *particle count* (numerical quantity) instead.

The site and extent of absorption of inhaled gases and vapors are determined by their solubility in water. Absorption is also dependent upon air flow rates and the partial pressure of the gases in the inspired air. The fate of a specific contaminant is dependent upon the form in which it exists (aerosol or particulate). Inhalation also depends upon the breathing rate of the subject.

Another complexity not entirely documented is how the shape of PM can affect health, except for the needle-like shape of asbestos which can lodge itself in the lungs. Geometrically angular shapes have more surface area than rounder shapes, which in turn affects the binding capacity of the particle to other, possibly more dangerous substances.

Health Problems

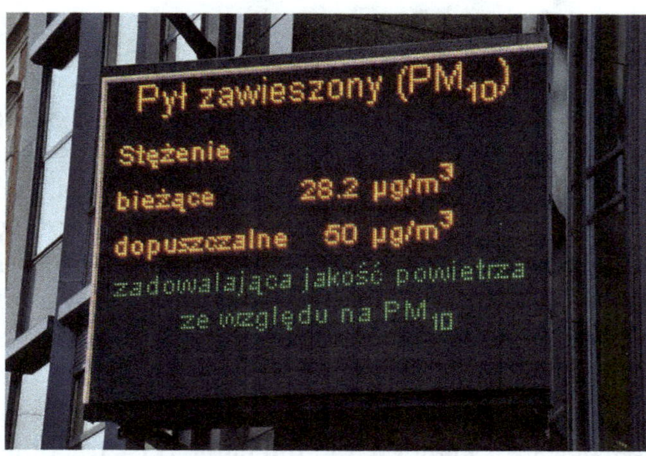

Air quality information on PM10 displayed in Katowice, Poland.

The effects of inhaling particulate matter that has been widely studied in humans and animals include asthma, lung cancer, respiratory diseases, cardiovascular disease, premature delivery, birth defects, low birth weight, and premature death.

Inhalation of $PM_{2.5} - PM_{10}$ is associated with elevated risk of adverse pregnancy outcomes, such as low birth weight. Maternal $PM_{2.5}$ exposure during pregnancy is also associated with high blood pressure in children. Exposure to $PM_{2.5}$ has been associated with greater reductions in birth weight than exposure to PM_{10}. PM exposure can cause inflammation, oxidative stress, endocrine disruption, and impaired oxygen transport access to the placenta, all of which are mechanisms for heightening the risk of low birth weight. Overall epidemiologic and toxicological evidence suggests that a causal relationship exists between long-term exposures to $PM_{2.5}$ and developmental outcomes (i.e. low birth weight). However, studies investigating the significance of trimester-specific exposure have proven to be inconclusive, and results of international studies have been inconsistent in drawing associations of prenatal particulate matter exposure and low birth weight. As perinatal outcomes have been associated with lifelong health and exposure to particulate matter is widespread, this issue is of critical public health importance and additional research will be essential to inform public policy on the matter.

Increased levels of fine particles in the air as a result of *anthropogenic* particulate air pollution "is consistently and independently related to the most serious effects, including lung cancer and other cardiopulmonary mortality." A large number of deaths and other health problems associated with particulate pollution was first demonstrated in the early 1970s and has been reproduced many times since. PM pollution is estimated to cause 22,000–52,000 deaths per year in the United States (from 2000) contributed to ~370,000 premature deaths in Europe during 2005. and 3.22 million deaths globally in 2010 per the global burden of disease collaboration.

A 2002 study indicated that $PM_{2.5}$ leads to high plaque deposits in arteries, causing vascular inflammation and atherosclerosis – a hardening of the arteries that reduces elasticity, which can lead to heart attacks and other cardiovascular problems. A 2014 meta analysis reported that long term exposure to particulate matter is linked to coronary events. The study included 11 cohorts participating in the European Study of Cohorts for Air Pollution Effects (ESCAPE) with 100,166 participants, followed for an average of 11.5 years. An increase in estimated annual exposure to PM 2.5 of just 5 $\mu g/m^3$ was linked with a 13% increased risk of heart attacks. In 2017 a study revealed that PM not only affects human cells and tissues, but also impacts bacteria which cause disease in humans. This study concluded that biofilm formation, antibiotic tolerance, and colonisation of both *Staphylococcus aureus* and *Streptococcus pneumoniae* was altered by Black Carbon exposure.

The World Health Organization (WHO) estimated in 2005 that "... fine particulate air pollution (PM(2.5)), causes about 3% of mortality from cardiopulmonary disease, about 5% of mortality from cancer of the trachea, bronchus, and lung, and about 1% of mortality from acute respiratory infections in children under 5 years, worldwide.". A 2011 study concluded that traffic exhaust is the single most serious preventable cause of heart attack in the general public, the cause of 7.4% of all attacks.

The largest US study on acute health effects of coarse particle pollution between 2.5 and 10 micrometers in diameter. was published 2008 and found an association with hospital admissions for cardiovascular diseases but no evidence of an association with the number of hospital admissions for respiratory diseases. After taking into account fine particle levels ($PM_{2.5}$ and less), the association with coarse particles remained but was no longer statistically significant, which means the effect is due to the subsection of fine particles.

Particulate matter studies in Bangkok Thailand from 2008 indicated a 1.9% increased risk of dying from cardiovascular disease, and 1.0% risk of all disease for every 10 micrograms per cubic meter. Levels averaged 65 in 1996, 68 in 2002, and 52 in 2004. Decreasing levels may be attributed to conversions of diesel to natural gas combustion as well as improved regulations.

The Mongolian government agency recorded a 45% increase in the rate of respiratory illness in the past five years (reported in September 2014). Bronchial asthma, chronic obstructive pulmonary disease and interstitial pneumonia were the most common ailments treated by area hospitals. Levels of premature death, chronic bronchitis, and cardiovascular disease are increasing at a rapid rate.

A study In 2000 conducted in the U.S. explored how fine particulate matter may be more harmful than coarse particulate matter. The study was based on six different cities. They found that deaths and hospital visits that were caused by particulate matter in the air were primarily due fine particulate matter.

Effects on Vegetation

Particulate matter can clog stomatal openings of plants and interfere with photosynthesis functions. In this manner, high particulate matter concentrations in the atmosphere can lead to growth stunting or mortality in some plant species.

CARBON DIOXIDE

Carbon dioxide occurs naturally in the atmosphere. It is an essential ingredient in photosynthesis, the process by which plants make food and energy. Levels of atmospheric carbon dioxide have increased since the Industrial Revolution. The primary causes are deforestation and the burning of fossil fuels such as coal. As carbon dioxide levels have risen, so have its effects on air pollution. Carbon dioxide accounts for less than 1 percent of the atmospheric gases. However, a delicate balance exists between carbon dioxide and other gases. The concern over carbon dioxide is the significant change over a relatively short period of time.

Greenhouse Effect

Carbon dioxide contributes to air pollution in its role in the greenhouse effect. Carbon dioxide traps radiation at ground level, creating ground-level ozone. This atmospheric layer prevents the earth from cooling at night. One result is a warming of ocean waters. Oceans absorb carbon dioxide from the atmosphere. However, higher water temperatures compromise the oceans' ability to absorb carbon dioxide. Over time, the effects of carbon dioxide are compounded.

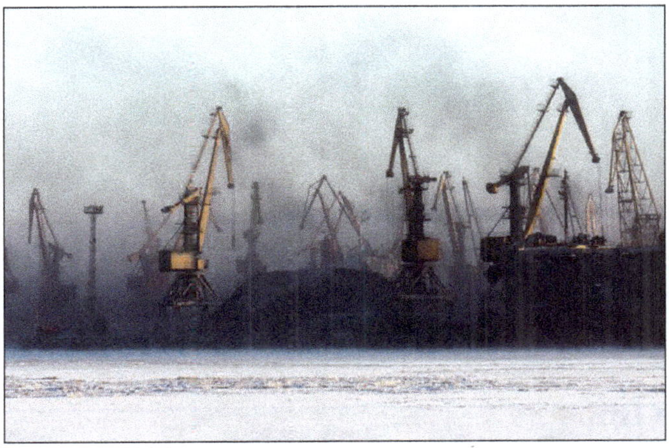

Climate Change

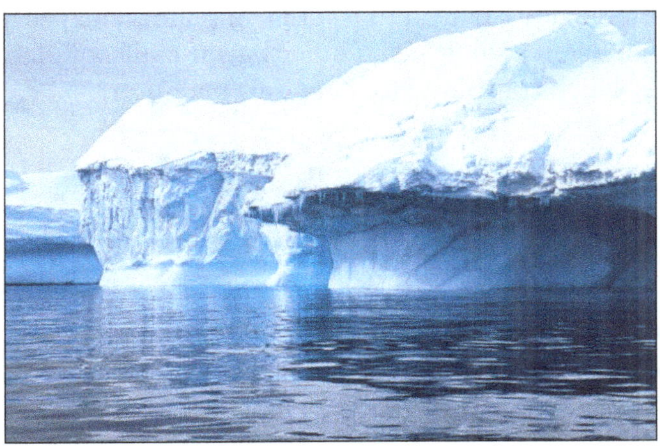

Another environmental effect of carbon dioxide on air pollution is climate change. The earth's surface temperature has risen over the last 100 years, according to studies done by scientists. Scientists believe carbon dioxide pollution is the primary culprit. The effects are highly complex. Evidence shows, however, that ocean water levels have increased, resulting in a loss of shoreline and coastal wetlands.

Acid Rain

Carbon dioxide is a contributor to the environmental effect known as acid rain. Emissions released from fossil fuel-burning energy plants combine with moisture in the air. The result is precipitation with a high acid content. Documented evidence shows the physical damage to trees and other plant life. Water and soil pollution occur from the acidic precipitation. A complicating factor is the mobility of emissions. The effects of carbon dioxide can be seen and felt far from their sources, making their impacts on air pollution more serious.

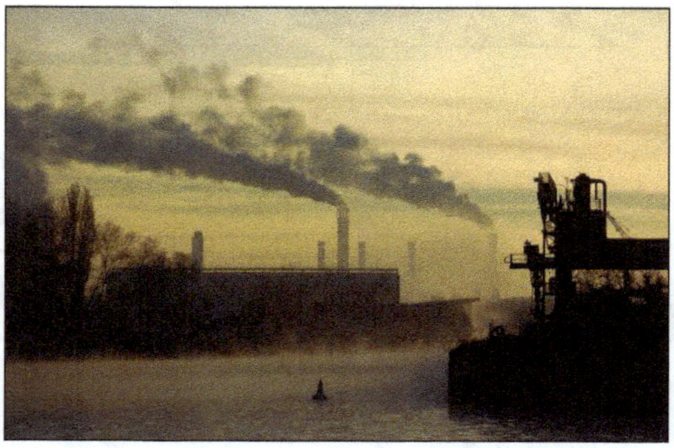

Human Health Impacts

Carbon dioxide emissions impact human health by displacing oxygen in the atmosphere. Breathing becomes more difficult as carbon dioxide levels rise. In closed areas, high levels of carbon dioxide can lead to health complaints such as headaches. Carbon dioxide levels may indicate high levels of other harmful air pollutants such as volatile organic compounds which contribute to indoor air pollution.

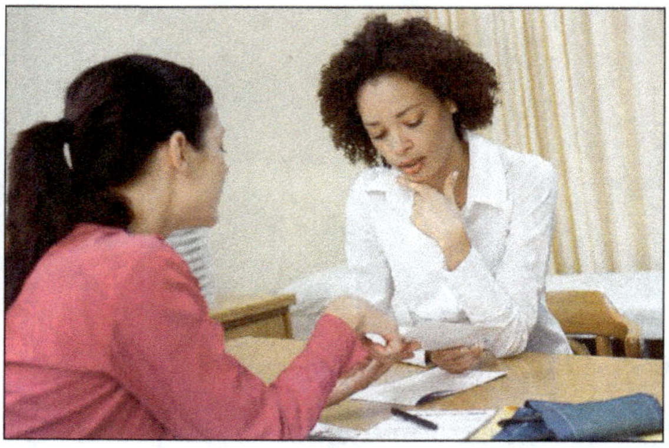

OZONE

Ground-level ozone is a colorless and highly irritating gas that forms just above the earth's surface. It is called a "secondary" pollutant because it is produced when two primary pollutants react in sunlight and stagnant air. These two primary pollutants are nitrogen oxides (NO_x) and volatile organic compounds (VOCs).

NO_x and VOCs come from natural sources as well as human activities. About 95 per cent of NO_x from human activity come from the burning of coal, gasoline and oil in motor vehicles, homes, industries and power plants. VOCs from human activity come mainly from gasoline combustion and marketing, upstream oil and gas production, residential wood combustion, and from the evaporation of liquid fuels and solvents. Significant quantities of VOCs also originate from natural (biogenic) sources such as coniferous forests.

Ozone is known to have significant effects on human health. Exposure to ozone has been linked to pre-mature mortality and a range of morbidity health end-points such as hospital admissions and asthma symptom days. In addition to its effects on human health, ozone can significantly impact vegetation and decrease the productivity of some crops. It can also injure flowers and shrubs and may contribute to forest decline. Ozone can also damage synthetic materials, cause cracks in rubber, accelerate fading of dyes, and speed deterioration of some paints and coatings. As well, it damages cotton, acetate, nylon, polyester and other textiles.

Ozone in Earth's Atmosphere

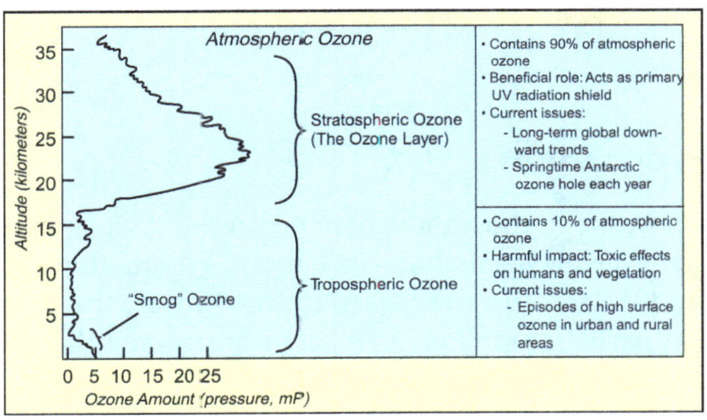

The distribution of atmospheric ozone in partial pressure as a function of altitude.

The standard way to express total ozone levels (the amount of ozone in a given vertical column) in the atmosphere is by using Dobson units. Point measurements are reported as mole fractions in nmol/mol (parts per billion, ppb) or as concentrations in μg/m³. The study of ozone concentration in the atmosphere started in the 1920s.

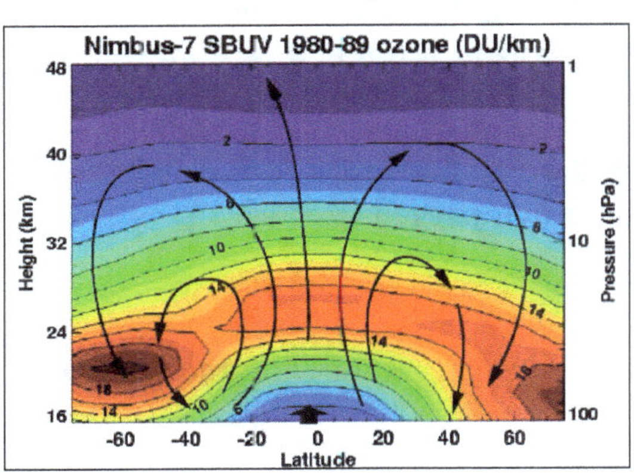

Concentration of ozone as measured by the Nimbus-7 satellite.

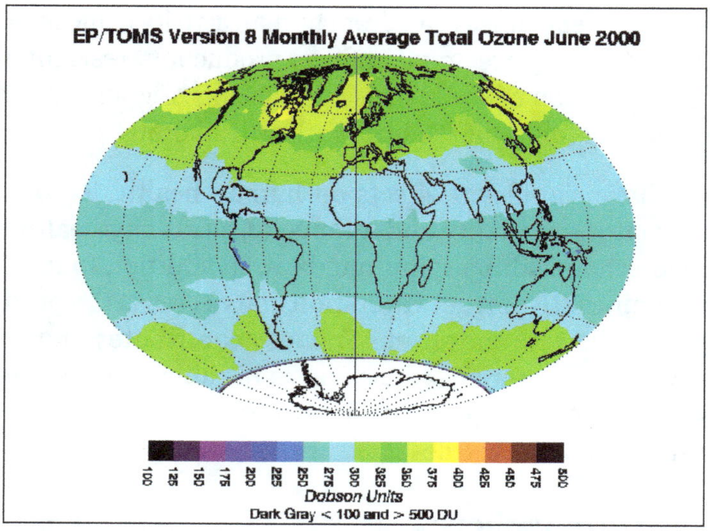

Total ozone concentration in June 2000 as measured by the NASA EP-TOMS satellite instrument.

Ozone Layer

Location and Production

The highest levels of ozone in the atmosphere are in the stratosphere, in a region also known as the ozone layer between about 10 km and 50 km above the surface (or between about 6 and 31 miles). However, even in this "layer", the ozone concentrations are only two to eight parts per million, so most of the oxygen there is dioxygen, O_2, at about 210,000 parts per million by volume.

Ozone in the stratosphere is mostly produced from short-wave ultraviolet rays between 240 and 160 nm. Oxygen starts to absorb weakly at 240 nm in the Herzberg bands, but most of the oxygen is dissociated by absorption in the strong Schumann–Runge bands between 200 and 160 nm where ozone does not absorb. While shorter wavelength light, extending to even the X-Ray limit, is energetic enough to dissociate molecular oxygen, there is relatively little of it, and, the strong solar emission at Lyman-alpha, 121 nm, falls at a point where molecular oxygen absorption is a minimum.

The process of ozone creation and destruction is called the Chapman cycle and starts with the photolysis of molecular oxygen:

$$O_2 \xrightarrow[(radiation\ \lambda < 240\ nm)]{photon} 2O,$$

followed by reaction of the oxygen atom with another molecule of oxygen to form ozone.

$$\mathrm{O} + \mathrm{O_2} + \mathrm{M} \rightarrow \mathrm{O_3} + \mathrm{M},$$

where "M" denotes the third body that carries off the excess energy of the reaction. The ozone molecule can then absorb a UV-C photon and dissociate:

$$O_3 \rightarrow O + O_2 + \text{kinetic energy}$$

The excess kinetic energy heats the stratosphere when the O atoms and the molecular oxygen fly apart and collide with other molecules. This conversion of UV light into kinetic energy warms the stratosphere. The oxygen atoms produced in the photolysis of ozone then react back with other oxygen molecule as in the previous step to form more ozone. In the clear atmosphere, with only nitrogen and oxygen, ozone can react with the atomic oxygen to form two molecules of O_2:

$$O_3 + O \rightarrow 2O_2$$

An estimate of the rate of this termination step to the cycling of atomic oxygen back to ozone can be found simply by taking the ratios of the concentration of O_2 to O_3. The termination reaction is catalysed by the presence of certain free radicals, of which the most important are hydroxyl (OH), nitric oxide (NO) and atomic chlorine (Cl) and bromine (Br). In the second half of the 20th Century the amount of ozone in the stratosphere was discovered to be declining, mostly because of increasing concentrations of chlorofluorocarbons (CFC) and similar chlorinated and brominated organic molecules. The concern over the health effects of the decline led to the 1987 Montreal Protocol, the ban on the production of many ozone depleting chemicals and in the first and second decade of the 21st Century the beginning of the recovery of stratospheric ozone concentrations.

Importance to Surface-dwelling Life on Earth

Ozone in the ozone layer filters out sunlight wavelengths from about 200 nm UV rays to 315 nm, with ozone peak absorption at about 250 nm. This ozone UV absorption is important to life, since it extends the absorption of UV by ordinary oxygen and nitrogen in air (which absorb all wavelengths < 200 nm) through the lower UV-C (200–280 nm) and the entire UV-B band (280–315 nm). The small unabsorbed part that remains of UV-B after passage through ozone causes sunburn in humans, and direct DNA damage in living tissues in both plants and animals. Ozone's effect on mid-range UV-B rays is illustrated by its effect on UV-B at 290 nm, which has a radiation intensity 350 million times as powerful at the top of the atmosphere as at the surface. Nevertheless, enough of UV-B radiation at similar frequency reaches the ground to cause some sunburn, and these same wavelengths are also among those responsible for the production of vitamin D in humans.

The ozone layer has little effect on the longer UV wavelengths called UV-A (315–400 nm), but this radiation does not cause sunburn or direct DNA damage, and while it probably does cause long-term skin damage in certain humans, it is not as dangerous to plants and to the health of surface-dwelling organisms on Earth in general.

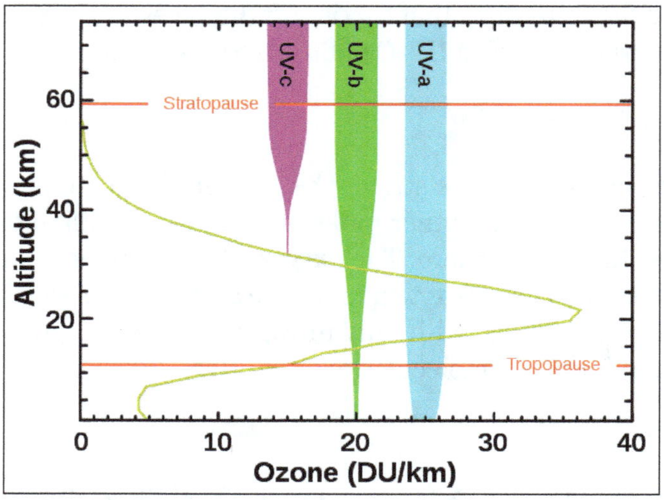

Levels of ozone at various altitudes and blocking of different bands of ultraviolet radiation. Essentially all UVC (100–280 nm) is blocked by dioxygen (at 100–200 nm) or by ozone (at 200–280 nm) in the atmosphere. The shorter portion of this band and even more energetic UV causes the formation of the ozone layer, when single oxygen atoms produced by UV photolysis of dioxygen (below 240 nm) react with more dioxygen. The ozone layer itself then blocks most, but not quite all, sunburn-producing UVB (280–315 nm). The band of UV closest to visible light, UVA (315–400 nm), is hardly affected by ozone, and most of it reaches the ground.

Low Level Ozone

Low level ozone (or tropospheric ozone) is an atmospheric pollutant. It is not emitted directly by car engines or by industrial operations, but formed by the reaction of sunlight on air containing hydrocarbons and nitrogen oxides that react to form ozone directly at the source of the pollution or many kilometers down wind.

Ozone reacts directly with some hydrocarbons such as aldehydes and thus begins their removal from the air, but the products are themselves key components of smog. Ozone photolysis by UV light leads to production of the hydroxyl radical HO• and this plays a part in the removal of hydrocarbons from the air, but is also the first step in the creation of components of smog such as peroxyacyl nitrates, which can be powerful eye irritants. The atmospheric lifetime of tropospheric ozone is about 22 days; its main removal mechanisms are being deposited to the ground, the reaction giving HO•, and by reactions with OH and the peroxy radical HO_2•.

There is evidence of significant reduction in agricultural yields because of increased ground-level ozone and pollution which interferes with photosynthesis and stunts overall growth of some plant species. The United States Environmental Protection Agency is proposing a secondary regulation to reduce crop damage, in addition to the primary regulation designed for the protection of human health.

Low Level Ozone in Urban Areas

Certain examples of cities with elevated ozone readings are Denver, Colorado, Houston, Texas, and Mexico City, Mexico. Houston has a reading of around 41 nmol/mol, while Mexico City is far more hazardous, with a reading of about 125 nmol/mol.

Low level ozone, or tropospheric ozone, is the most concerning type of ozone pollution in urban areas and is increasing in general. Ozone pollution in urban areas affects denser populations, and is worsened by high populations of vehicles, which emit pollutants NO_2 and VOCs, the main contributors to problematic ozone levels. Ozone pollution in urban areas is especially concerning with increasing temperatures, raising heat-related mortality during heat waves. During heat waves in urban areas, ground level ozone pollution can be 20% higher than usual. Ozone pollution in urban areas reaches higher levels of exceedance in the summer and autumn, which may be explained by weather patterns and traffic patterns. More research needs to be done specifically concerning which populations in urban areas are most affected by ozone, as people of color and people experiencing poverty are more affected by pollution in general, even though these populations are less likely to be contributing to pollution levels.

Denver, Colorado is one of the many cities in the United States that has high amounts of ozone. According to the American Lung Association, the Denver-Aurora area is the 14th most ozone-polluted area in the United States. The problem of high ozone levels is not new to this area. In 2004, "the US Environmental Protection Agency designated the Denver Metro/North Front Range (Adams, Arapahoe, Boulder, Broomfield, Denver, Douglas, Jefferson and parts of Larimer and Weld counties) as nonattainment for the 1997 8-hour ozone standard", but later deferred this nonattainment status until 2007. The nonattainment standard indicates that an area does not meet the EPA's air quality standards. The Colorado Ozone Action Plan was created in response, and numerous changes were implemented from this plan. The first major change was that car emission testing was expanded across the state to more counties that did not previously mandate emissions testing, like areas of Larimer and Weld County. There have also been changes made to decrease Nitrogen Oxides (NO_x) and Volatile Organic Compound (VOC) emissions, which should help lower ozone levels.

One large contributor to high ozone levels in the area is the OIl and Natural Gas industry situated in the Denver-Julesburg Basin (DJB) which overlaps with a majority of Colorado's metropolitan areas. Ozone is created naturally in the Earth's stratosphere, but is also created in the troposphere from human efforts. NO_x and VOCs react with sunlight to create ozone through a process called photochemistry. One hour elevated ozone events (<75 ppb) "occur during June–August indicating that elevated ozone levels are driven by regional photochemistry". According to an article from the University of Colorado-Boulder, "Oil and Natural Gas VOC emission have a major role in ozone production and bear the potential to contribute to elevated O3 levels in the Northern Colorado Front Range (NCFR)". Using complex analyses to research wind patterns and emissions from large oil and natural gas operations, the authors concluded that "elevated O3 levels in the NCFR are predominantly correlated with air transport from N– ESE, which are the upwind sectors where the O&NG operations in the Wattenberg Field area of the DJB are located".

Contained in the Colorado Ozone Action Plan, created in 2008, plans exist to evaluate "emission controls for large industrial sources of NOx" and "statewide control requirements for new oil and gas condensate tanks and pneumatic valves". In 2011, the Regional Haze Plan was released that included a more specific plan to help decrease NOx emissions. These efforts are increasingly difficult to implement and take many years to come to pass. Of course there are also other reasons that ozone levels remain high. These include: a growing population meaning more car emissions, and the mountains along the NCFR that can trap emissions. If interested, daily air quality readings can be found at the Colorado Department of Public Health and Environment's website. Denver continues to experience high levels of ozone to this day. It will take many years and a systems-thinking approach to combat this issue of high ozone levels in the Front Range of Colorado.

Ozone Cracking

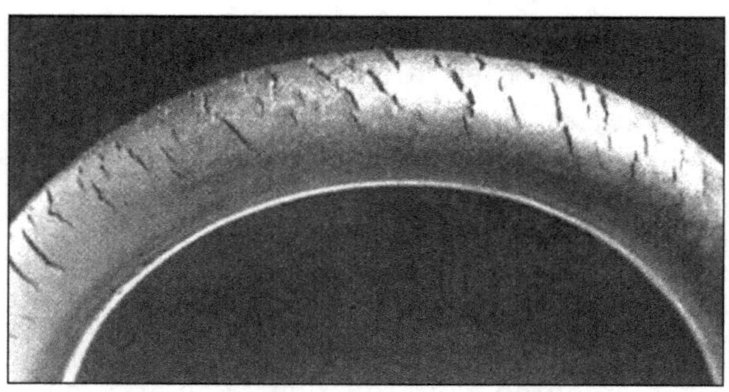

Ozone cracking in natural rubber tubing.

Ozone gas attacks any polymer possessing olefinic or double bonds within its chain structure, such as natural rubber, nitrile rubber, and styrene-butadiene rubber. Products made using these polymers are especially susceptible to attack, which causes cracks to grow longer and deeper with time, the rate of crack growth depending on the load carried by the rubber component and the concentration of ozone in the atmosphere. Such materials can be protected by adding antiozonants, such as waxes, which bond to the surface to create a protective film or blend with the material and provide long term protection. Ozone cracking used to be a serious problem in car tires, for example, but it is not an issue with modern tires. On the other hand, many critical products, like gaskets and O-rings, may be attacked by ozone produced within compressed air systems. Fuel lines made of reinforced rubber are also susceptible to attack, especially within the engine compartment, where some ozone is produced by electrical components. Storing rubber products in close proximity to a DC electric motor can accelerate ozone cracking. The commutator of the motor generates sparks which in turn produce ozone.

Ozone as a Greenhouse Gas

Although ozone was present at ground level before the Industrial Revolution, peak concentrations are now far higher than the pre-industrial levels, and even background concentrations well away from sources of pollution are substantially higher. Ozone acts as a greenhouse gas, absorbing some of the infrared energy emitted by the earth. Quantifying the greenhouse gas potency of ozone is difficult because it is not present in uniform concentrations across the globe. However, the most widely accepted scientific assessments relating to climate change suggest that the radiative forcing of tropospheric ozone is about 25% that of carbon dioxide.

The annual global warming potential of tropospheric ozone is between 918–1022 tons carbon dioxide equivalent/tons tropospheric ozone. This means on a per-molecule basis, ozone in the troposphere has a radiative forcing effect roughly 1,000 times as strong as carbon dioxide. However, tropospheric ozone is a short-lived greenhouse gas, which decays in the atmosphere much more quickly than carbon dioxide. This means that over a 20-year span, the global warming potential of tropospheric ozone is much less, roughly 62 to 69 tons carbon dioxide equivalent / ton tropospheric ozone.

Because of its short-lived nature, tropospheric ozone does not have strong global effects, but has very strong radiative forcing effects on regional scales. In fact, there are regions of the world where tropospheric ozone has a radiative forcing up to 150% of carbon dioxide.

Health Effects

For the last few decades, scientists studied the effects of acute and chronic ozone exposure on human health. Hundreds of studies suggest that ozone is harmful to people at levels currently found in urban areas. Ozone has been shown to affect the respiratory, cardiovascular and central nervous system. Early death and problems in reproductive health and development are also shown to be associated with ozone exposure.

Vulnerable Populations

The American Lung Association has identified five populations who are especially vulnerable to the effects of breathing ozone:

- Children and teens.
- People 65 years old and older.
- People who work or exercise outdoors.
- People with existing lung diseases, such as asthma and chronic obstructive

pulmonary disease (also known as COPD, which includes emphysema and chronic bronchitis).

- People with cardiovascular disease.

Additional evidence suggests that women, those with obesity and low-income populations may also face higher risk from ozone.

Acute Ozone Exposure

Acute ozone exposure ranges from hours to a few days. Because ozone is gas, it causes direct and immediate harm to the lungs and the entire respiratory system. Inhaled ozone causes acute but reversible changes in lung function and inflammation, as well as airway hyperresponsiveness. These changes lead to shortness of breath, wheezing, and coughing which may exacerbate lung diseases, like asthma or chronic obstructive pulmonary disease (COPD) resulting in the need to receive medical treatment. Acute and chronic exposure to ozone has been shown to cause an increased risk of respiratory infections, due to the following mechanism.

Multiple studies have been conducted to determine the mechanism behind ozone's harmful effects, particularly in the lungs. These studies have shown that exposure to ozone causes changes in the immune response within the lung tissue, resulting in disruption of both the innate and adaptive immune response, as well as altering the protective function of lung epithelial cells. It is thought that these changes in immune response and the related inflammatory response are factors that likely contribute to the increased risk of lung infections, and worsening or triggering of asthma and reactive airways after exposure to ground-level ozone pollution.

The innate (cellular) immune system consists of various chemical signals and cell types that work broadly and against multiple pathogen types, typically bacteria or foreign bodies/substances in the host. The cells of the innate system include phagocytes, neutrophils, both thought to contribute to the mechanism of ozone pathology in the lungs, as the functioning of these cell types have been shown to change after exposure to ozone. Macrophages, cells that serve the purpose of eliminating pathogens or foreign material through the process of "phagocytosis", have been shown to change the level of inflammatory signals they release in response to ozone, either up-regulating and resulting in an inflammatory response in the lung, or down-regulating and reducing immune protection. Neutrophils, another important cell type of the innate immune system that primarily targets bacterial pathogens, are found to be present in the airways within 6 hours of exposure to high ozone levels. Despite high levels in the lung tissues, however, their ability to clear bacteria appears impaired by exposure to ozone.

The adaptive immune system is the branch of immunity that provides long-term protection via the development of antibodies targeting specific pathogens and is also impacted by high ozone exposure. Lymphocytes, a cellular component of the adaptive immune response, produce an increased amount of inflammatory chemicals called "cytokines" after exposure to ozone, which may contribute to airway hyperreactivity and worsening asthma symptoms.

The airway epithelial cells also play an important role in protecting individuals from pathogens. In normal tissue, the epithelial layer forms a protective barrier, and also contains specialized ciliary structures that work to clear foreign bodies, mucus and pathogens from the lungs. When exposed to ozone, the cilia become damaged and mucociliary clearance of pathogens is reduced. Furthermore, the epithelial barrier becomes weakened, allowing pathogens to cross the barrier, proliferate and spread into deeper tissues. Together, these changes in the epithelial barrier help make individuals more susceptible to pulmonary infections.

Inhaling ozone not only affects the immune system and lungs, but it may also affect the heart as well. Ozone causes short-term autonomic imbalance leading to changes in heart rate and reduction in heart rate variability; and high levels exposure for as little as one-hour results in a supraventricular arrhythmia in the elderly, both increase the risk of premature death and stroke. Ozone may also lead to vasoconstriction resulting in increased systemic arterial pressure contributing to increased risk of cardiac morbidity and mortality in patients with pre-existing cardiac diseases.

Chronic Ozone Exposure

Breathing ozone for periods longer than eight hours at a time for weeks, months or years defines chronic exposure. Numerous studies suggest a serious impact on the health of various populations from this exposure.

One study finds significant positive associations between chronic ozone and all-cause, circulatory, and respiratory mortality with 2%, 3%, and 12% increases in risk per 10 ppb and report an association (95% CI) of annual ozone and all-cause mortality with a hazard ratio of 1.02 (1.01–1.04), and with cardiovascular mortality of 1.03 (1.01–1.05). Adding to an additional study, which suggests similar associations with all-cause mortality and even larger effects for cardiovascular mortality.

Chronic ozone has detrimental effects on children, especially those with asthma. The risk for hospitalization in children with asthma increases with chronic exposure to ozone; younger children and those with low-income status are even at greater risk.

Adults suffering from respiratory diseases (asthma, COPD, lung cancer) are at a higher risk of mortality and morbidity and critically ill patients have an increased risk of developing acute respiratory distress syndrome with chronic ozone exposure as well.

Ozone Air Pollution

Ozone precursors are a group of pollutants, predominantly those emitted during the combustion of fossil fuels. Ground-level ozone pollution (tropospheric ozone) is created near the Earth's surface by the action of daylight UV rays on these precursors. The ozone at ground level is primarily from fossil fuel precursors, but methane is a natural precursor, and the very low natural background level of ozone at ground level is considered safe.

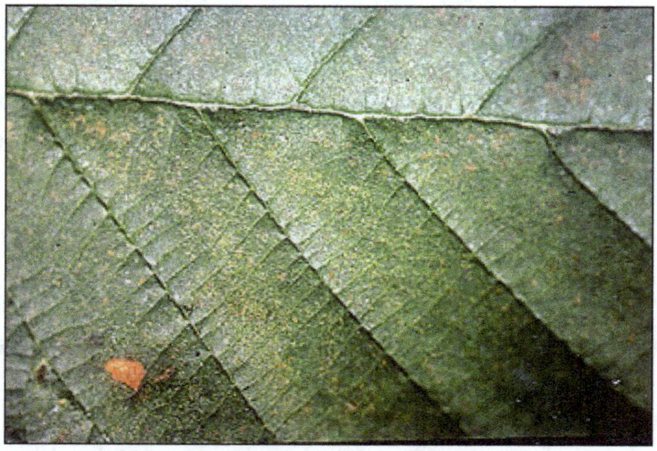

Red Alder leaf, showing discolouration caused by ozone pollution.

There is a great deal of evidence to show that ground-level ozone can harm lung function and irritate the respiratory system. Exposure to ozone (and the pollutants that produce it) is linked to premature death, asthma, bronchitis, heart attack, and other cardiopulmonary problems.

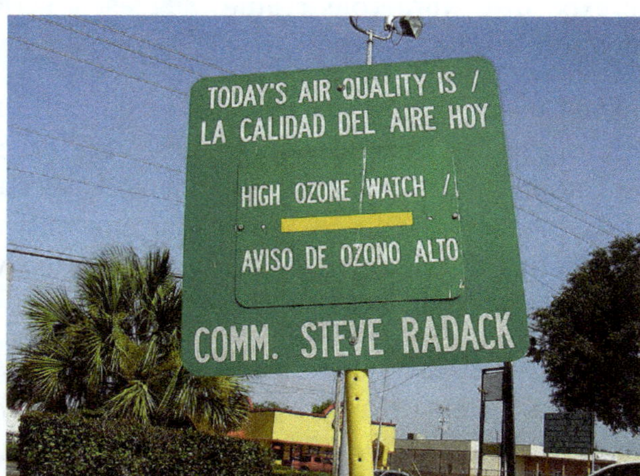

Signboard in Gulfton, Houston indicating an ozone watch.

Long-term exposure to ozone has been shown to increase risk of death from respiratory illness. A study of 450,000 people living in United States cities saw a significant correlation between ozone levels and respiratory illness over the 18-year follow-up period. The study revealed that people living in cities with high ozone levels, such as Houston or Los Angeles, had an over 30% increased risk of dying from lung disease.

Air quality guidelines such as those from the World Health Organization, the United States Environmental Protection Agency (EPA) and the European Union are based on detailed studies designed to identify the levels that can cause measurable ill health effects.

According to scientists with the US EPA, susceptible people can be adversely affected by ozone levels as low as 40 nmol/mol. In the EU, the current target value for ozone concentrations is 120 μg/m^3 which is about 60 nmol/mol. This target applies to all member states in accordance with Directive 2008/50/EC. Ozone concentration is measured as a maximum daily mean of 8 hour averages and the target should not be exceeded on more than 25 calendar days per year, starting from January 2010. Whilst the directive requires in the future a strict compliance with 120 μg/m^3 limit (i.e. mean ozone concentration not to be exceeded on any day of the year), there is no date set for this requirement and this is treated as a long-term objective.

In the USA, the Clean Air Act directs the EPA to set National Ambient Air Quality Standards for several pollutants, including ground-level ozone, and counties out of compliance with these standards are required to take steps to reduce their levels. In May 2008, under a court order, the EPA lowered its ozone standard from 80 nmol/mol to 75 nmol/mol. The move proved controversial, since the Agency's own scientists and advisory board had recommended lowering the standard to 60 nmol/mol. Many public health and environmental groups also supported the 60 nmol/mol standard, and the World Health Organization recommends 51 nmol/mol.

On January 7, 2010, the U.S. Environmental Protection Agency (EPA) announced proposed revisions to the National Ambient Air Quality Standard (NAAQS) for the pollutant ozone, the principal component of smog:

> EPA proposes that the level of the 8-hour primary standard, which was set at 0.075 μmol/mol in the 2008 final rule, should instead be set at a lower level within the range of 0.060 to 0.070 μmol/mol, to provide increased protection for children and other *at risk* populations against an array of O_3 – related adverse health effects that range from decreased lung function and increased respiratory symptoms to serious indicators of respiratory morbidity including emergency department visits and hospital admissions for respiratory causes, and possibly cardiovascular-related morbidity as well as total non- accidental and cardiopulmonary mortality.

On October 26, 2015, the EPA published a final rule with an effective date of December 28, 2015 that revised the 8-hour primary NAAQS from 0.075 ppm to 0.070 ppm.

The EPA has developed an air quality index (AQI) to help explain air pollution levels to the general public. Under the current standards, eight-hour average ozone mole fractions of 85 to 104 nmol/mol are described as "unhealthy for sensitive groups", 105 nmol/mol to 124 nmol/mol as "unhealthy", and 125 nmol/mol to 404 nmol/mol as "very unhealthy".

Ozone can also be present in indoor air pollution, partly as a result of electronic equipment such as photocopiers. A connection has also been known to exist between the increased pollen, fungal spores, and ozone caused by thunderstorms and hospital admissions of asthma sufferers.

In the Victorian era, one British folk myth held that the smell of the sea was caused by ozone. In fact, the characteristic "smell of the sea" is caused by dimethyl sulfide, a chemical generated by phytoplankton. Victorian Britons considered the resulting smell "bracing".

Heat Waves

An investigation to assess the joint effects of ozone and heat during the European heat waves in 2003, concluded that these appear to be additive.

Physiology

Ozone, along with reactive forms of oxygen such as superoxide, singlet oxygen, hydrogen peroxide, and hypochlorite ions, is produced by white blood cells and other biological systems (such as the roots of marigolds) as a means of destroying foreign bodies. Ozone reacts directly with organic double bonds. Also, when ozone breaks down to dioxygen it gives rise to oxygen free radicals, which are highly reactive and capable of damaging many organic molecules. Moreover, it is believed that the powerful oxidizing properties of ozone may be a contributing factor of inflammation. The cause-and-effect relationship of how the ozone is created in the body and what it does is still under consideration and still subject to various interpretations, since other body chemical processes can trigger some of the same reactions. A team of scientists has shown evidence linking the antibody-catalyzed water-oxidation pathway of the human immune response to the production of ozone. In this system, ozone is produced by antibody-catalyzed production of trioxidane from water and neutrophil-produced singlet oxygen.

When inhaled, ozone reacts with compounds lining the lungs to form specific, cholesterol-derived metabolites that are thought to facilitate the build-up and pathogenesis of atherosclerotic plaques (a form of heart disease). These metabolites have been confirmed as naturally occurring in human atherosclerotic arteries and are categorized into a class of secosterols termed *atheronals*, generated by ozonolysis of cholesterol's double bond to form a 5,6 secosterol as well as a secondary condensation product via aldolization.

Ozone has been implicated to have an adverse effect on plant growth: "ozone reduced total chlorophylls, carotenoid and carbohydrate concentration, and increased 1-aminocyclopropane-1-carboxylic acid (ACC) content and ethylene production. In treated plants, the ascorbate leaf pool was decreased, while lipid peroxidation and solute leakage were significantly higher than in ozone-free controls. The data indicated that ozone triggered protective mechanisms against oxidative stress in citrus." Studies that have used pepper plants as a model have shown that ozone decreased fruit yield and changed fruit quality. Furthermore, it was also observed a decrease in chlorophylls levels and antioxidant defences on the leaves, as well as increased the reactive oxygen species (ROS) levels and lipid and protein damages.

Safety Regulations

Because of the strongly oxidizing properties of ozone, ozone is a primary irritant, affecting especially the eyes and respiratory systems and can be hazardous at even low concentrations. The Canadian Centre for Occupation Safety and Health reports that:

> "Even very low concentrations of ozone can be harmful to the upper respiratory tract and the lungs. The severity of injury depends on both by the concentration of ozone and the duration of exposure. Severe and permanent lung injury or death could result from even a very short-term exposure to relatively low concentrations."

To protect workers potentially exposed to ozone, a permissible exposure limit (PEL) of 0.1 μmol/mol, calculated as an 8-hour time weighted average. Higher concentrations are especially hazardous and NIOSH has established an Immediately Dangerous to Life and Health Limit (IDLH) of 5 μmol/mol. Work environments where ozone is used or where it is likely to be produced should have adequate ventilation and it is prudent to have a monitor for ozone that will alarm if the concentration exceeds the OSHA PEL. Continuous monitors for ozone are available from several suppliers.

Elevated ozone exposure can occur on passenger aircraft, with levels depending on altitude and atmospheric turbulence. United States Federal Aviation Authority regulations set a limit of 250 nmol/mol with a maximum four-hour average of 100 nmol/mol. Some planes are equipped with ozone converters in the ventilation system to reduce passenger exposure.

LEAD

Lead (Pb) is a naturally occurring heavy metal that is found in the Earth's crust. It is denser than most common materials, soft, malleable and has a low melting point. This capability to change easily the state from solid to liquid at atmospheric pressure is favouring its facility of being introduced as an air pollutant into the atmosphere.

Major sources of lead in the air are mining, metal manufacturing and piston-engine aircraft operating on leaded aviation fuel. Other sources of lead air pollution are industrial productions, waste incineration, recycling, mobilization of previously buried lead, utilities and lead-acid battery manufacturers.

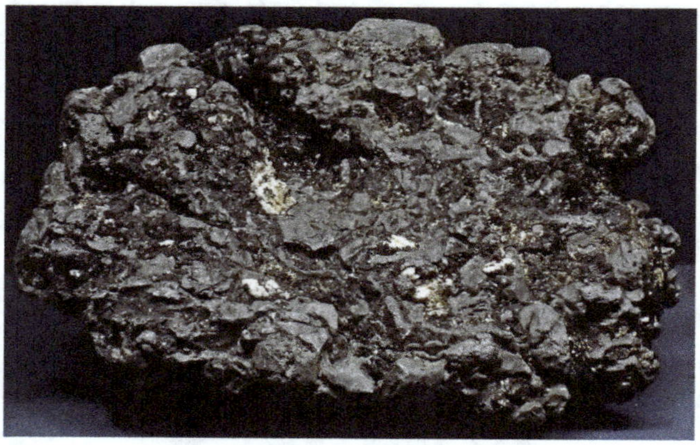

Peak of lead emissions to the atmosphere had place during Industrial Revolution and with the usage of leaded gasoline during the last decades of the 20th century. Nowadays, high lead emissions still have place, especially in developing countries where industrial emissions arising from coal burning prevail.

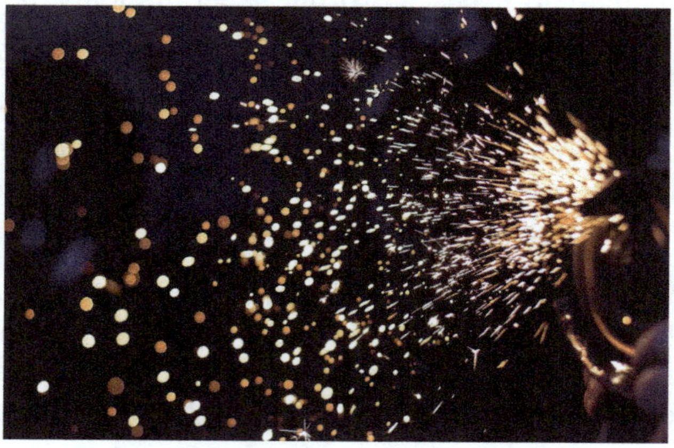

Environmental Effects

Lead has not as much influence on the environment as other pollutants, but it can have a noticeable impact on plants. Lead accumulate on soils for a long time (hundreds or even thousands of years) and also can combine with other metals to inhibit photosynthesis. At high lead pollution levels, plants growth and survival may suffer adverse effects and can cause neurological problems to vertebrates.

Lead air pollution health effects on humans usually are neurological effects in children and cardiovascular effects (high blood pressure and heart disease, for example) in adults.

Lead exposure on humans can be very harmful, involving almost every organ and system in the human body. Once it is inhaled, lead is placed on the bloodstream and bones driving to a possible case of lead poisoning.

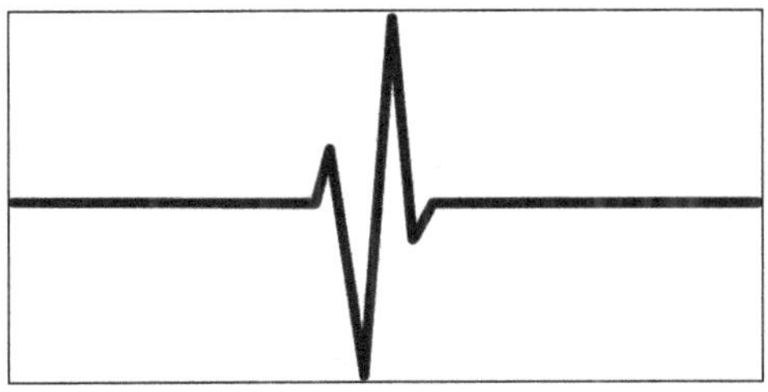

Lead Poisoning: Symptoms and Treatment

Apart from air pollution, lead poisoning come from different sources, such as water, dust, food or consumer products. The effects it may cause to each individual depends on the levels and the time exposure to the pollutant.

Some lead poisoning symptoms or signs that could indicate you are in danger are: headache, intermittent abdominal pain, loss of appetite, nausea, diarrhea, constipation, memory loss, kidney failure, male reproductive problems, depression, weakness, pain or tingling in the extremities and muscles.

In children, lead poisoning is prone to cause similar symptoms: loss of appetite, abdominal pain, vomiting, weight loss, constipation, anemia, kidney failure, irritability, lethargy, learning disabilities and behavioral problems. Others such as slow development of normal childhood behaviors (like the usage of words and talking) and permanent neurological problems (like learning deficits and lowered IQ) are also commonly diagnosticated to this segment. During the pregnancy, breathing lead polluted air may increase the risk of premature birth or low birth weight.

According to the level of poisoning and what part of your organism is affected, treatments may change.

When lead levels are high on blood, lead intoxication can be treated with chelation therapy or treatment of iron, calcium and zinc deficiencies, as these are treatments related to lead absorption.

Control Measures

Over the years, developed countries have reached some agreements to control pollution. Each country or state has its own implementation plan. For example, the Clean Air Act made by the U.S. Environmental Protection Agency (EPA) establishes National Ambient Air Quality Standards (NAAQS) for those criteria pollutants considered most harmful for health and the environment. Another example is the European Union Air Quality Directive by the European Environmental Agency, which also establishes some standards and tips to reduce air pollution, both indoors and outdoors.

Lead is considered both a primary and a secondary criteria pollutant due to its effects either on public health and the environment.

NITROGEN DIOXIDE

Many chemical species of nitrogen oxides (NO_x) exist, but the air pollutant species of most interest from the point of view of human health is nitrogen dioxide (NO_2). Nitrogen dioxide is soluble in water, reddish-brown in colour, and a strong oxidant.

Nitrogen dioxide is an important atmospheric trace gas, not only because of its health effects but also because (a) it absorbs visible solar radiation and contributes to impaired atmospheric visibility; (b) as an absorber of visible radiation it could have a potential direct role in global climate change if its concentrations were to become high enough; (c) it is, along with nitric oxide (NO), a chief regulator of the oxidizing capacity of the free troposphere by controlling the build-up and fate of radical species, including hydroxyl radicals; and (d) it plays a critical role in determining ozone (O_3) concentrations in the troposphere because the photolysis of nitrogen dioxide is the only key initiator of the photochemical formation of ozone, whether in polluted or unpolluted atmospheres.

On a global scale, emissions of nitrogen oxides from natural sources far outweigh those generated by human activities. Natural sources include intrusion of stratospheric nitrogen oxides, bacterial and volcanic action, and lightning. Because natural emissions are distributed over the entire surface of the earth, however, the resulting background atmospheric concentrations are very small. The major source of anthropogenic emissions of nitrogen oxides into the atmosphere is the combustion of fossil fuels in stationary sources (heating, power generation) and in motor vehicles (internal combustion engines).

In most ambient situations, nitric oxide is emitted and transformed into nitrogen dioxide in the atmosphere. Oxidation of nitric oxide by atmospheric oxidants such as ozone occurs rapidly, even at the low levels of reactants present in the atmosphere. Altshuller calculated that 50% conversion of nitric oxide would take less than 1 minute at a nitric oxide concentration of 120 $\mu g/m^3$ (0.1 ppm) in the presence of an ozone concentration of 200 $\mu g/m^3$ (0.1 ppm). Consequently, this reaction is regarded as the most important route for nitrogen dioxide production in the atmosphere.

Other contributions of nitrogen dioxide to the atmosphere come from specific noncombustion industrial processes, such as the manufacture of nitric acid, the use of explosives and welding. Indoor sources include tobacco smoking and the use of gas-fired appliances and oil stoves. Differences in the nitrogen oxide (nitric oxide and nitrogen dioxide) emissions of various countries are due mainly to differences in the consumption of fossil fuels. Worldwide emissions of nitrogen oxides in the early 1980s were estimated at approximately 150 ´ 10^{12} g/year.

Occurrence in Air

Maximum 30-minute or 1-hour average and maximum 24-hour average outdoor nitrogen dioxide concentrations of up to 940 µg/m^3 (0.5 ppm) and 400 µg/m^3 (0.21 ppm), respectively, have been reported. Annual mean concentrations in urban areas throughout the world are generally in the range 20–90 µg/m^3 (0.01–0.05 ppm). Urban outdoor levels vary according to the time of day, the season of the year and meteorological factors. Typical daily patterns comprise a low background level on which are superimposed one or two peaks of higher levels that correspond to rush-hour traffic emissions of nitrogen oxides. Hourly average nitrogen dioxide concentrations near very busy roads often exceed 940 µg/m^3 (0.5 ppm). Maximum hourly concentrations in the United Kingdom are generally of the order of 470–750 µg/m^3 (0.25–0.4 ppm). From 1988 to 1990, highest 1-hour averages in the United States ranged from 75 to 1015 µg/m^3 (0.04–0.54 ppm). Thus, the maximal hourly mean value may be several times the annual mean. Long-term monitoring activities during the 1960s and 1970s indicated an increase in concentrations of nitrogen oxides in many urban areas throughout the world. Recent reports from the United States, however, show a decrease in nationwide nitrogen dioxide concentrations, resulting from a decrease in nitrogen oxides emissions, from 1981 to 1990. Whether nitrogen dioxide concentrations are increasing in urban areas in other parts of the world is unknown, although it is known that, at least in the United States, concentrations are highly correlated with population level and population levels worldwide continue to grow. Nevertheless, indoor sources, such as cooking with gas or cigarette smoking, may be the main contributors to individual exposure.

Owing to the widespread use of unvented combustion appliances, nitrogen dioxide concentrations in homes may exceed considerably those found outdoors. The average concentration over a period of several days may exceed 200 µg/m^3 (0.1 ppm) when unvented gas stoves are used for supplementary heating or clothes drying, or when kerosene heaters are used; typically, means are lower. Maximum brief (minutes to 1-hour) concentrations in kitchens are in the range 230–2055 µg/m3 (0.12–1.09 ppm) during cooking. The highest 15-minute concentration recorded for a home with an unvented gas space heater was 2716 µg/m^3 (1.44 ppm).

Routes of Exposure

In the environment, nitrogen dioxide exists as a gas. Thus, the only relevant route of exposure to humans is inhalation, whether the source is outdoor air or indoor air. Occupational exposure is limited to a few industrial processes and includes a wide variety of exposures. Occupational exposures are relatively rare compared to outdoor and domestic exposures.

Toxicokinetics

Owing, in part, to the high degree of scientific difficulties involved, very little research on the kinetics and metabolism of nitrogen dioxide has been conducted. The available information is very limited and only partially describes its deposition and fate in the respiratory tract.

On inhalation, 70–90% can be absorbed in the respiratory tract of humans, and exercise increases the total percentage absorbed. A significant portion of the inhaled nitrogen dioxide is removed in the nasopharynx (about 40–50% in dogs and rabbits); thus, as breathing becomes more oral with exercise, an increased delivery to the lower respiratory tract can be expected.

Mathematical modelling studies show that the deposition of nitrogen dioxide in the tissues of the lower respiratory tract is predicted to be maximal at about the junction of the conducting airways and the gas exchange region of the lungs in humans, rats, guinea pigs and rabbits. Although the actual tissue dose at a similar starting tracheal concentration differs across species, the shape of the deposition curves is roughly equivalent. The region predicted to receive the maximal dose is that where the typical nitrogen-dioxide-induced morphometric lesion is observed in several species of animals. Using this mathematical model, it also can be predicted that, as tidal volume increases in humans (e.g. in exercise), the dose to the tissue of the gas exchange region increases substantially more than the dose to the conducting airways.

Experimental studies have shown that nitrogen dioxide or its chemical products can remain in the lung for prolonged periods; radioactivity associated with labelled nitrogen, originally within nitrogen dioxide, was detectable in extrapulmonary sites. Nitric and nitrous acids or their salts have been observed in the blood and urine after exposure to nitrogen dioxide.

Health Effects

Effects on Experimental Animals

Although there are exceptions, the vast majority of lung biochemical studies show effects only after acute or subchronic exposure to levels of nitrogen dioxide exceeding 3160 μg/m^3 (2 ppm). A notable exception is the effect on lung lipid metabolism. For example, exposure of rats increases lipid peroxidation at concentrations as low as 752 μg/m^3 (0.4 ppm) (continuous, 18 months), with thiobarbituric acid reactants as an indicator, and 75 μg/m3 (0.04 ppm) (9 months), with ethane exhalation as an indicator. At a higher level, however, ethane had returned to normal by the 27-month point. Effects on both lipid metabolism and antioxidant metabolism showed a response pattern that depends on both concentration and duration of exposure. Frequently observed features at higher nitrogen dioxide levels include the induction of lung oedema, an increase in antioxidant metabolism, an increase in lung enzymes associated with cell injury, and changes in lung lipids. These alterations, although still not fully understood, may be early signs of cell lesions, which become manifest only at higher concentrations or upon longer exposure.

The area of the lung most sensitive to morphological injury is the centriacinar region, where the conducting airways and the gas exchange area meet. In this area, type I alveolar epithelial cells and the ciliated epithelial cells seem to be particularly sensitive to nitrogen dioxide. These cells are replaced by less sensitive cells (type II cells and nonciliated bronchiolar (Clara) cells, respectively). However, these replacement cells, too, show alterations of the cytoplasm and hypertrophy after short exposure (10 days) to concentrations above 940 µg/m3 (0.5 ppm). Both exposure regimen and time of examination can be important. In a subchronic study of lung lesions in rats, Rombout et al. discovered that the concentration (C) of nitrogen dioxide had more influence than exposure duration (time, T) when C× T was constant, and that the effect of C was greater with intermittent exposure than with continuous exposure. Other experiments have addressed the temporal pattern of nitrogen dioxide effects and found them to be quite complex. For example, over a 7-day period, a wave of epithelial hyperplasia occurs, peaking by about day 2. Rombout et al. showed that even 2 months after a 1-month exposure ceased, some nitrogendioxide-induced interstitial changes were still present.

Long-term exposure leads to emphysema-like structural changes in animals, thickening of the alveolar capillary membrane, loss of ciliated epithelium, and increases in lung collagen. Such changes have been observed in mice, rats, dogs and monkeys. The US Environmental Protection Agency recently reviewed some 23 research reports on nitrogen dioxide exposure and emphysema to determine whether the effects reported met the US National Heart, Lung, and Blood Institute definition for human emphysema. Because the animal studies were of interest for the purposes of extrapolation to humans, whether or not the more rigorous definition of human emphysema (which includes destruction of alveolar walls) is met can be important. Many of the reports contained insufficient detail to permit an independent judgement as to whether "human-type" emphysema had occurred. Three studies clearly reported such emphysema: Haydon et al. in which rabbits were exposed to 15 040–22 600 µg/m^3 (8–12 ppm) for 3–4 months; Freeman et al. in which rats were exposed to 37 000 (reduced to 28 200 or 18 800) µg/m^3 (20, reduced to 15 or 10 ppm) for up to 33 months; and Hyde et al. In the last study, dogs exposed for 5.5 years to a nitrogen dioxide-nitric oxide mixture containing nitrogen dioxide at a concentration of 1210 µg/m^3 (0.64 ppm) and nitric oxide at 310 µg/m^3 (0.25 ppm), respectively, exhibited several decrements in pulmonary function, which continued to deteriorate compared to controls during a 2.5-year postexposure period in clean air. After this postexposure period, lung morphometry studies showed changes analogous to human centrilobular emphysema.

There is only isolated evidence of disorders of the mechanics of breathing and of ventilatory function on repeated exposure to nitrogen dioxide concentrations of 1880–9400 µg/m3 (1–5 ppm). The only consistent observation is that nitrogen dioxide increases breathing frequency. In addition, subchronic exposures to less than 1880 µg/m^3 (1.0 ppm) can decrease lung distensibility and gas exchange.

Several types of animal study have indicated that nitrogen dioxide increases susceptibility to bacterial lung infections and perhaps viral infections. The most extensive set of data was collected using the infectivity model, which measures the total antibacterial defences of the lungs of mice. For long-term exposures, the lowest concentration tested that had an effect was 940 µg/m^3 (0.5 ppm) for 6 months of exposure. After a 3-hour exposure, the lowest concentration tested with an effect was 3760 µg/m^3 (2 ppm). Continuous exposure to concentrations ranging from 52 640 µg/m3 to 940 µg/m^3 (from 28 ppm to 0.5 ppm) resulted in linear, concentration-related increases in mortality due to pulmonary infection. Additional studies have shown that the increase in mortality is highly dependent on the exposure regimen. Concentration is far more important than length of exposure in increasing susceptibility to infection, although duration does play a role.

These as well as other data show that peak exposures and exposure patterns are quite important in determining response. Also, some studies indicate that several months of exposure to nitrogen dioxide levels of approximately 940 µg/m^3 (0.5 ppm) can increase susceptibility to other bacteria and viruses, and that acute exposure to higher levels can decrease pulmonary bactericidal activity and alveolar macrophage function. In summary, the body of work shows that the effects of nitrogen dioxide are due more to concentration than to duration of exposure or to total dose (expressed as C × T), that differences in species sensitivity exist, that the lowest effective concentration of nitrogen dioxide also depends on the microbe used in the test, and that low levels only cause effects after repeated exposures. The extrapolation of these findings to humans cannot be made directly, because most of the studies used pneumonia-induced mortality as an endpoint. However, the infectivity model reflects alterations in the defence mechanisms of mice that are shared by humans. This, together with other mechanism studies, implies that the specific host defences of humans (such as alveolar macrophages) can be altered by nitrogen dioxide. However, the quantitative relationship between effective nitrogen dioxide levels in animals and in humans is unknown. Although numerous studies provide evidence of the effects on the systemic humoral and cell-mediated immune systems, these studies are difficult to interpret; reports on the pulmonary immune system have not appeared.

To date, there are no reports that nitrogen dioxide causes malignant tumours or teratogenesis. Limited genotoxicity studies have produced mixed results with in vitro and high-concentration in vivo studies (e.g. 50 000 µg/m^3,27 ppm). Extrapulmonary effects have also been observed but cannot be interpreted with respect to human risk. Numerous studies of the interaction of nitrogen dioxide with other air pollutants, predominantly ozone, show that the effects are due to ozone alone, are additive, or are synergistic, depending on the endpoint and exposure regimen.

In summary, acute exposures (hours) to low levels of nitrogen dioxide have rarely been observed to cause effects in animals. Subchronic and chronic exposures (weeks to months) to such levels, however, cause a variety of effects, including alterations to lung metabolism, structure and function, and increased susceptibility to pulmonary infections. Emphysema ofthe human type, with destruction of alveolar walls, has been reported only at very high levels relative to ambient. Animal studies indicate that the potential for human health effects is broad. At present, however, it is difficult to extrapolate quantitatively, with confidence, effective pollutant concentrations from animals to humans.

SULFUR DIOXIDE

Sulfur dioxide (SO_2), a colorless, bad-smelling, toxic gas, is part of a larger group of chemicals referred to as sulfur oxides (SO_x). These gases, especially SO_2, are emitted by the burning of fossil fuels — coal, oil, and diesel — or other materials that contain sulfur. Sources include power plants, metals processing and smelting facilities, and vehicles. Diesel vehicles and equipment have long been a major source of sulfur dioxide, but recent federal regulations to reduce the sulfur content of diesel fuels have made a significant improvement in emissions from this sector. Sulfur dioxide is also a natural byproduct of volcanic activity.

Like nitrogen dioxide, sulfur dioxide can create secondary pollutants once released into the air. Secondary pollutants formed with sulfur dioxide include sulfate aerosols, particulate matter, and acid rain.

Health Impacts of Sulfur Dioxide (SO_2)

Sulfur dioxide, associated SO_x, and secondary pollutants can contribute to respiratory illness by making breathing more difficult, especially for children, the elderly, and those with pre-existing conditions. Longer exposures can aggravate existing heart and lung conditions, as well. Sulfur dioxide and other SO_x are partly culpable in the formation of thick haze and smog, which can impair visibility in addition to impacting health.

Beyond human health impacts, sulfur dioxide's contribution to acid rain can cause direct harm to trees and plants by damaging exposed tissues and, subsequently, decreasing plant growth. Other sensitive ecosystems and waterways are also impacted by acid rain.

Sulfur dioxide is a noticeable component in the atmosphere, especially following volcanic eruptions. According to the United States Environmental Protection Agency, the amount of sulfur dioxide released in the U.S. per year was.

Year	SO_2
1970	31,161,000 short tons (28.3 Mt)
1980	25,905,000 short tons (23.5 Mt)
1990	23,678,000 short tons (21.5 Mt)
1996	18,859,000 short tons (17.1 Mt)
1997	19,363,000 short tons (17.6 Mt)
1998	19,491,000 short tons (17.7 Mt)
1999	18,867,000 short tons (17.1 Mt)

Sulfur dioxide is a major air pollutant and has significant impacts upon human health. In addition, the concentration of sulfur dioxide in the atmosphere can influence the habitat suitability for plant communities, as well as animal life. Sulfur dioxide emissions are a precursor to acid rain and atmospheric particulates. Due largely to the US EPA's Acid Rain Program, the U.S. has had a 33% decrease in emissions between 1983 and 2002. This improvement resulted in part from flue-gas desulfurization, a technology that enables SO_2 to be chemically bound in power plants burning sulfur-containing coal or oil. In particular, calcium oxide (lime) reacts with sulfur dioxide to form calcium sulfite:

$$CaO + SO_2 \rightarrow CaSO_3$$

Aerobic oxidation of the $CaSO_3$ gives $CaSO_4$, anhydrite. Most gypsum sold in Europe comes from flue-gas desulfurization.

Sulfur can be removed from coal during burning by using limestone as a bed material in fluidized bed combustion.

Sulfur can also be removed from fuels before burning, preventing formation of SO_2 when the fuel is burnt. The Claus process is used in refineries to produce sulfur as a byproduct. The Stretford process has also been used to remove sulfur from fuel. Redox processes using iron oxides can also be used, for example, Lo-Cat or Sulferox.

Fuel additives such as calcium additives and magnesium carboxylate may be used in marine engines to lower the emission of sulfur dioxide gases into the atmosphere.

As of 2006, China was the world's largest sulfur dioxide polluter, with 2005 emissions estimated to be 25,490,000 short tons (23.1 Mt). This amount represents a 27% increase since 2000, and is roughly comparable with U.S. emissions in 1980.

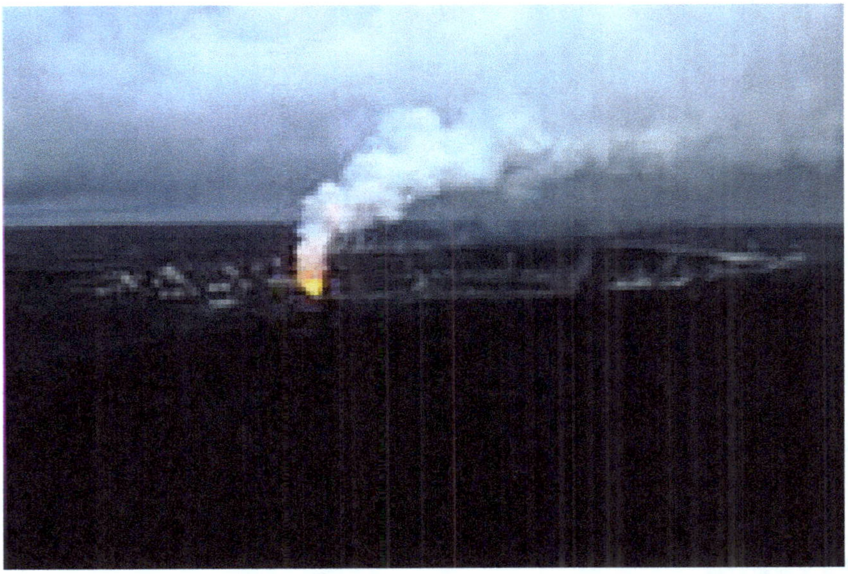

A sulfur dioxide plume from the Halema'uma'u vent, which glows at night.

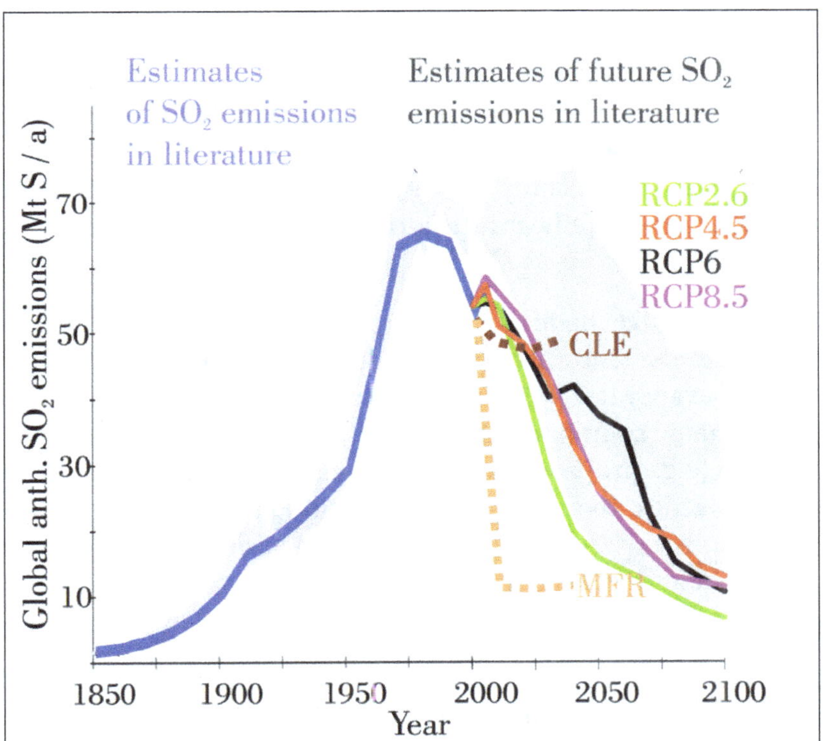

A collection of estimates of past and future anthropogenic global sulphur dioxide emissions. The Cofala et al. estimates are for sensitivity studies on SO_2 emission policies, CLE: Current Legislation, MFR: Maximum Feasible Reductions. RCPs (Representative Concentration Pathways) are used in CMIP5 simulations for latest (2013–2014) IPCC 5th assessment report.

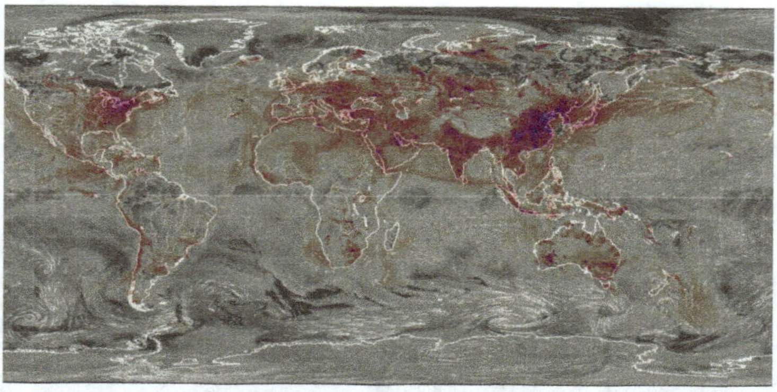

Sulfur dioxide in the world on April 15, 2017. Note that sulfur dioxide moves through the atmosphere with prevailing winds and thus local sulfur dioxide distributions vary day to day with weather patterns and seasonality.

AIR TOXICS

Hundreds of specific substances are considered hazardous when present in trace amounts in the air. These pollutants are called air toxics. Many of them cause genetic mutations or cancer; some cause other types of health problems, such as adverse effects on brain tissue or fetal development. Although the total emissions and the number of sources of air toxics are small compared with those for criteria pollutants, these pollutants can pose an immediate health risk to exposed individuals and can cause other environmental problems.

Most air toxics are organic chemicals, comprising molecules that contain carbon, hydrogen, and other atoms. Many are volatile organic compounds (VOCs), organic compounds that readily evaporate. VOCs include pure hydrocarbons, partially oxidized hydrocarbons, and organic compounds containing chlorine, sulfur, or nitrogen. They are widely used as fuels (e.g., propane and gasoline), as paint thinners and solvents, and in the production of plastics. In addition to contributing to air toxicity and urban smog, some VOC emissions act as greenhouse gases and, in so doing, may be a cause of global warming. Some other air toxics are metals or compounds of metals—for example, mercury, arsenic, and cadmium.

In many countries, standards have been set to control industrial emissions of several air toxics. The first hazardous air pollutants regulated in the United States (outside the workplace environment) were arsenic, asbestos, benzene, beryllium, coke oven emissions, mercury, radionuclides (radioactive isotopes), and vinyl chloride. In 1990 this short list was expanded to include 189 substances. By the end of the 1990s, specific emission control standards were required in the United States for "major sources"—those that release more than 10 tons per year of any of these materials or more than 25 tons per year of any combination of them.

Important hazardous air pollutants (air toxics)		
Air toxic	Common sources	Human health risks
Arsenic	Volcanoes, weathering of rocks and minerals containing arsenic, industrial processes such as metal smelting, burning wood that has been treated with arsenic compounds.	Acute effects include gastrointestinal disorders, headaches, hypotension, shock, and death; chronic effects include dermatitis, irritation of mucous membranes, gastrointestinal disorders, and lung cancer.
Asbestos	Natural deposits, building materials.	Chronic effects include asbestosis (lung disease), pulmonary hypertension, lung cancer, and mesothelioma.
Benzene	Burning coal and oil, vehicle exhaust, industrial solvents, tobacco smoke.	Acute effects include dizziness, drowsiness, unconsciousness, and irritation of skin and mucous membranes; chronic effects include blood disorders including aplastic anemia, adverse effects on fetal development, and leukemia.
Beryllium compounds	Burning coal and oil, tobacco smoke, natural occurrence in soil.	Acute effects include inflammation and swelling of the lungs; chronic effects include chronic beryllium disease (development of noncancerous lesions in the lungs).
Cadmium compounds	Burning fossil fuels, incineration of waste, smelting of zinc, lead, and copper.	Acute effects include lung irritation; chronic effects include various kidney disorders, sperm-count reduction, and lung cancer.
Chlorine	Papermaking, drinking water, swimming pools.	Acute and chronic effects include irritation of mucous membranes and respiratory tract.
Coke oven emissions	Coke ovens.	Chronic effects include conjunctivitis, dermatitis, lesions of respiratory and digestive systems, and various cancers.
Cyanide compounds	Automobile exhaust, chemical processing, waste incineration.	Acute effects include headache, nausea, eye and skin irritation, and death; chronic effects include central nervous system disorders and thyroid disorders.
Formaldehyde	Building materials and home furnishings, power plants, incineration of waste, automobile exhaust, tobacco smoke.	Acute effects include irritation of eyes and respiratory tract and inflammation of mouth, esophagus, and stomach if ingested; chronic effects include lesions in respiratory tract, menstrual disorders, and lung and nasopharyngeal cancer.
Lead compounds	Battery manufacturing, paints and ceramic glazes, metal products.	Acute effects include gastrointestinal disorders and death; chronic effects include anemia, neurological disorders, reduced sperm count, and fetal effects including low birth weight and mental impairment.

Mercury compounds	Paint manufactured prior to 1990–91, batteries, industrial processes, dental amalgam fillings, fish products.	Acute effects include central nervous system effects including irritability, slowed sensory and motor nerve function, blindness, and deafness (depending on compound); chronic effects include a variety of central nervous system effects including erethism, insomnia, deafness, and blurred vision and kidney damage.
Nickel compounds	Nickel processing, fossil-fuel burning, sewage sludge incineration.	Acute effects include lung and kidney damage (anecdotal reports) and gastrointestinal disorders; chronic effects include dermatitis and asthma.
Radionucleides (radon, radium, uranium)	Ambient air (radon, uranium), drinking water (uranium), uranium mines and processing facilities, phosphate fertilizers.	Chronic effects include lung, bone, and nasal cancer.
Selenium compounds	Drinking water and ambient air, some plastics and paints, pharmaceutical production.	Acute effects include irritation of the respiratory and gastrointestinal tracts; chronic effects include loss of hair and tooth decay and discoloration.
Vinyl chloride	Manufacture of polyvinyl chloride (PVC), which is used in pipes, furniture, and automobiles.	Acute effects imclude central nervous system issues including dizziness, drowsiness, headaches, loss of consciousness, and inhibition of blood clotting; chronic effects include, rarely, vinyl chloride disease, in which changes occur in the bones and skin of the fingers and sensitivity to cold is increased, and liver cancer.

Air toxics may be released in sudden and catastrophic accidents rather than steadily and gradually from many sources. For example, in the Bhopal disaster of 1984, an accidental release of methyl isocyanate at a pesticide factory in Bhopal, Madhya Pradesh state, India, immediately killed at least 3,000 people, eventually caused the deaths of an estimated 15,000 to 25,000 people over the following quarter-century, and injured hundreds of thousands more. The risk of accidental release of very hazardous substances into the air is generally higher for people living in industrialized urban areas. Hundreds of such incidents occur each year, though none has been as severe as the Bhopal event.

Other than in cases of occupational exposure or accidental release, health threats from air toxics are greatest for people who live near large industrial facilities or in congested and polluted urban areas. Most major sources of air toxics are so-called point sources—that is, they have a specific location. Point sources include chemical plants, steel mills, oil refineries, and municipal waste incinerators. Hazardous air pollutants may be released when equipment leaks or when material is transferred, or they may be emitted from smokestacks. Municipal waste incinerators, for example, can emit hazardous levels of dioxins, formaldehyde, and other organic substances, as well as metals such as arsenic, beryllium, lead, and mercury. Nevertheless, proper combustion along with appropriate air pollution control devices can reduce emissions of these substances to acceptable levels.

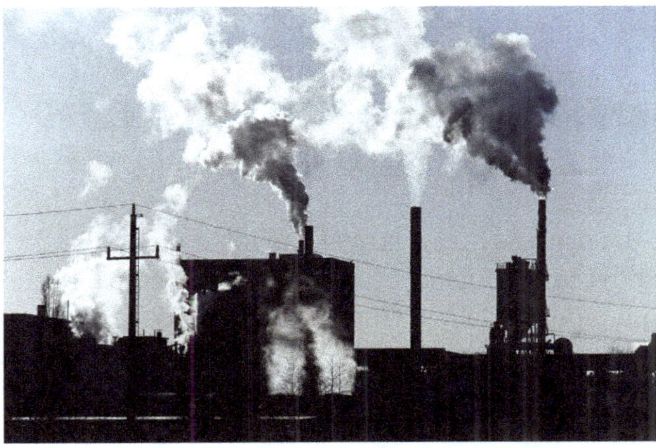

Air pollution: Air pollution from factory smokestacks.

Hazardous air pollutants also come from "area" sources, which are many smaller sources that release pollutants into the outdoor air in a defined area. Such sources include commercial dry-cleaning facilities, gasoline stations, small metal-plating operations, and woodstoves. Emission of air toxics from area sources are also regulated under some circumstances.

Small area sources account for about 25 percent of all emissions of air toxics. Major point sources account for another 20 percent. The rest—more than half of hazardous air-pollutant emissions—come from motor vehicles. For example, benzene, a component of gasoline, is released as unburned fuel or as fuel vapours, and formaldehyde is one of the by-products of incomplete combustion. Newer cars, however, have emission control devices that significantly reduce the release of air toxics.

References

- Air-pollutant, earth-and-planetary-sciences: sciencedirect.com, Retrieved 23 July, 2020
- Effects-carbon-dioxide-air-pollution-5921485: sciencing.com, Retrieved 28 May, 2020
- Ground-level-ozone, environment-climate-change-services-air-pollution-pollutants-common-contaminants: canada.ca, Retrieved 09 June, 2020
- Lead, air-pollution-pollutants: airgo2.com, Retrieved 12 August, 2020
- Sulfur-dioxide-so2, air: pca.state.mn.us, Retrieved 18 February, 2020
- Ozone, science-air-pollution-286161: britannica.com, Retrieved 10 March, 2020

4

Dispersion of Air Pollutants

Dispersion refers to the process that analyzes the introduction and aftermath of air pollutants in the atmosphere for controlling air pollution. Atmospheric dispersion modeling, roadway air dispersion modeling, Gaussian plume dispersion model, etc. are studied under dispersion. The topics elaborated in this chapter will help in gaining a better understanding of the related aspects of dispersion of air pollutants.

Once in the environment, air pollutants may be dispersed via air, water, soil, living organisms and food. The pathways of dispersion vary greatly, depending upon both the emission source and the pollutant concerned. Rates and patterns of dispersion also depend to a large extent upon environmental conditions. Pollution dispersal in the air is affected by many factors:

- Meteorological conditions (especially wind speed, wind direction and atmospheric stability).
- The emission height (e.g. ground level sources such as road traffic or high level sources such as tall chimneys).
- Local and regional geographical features.
- The source (e.g. fixed point, such as a chimney, or a diffuse number of sources such as cars and solvents).

During dispersion pollutants undergo a wide array of changes and transfers. Dilution occurs owing to mixing into the air. Separation or accumulation of pollutants occurs on the basis of physical characteristics of the pollutant. Chemical reactions occur, breaking down the original pollutant or converting it into new compounds. Some pollutants can also be removed from the transporting medium through deposition, for example, by settling out under the effects of gravity, by rainwash or by interception (scavenging) by plants and other obstructions.

Many pollutants therefore show extremely complex dispersion patterns, especially in environments such as cities and towns where there are a large number of emission sources and major variations in environmental conditions. This complexity means that it is often very difficult to model or measure pollutant patterns and trends, and thus to predict levels of human exposure.

Temporal variations in pollution levels are important. In many cases long-term trends exist, reflecting underlying changes in the rates of emission (e.g. as a result of technical or economic changes, or due to policy intervention). Superimposed upon these there may be annual variations, reflecting year-to-year differences in climate or source activity. Many pollutants also show marked seasonal, weekly and daily patterns, owing to cycles of activity and short-term climatic and other effects. Major, short-term pollution episodes may also occur as a result of sudden, accidental releases.

ATMOSPHERIC DISPERSION MODELING

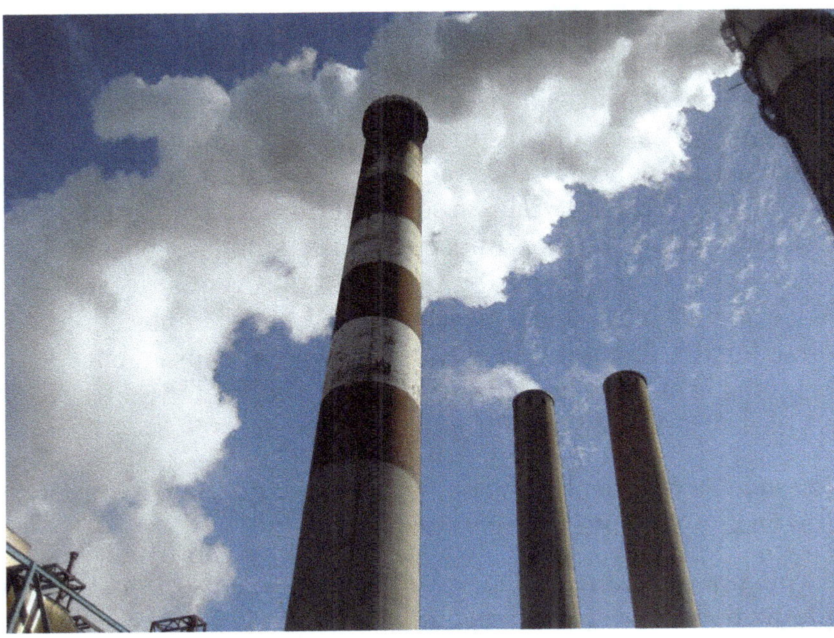

Industrial air pollution source.

Atmospheric dispersion modeling is the mathematical simulation of how air pollutants disperse in the ambient atmosphere. It is performed with computer programs that include algorithms to solve the mathematical equations that govern the pollutant dispersion. The dispersion models are used to estimate the downwind ambient concentration of air pollutants or toxins emitted from sources such as industrial plants, vehicular traffic or accidental chemical releases. They can also be used to predict future concentrations under specific scenarios (i.e. changes in emission sources). Therefore, they are the dominant type of model used in air quality policy making. They are most useful for pollutants that are dispersed over large distances and that may react in the atmosphere. For pollutants that have a very high spatio-temporal variability (i.e. have very steep distance to source decay such as black carbon) and for epidemiological studies statistical land-use regression models are also used.

Dispersion models are important to governmental agencies tasked with protecting and managing the ambient air quality. The models are typically employed to determine whether existing or proposed new industrial facilities are or will be in compliance with the National Ambient Air Quality Standards (NAAQS) in the United States and other nations. The models also serve to assist in the design of effective control strategies to reduce emissions of harmful air pollutants. During the late 1960s, the Air Pollution Control Office of the U.S. EPA initiated research projects that would lead to the development of models for the use by urban and transportation planners. A major and significant application of a roadway dispersion model that resulted from such research was applied to the Spadina Expressway of Canada in 1971.

Air dispersion models are also used by public safety responders and emergency management personnel for emergency planning of accidental chemical releases. Models are used to determine the consequences of accidental releases of hazardous or toxic materials, Accidental releases may result in fires, spills or explosions that involve hazardous materials, such as chemicals or radionuclides. The results of dispersion modeling, using worst case accidental release source terms and meteorological conditions, can provide an estimate of location impacted areas, ambient concentrations, and be used to determine protective actions appropriate in the event a release occurs. Appropriate protective actions may include evacuation or shelter in place for persons in the downwind direction. At industrial facilities, this type of consequence assessment or emergency planning is required under the Clean Air Act (United States) (CAA) codified in Part 68 of Title 40 of the Code of Federal Regulations.

The dispersion models vary depending on the mathematics used to develop the model, but all require the input of data that may include:

- Meteorological conditions such as wind speed and direction, the amount of atmospheric turbulence (as characterized by what is called the “stability class”), the ambient air temperature, the height to the bottom of any inversion aloft that may be present, cloud cover and solar radiation.
- Source term (the concentration or quantity of toxins in emission or accidental release source terms) and temperature of the material.
- Emissions or release parameters such as source location and height, type of source (i.e., fire, pool or vent stack)and exit velocity, exit temperature and mass flow rate or release rate.
- Terrain elevations at the source location and at the receptor location(s), such as nearby homes, schools, businesses and hospitals.
- The location, height and width of any obstructions (such as buildings or other structures) in the path of the emitted gaseous plume, surface roughness or the use of a more generic parameter “rural” or “city” terrain.

Many of the modern, advanced dispersion modeling programs include a pre-processor module for the input of meteorological and other data, and many also include a post-processor module for graphing the output data and/or plotting the area impacted by the air pollutants on maps. The plots of areas impacted may also include isopleths showing areas of minimal to high concentrations that define areas of the highest health risk. The isopleths plots are useful in determining protective actions for the public and responders.

The atmospheric dispersion models are also known as atmospheric diffusion models, air dispersion models, air quality models, and air pollution dispersion models.

Atmospheric Layers

The layer closest to the Earth's surface is known as the *troposphere*. It extends from sea-level to a height of about 18 km and contains about 80 percent of the mass of the overall atmosphere. The *stratosphere* is the next layer and extends from 18 km to about 50 km. The third layer is the *mesosphere* which extends from 50 km to about 80 km. There are other layers above 80 km, but they are insignificant with respect to atmospheric dispersion modeling.

The lowest part of the troposphere is called the *atmospheric boundary layer (ABL)* or the *planetary boundary layer (PBL)*. The air temperature of the atmosphere decreases with increasing altitude until it reaches what is called an *inversion layer* (where the temperature increases with increasing altitude) that caps the Convective Boundary Layer, typically to about 1.5 to 2.0 km in height. The upper part of the troposphere (i.e., above the inversion layer) is called the *free troposphere* and it extends up to the tropopause (the boundary in the Earth's atmosphere between the troposphere and the stratosphere). In tropical and mid-latitudes during daytime, the Free convective layer can comprise the entire troposphere, which is up to 10 km to 18 km in the Intertropical convergence zone.

The ABL is of the most important with respect to the emission, transport and dispersion of airborne pollutants. The part of the ABL between the Earth's surface and the bottom of the inversion layer is known as the mixing layer. Almost all of the airborne pollutants emitted into the ambient atmosphere are transported and dispersed within the mixing layer. Some of the emissions penetrate the inversion layer and enter the free troposphere above the ABL.

The layers of the Earth's atmosphere from the surface of the ground upwards are: the ABL made up of the mixing layer capped by the inversion layer; the free troposphere; the stratosphere; the mesosphere and others. Many atmospheric dispersion models are referred to as *boundary layer models* because they mainly model air pollutant dispersion within the ABL. To avoid confusion, models referred to as *mesoscale models* have dispersion modeling capabilities that extend horizontally up to a few hundred kilometres. It does not mean that they model dispersion in the mesosphere.

ROADWAY AIR DISPERSION MODELING

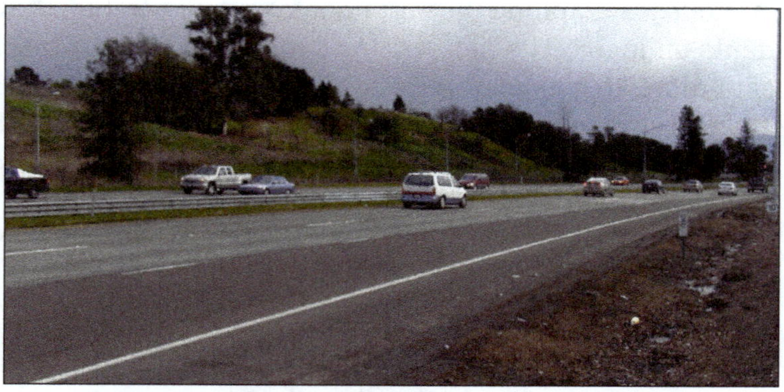

Roadway air dispersion is applied to highway segments.

Roadway air dispersion modeling is the study of air pollutant transport from a roadway or other linear emitter. Computer models are required to conduct this analysis, because of the complex variables involved, including vehicle emissions, vehicle speed, meteorology, and terrain geometry. Line source dispersion has been studied since at least the 1960s, when the regulatory framework in the United States began requiring quantitative analysis of the air pollution consequences of major roadway and airport projects. By the early 1970s this subset of atmospheric dispersion models were being applied to real world cases of highway planning, even including some controversial court cases.

The basic concept of the roadway air dispersion model is to calculate air pollutant levels in the vicinity of a highway or arterial roadway by considering them as line sources. The model takes into account source characteristics such as traffic volume, vehicle speeds, truck mix, and fleet emission controls; in addition, the roadway geometry, surrounding terrain and local meteorology are addressed. For example, many air quality standards require that certain near worst case meteorological conditions be applied.

The calculations are sufficiently complex that a computer model is essential to arrive at authoritative results, although workbook type manuals have been developed as screening techniques. In some cases where results must be refereed (such as legal cases), model validation may be needed with field test data in the local setting; this step is not usually warranted, because the best models have been extensively validated over a wide spectrum of input data variables.

The product of the calculations is usually a set of isopleths or mapped contour lines either in plan view or cross sectional view. Typically these might be stated as concentrations of carbon monoxide, total reactive hydrocarbons, oxides of nitrogen, particulate or benzene. The air quality scientist can run the model successively to study techniques of reducing adverse air pollutant concentrations (for example, by redesigning roadway geometry, altering speed controls or limiting certain types of trucks). The model is frequently utilized in an Environmental Impact Statement involving a major new roadway or land use change which will induce new vehicular traffic.

The Theory

The resulting solution for an infinite line source is:

$$\chi = \int_0^\infty \frac{q}{\pi\left(ucdx^2\right)\left(cos\alpha\right)}\left(\exp\frac{y^2}{2c^2x^2}\right)dx\,,$$

where:

x is the distance from the observer to the roadway.

y is the height of the observer.

u is the mean wind speed.

α is the angle of tilt of the line source relative to the reference frame.

c and d are the standard deviation of horizontal and vertical wind directions (measured in radians) respectively.

This equation was integrated into a closed form solution using the error function (erf), and variations in geometry can be performed to include the full infinite line, line segment, elevated line, or arc made from segments. In any case one can calculate three-dimensional contours of resulting air pollutant concentrations and use the mathematical model to study alternative roadway designs, various assumptions of worst case meteorology or varying traffic conditions (for example, variations in truck mix, fleet emission controls, or vehicle speed).

The ESL research group also extended their model by introducing the area source concept of a vertical strip to simulate the mixing zone on the highway produced by vehicle turbulence. This model too was validated in 1971 and showed good correlation with field test data.

Example Applications of the Model

There were several early applications of the model in somewhat dramatic cases. In 1971 the Arlington Coalition on Transportation (ACT) was the plaintiff in an action against the Virginia Highway Commission over the extension of Interstate 66 through Arlington, Virginia, having filed a suit in the federal district court. The ESL model was used to produce calculations of air quality in the vicinity of the proposed highway. ACT won this case after a decision by the U.S. Fourth Circuit Court of Appeals. The court paid special attention to the plaintiff's expert calculations and testimony projecting that air quality levels would violate Federal ambient air quality standards as set forth in the Clean Air Act.

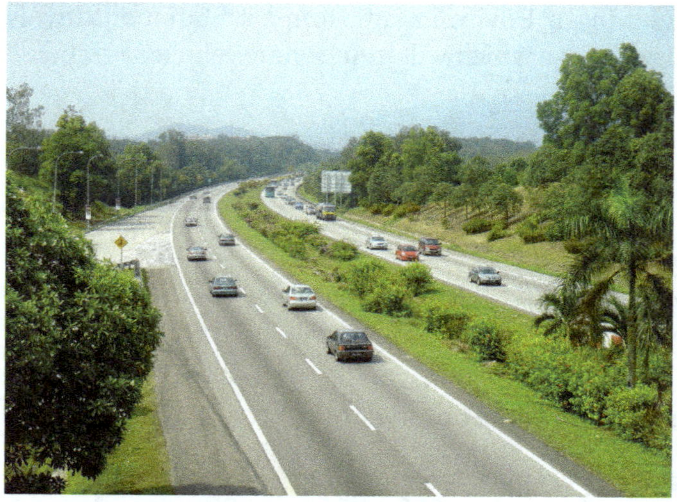

Roadway air dispersion modeling is also done for curved roadways-North-South Express Highway, Malaysia.

A second contentious case took place in East Brunswick, New Jersey where the New Jersey Turnpike Authority planned a major widening of the Turnpike. Again the roadway air dispersion model was employed to predict levels of air pollution for residences, schools and parks near the Turnpike. After an initial hearing in Superior Court where the ESL model results were set forth, the judge ordered the Turnpike Authority to negotiate with the plaintiff, Concerned Citizens of East Brunswick and develop air quality mitigation for the adverse effects. The Turnpike Authority hired ERT as its expert, and the two research teams negotiated a settlement to this case using the newly created roadway air dispersion models.

More Recent Model Refinements

The CALINE3 model is a steady-state Gaussian dispersion model designed to determine air pollution concentrations at receptor locations downwind of highways located in relatively uncomplicated terrain. CALINE3 is incorporated into the more elaborate CAL3QHC and CAL3QHCR models. CALINE3 is in widespread use due to its user friendly nature and promotion in governmental circles, but it falls short of analyzing the complexity of cases addressed by the original Hogan-Venti model. CAL3QHC and CAL3QHCR models are available in the Fortran programming language. They have options to model either particulate matter or carbon monoxide, and include algorithms to simulate queued traffic at signalized intersections.

In addition, several more recent models have been developed that employ non-steady state Lagrangian puff algorithms. The HYROAD dispersion model has been developed through the National Cooperative Highway Research Program's Project 25-06, incorporating ROADWAY-2 model puff and steady-state plume algorithms.

The TRAQSIM model was developed in 2004 as part of a Ph.D dissertation with support by the U.S. Department of Transportation's Volpe National Transportation Systems Center Air Quality Facility. The model incorporates dynamic vehicle behavior with a non-steady state Gaussian puff algorithm. Unlike HYROAD, TRAQSIM combines traffic simulation, second-by-second modal emissions, and Gaussian puff dispersion into a fully integrated system (a true simulation) that models individual vehicles as discrete moving sources. TRAQSIM was developed as a next generation model to be the successor to the current CALINE3 and CAL3QHC regulatory models. The next step in the development of TRAQSIM is to incorporate methods to model the dispersion of particulate matter (PM) and hazardous air pollutants (HAPs).

Several models have been developed that handle complex urban meteorology resulting from urban canyons and highway configurations. The earliest such model development (1968-1970) was by the Air Pollution Control Office of the U.S. EPA in conjunction with New York City. The model was successfully applied to the Spadina Expressway in Toronto by Jack Fensterstock of the New York City Department of Air Resources,. Other examples include the Turner-Fairbank Highway Research Center's Canyon Plume Box model, now in version 3 (CPB-3), the National Environmental Research Institute of Denmark's Operational Street Pollution Model (OSPM), and the MICRO-CALGRID model, which includes photochemistry, allowing for both primary and secondary species to be modeled. Cornell University's CTAG model, which resolves vehicle-induced turbulence (VIT), road-induced turbulence (RIT), chemical transformation and aerosol dynamics of air pollutants using turbulence reacting flow models. The CTAG model has also been applied to characterize highway-building environments and study effects of vegetation barriers on near-road air pollution.

GAUSSIAN PLUME DISPERSION MODEL

Gaussian plume model uses a realistic description of dispersion, where it represents an analytical solution to the diffusion equation for idealized circumstances. The model assumes that the atmospheric turbulence is both stationary and homogeneous. In reality, none of these conditions is fully satisfied. However, Gaussian plume model has been successfully used for rural configurations. Gaussian model has also been tested against tracer experiments in urban surroundings. The model is still the method of choice for many, especially for the prediction of yearly averaged concentration. It is the most widely used plume model and is the basis for most of the computer models distributed by the EPA.

In the Gaussian plume dispersion model the concentration of pollution downwind from a source is treated as spreading outward from the centerline of the plume following a normal statistical distribution. The plume spreads in both the horizontal and vertical directions.

In the model, determining the pollutant concentrations at ground-level beneath an elevated plume involves two main steps; first, the height to which the plume rises at a given downwind distance from the plume source is calculated. The calculated plume rise is added to the height of the plume's source point to obtain the so-called "effective stack height". Second, the ground-level pollutant concentration beneath the plume at the given downwind distance is predicted using the Gaussian dispersion equation.

The Gaussian dispersion equation can be written as:

$$C(x,y,z) = \frac{Q}{2\pi\pi_y\sigma_z u}\exp\left(-\frac{y^2}{2\sigma_y^2}\right)\times,$$

$$\left\{\exp\left(-\frac{(z+H)^2}{2\sigma_z^2}\right)+\exp\left(-\frac{(z+H)^2}{2\sigma_z^2}\right)\right\}.$$

which was developed by, where C is the concentration, Q is the emission rate of the pollutant from the source, u is the wind speed which defines the direction x. y is the horizontal distance perpendicular to the wind direction, z is the vertical direction, H is the effective height of the plume (considering the additional height Δh to which the hot gases rise above the physical height of the source h); i.e., H = h + Δh, and σ_y & σ_z are the parameters of the normal distributions in y and z directions, usually called the dispersion coefficients in y and z directions respectively. A definition sketch of the plume dispersion is shown in figure.

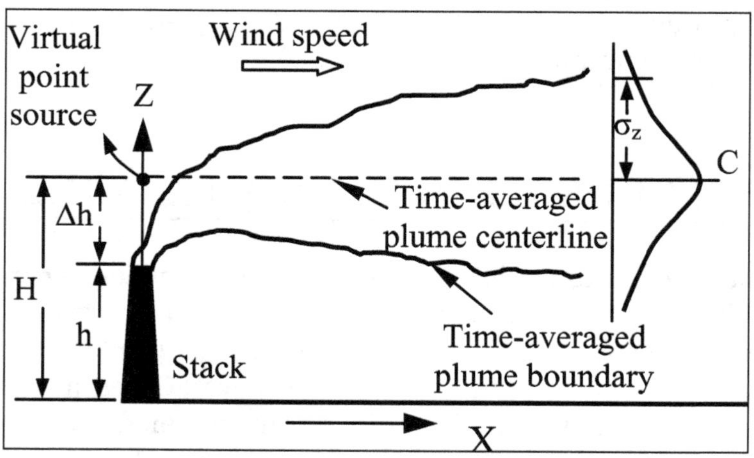

Plume dispersion: definition sketch.

In this equation, the ground is usually assumed to be a perfect reflector and its presence is represented by a mirror image source placed below ground. For a receptor at the ground surface, or a source located at the ground (z=o), the previous equation reduces to:

$$C(x,y,0) = \frac{Q}{\pi\sigma_y\sigma_z u}\exp\left(-\frac{y^2}{2\sigma_y^2}-\frac{H^2}{2\sigma_y^2}\right).$$

In analyzing the Gaussian plume model, the following assumptions are usually made:

- Continuous emission and negligible diffusion in the direction of travel.
- The material diffused is a stable gas or aerosol, with a negligible deposition rate.
- Mass is conserved through reflection at surfaces.
- Background pollution is negligible.
- Steady-state conditions.
- Constant wind speed and direction with time and elevation.
- Negligible wind shear effect on horizontal diffusion.
- The dispersion parameters are assumed to be functions of x (and hence u alone).
- The terrain is relatively flat, open country.

Plume rise Δh plays an important role in determining ground-level concentrations for real sources. The plume rise schemes of Briggs are recommended by EPA, and they are the commonly used schemes. These schemes express the final rise height of the buoyant release as a function of, among other parameters, the buoyancy flux, the mean wind speed at the stack top, and the friction velocity.

Gaussian plume models are applicable for downwind distance, x>100 m, because near the source concentration approaches infinity. Accordingly, many researchers imposed a lower limit on σ_y (x) and σ_z (x), or an upper limit on the near source concentration.

The dispersion coefficients, σ, define the spread of the plume. As with the normal distribution, 67% of the pollutant is assumed to be within ±σ of the centerline of the plume. Thus a plume may be described as being approximately four to six σ wide. The value of σ is determined by the magnitude of the turbulence in the atmosphere. The larger eddies, and larger values of σ, will be observed during periods when the atmosphere is unstable. The smaller eddies, and smaller values of σ, will be observed when the atmosphere is stable.

Measurements of σ have been made under a variety of atmospheric conditions. The measurements of σ used in virtually all the models are those published by Turner (called the "PasquillGifford coefficients") from data taken in open, rural surroundings. Because of their origin they are appropriate for dispersion estimates in rural settings but less so for urban areas. The greater surface roughness and greater release of heat at the surface means that atmospheric conditions in urban areas are seldom as stable as in rural areas.

The measurements of the Pasquill-Gifford coefficients were made over periods of

10 to 20 minutes and are strictly applicable only to such short time periods.. In order to calculate long-term (e.g., annual) average concentrations, it is necessary to take into account the wind speed, direction, and atmospheric stability over the entire period.

The physical description of the Gaussian plume model is based on the traditional discrete stability categories (Pasquill-Turner stability classes). The atmosphere is generally described as being in six stability classes, labeled A through F. Classes A through C are unstable conditions, class D is neutral, and classes E and F are stable. The most frequently observed classes are C, D, and E.

Downwind Ground-level Concentration

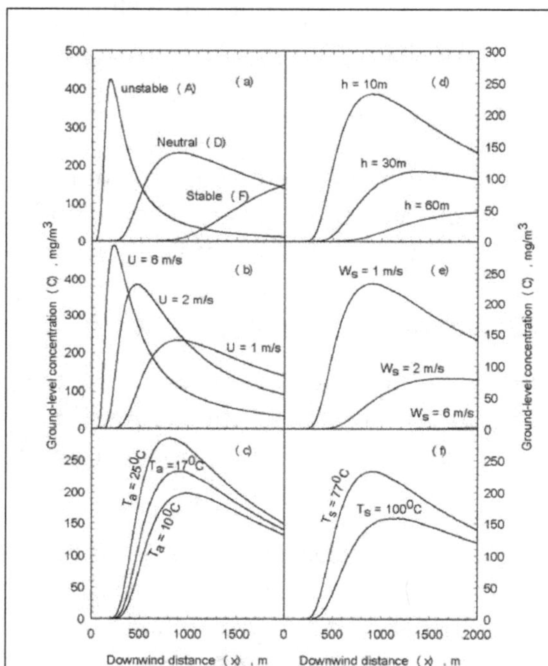

Effect of key parameters on the downwind ground-level concentrations h=10 m. W_S=1m/s, Q=5.787g/s, T_S=77°C, T_a=17°C, Stability class: neutral.

The ground-level concentrations directly downwind are of interest, since pollution concentration will be highest along that axis. With y = 0, equation will be simplified to the following downwind ground level form:

$$C(x,0,0) = \frac{Q}{\pi \sigma_y \sigma_z u} \exp\left(-\frac{H^2}{2\sigma_z^2}\right).$$

Using equation, the effect of variations in the key parameters (atmospheric stability, wind speed, ambient temperature, stack height, gas exit velocity, and gas exit temperature) on the ground concentrations are calculated and shown as a composite plot in figure. The base case used in the calculations is given in the figure. Figure shows that the unstable atmosphere produces the highest peak downwind concentration. The turbulence in the unstable atmosphere brings the plume to the ground very quickly, resulting in high peak values near the stack. Farther downwind, however, concentrations drop off very quickly. The stable atmosphere, on the other hand, has a much lower peak. However, beyond a considerable distance downwind, the concentration is higher than that for the unstable atmosphere and continues to be appreciable in the downwind direction. The plume is also quite sensitive to changes in stack height, as can be seen from figure. Lowering the stack from 30 to 10 m causes the peak to be more than double in concentration. Figures demonstrate the impact of varying the wind speed, ambient temperature, gas exit velocity, and gas exit temperature on downwind ground level concentrations. The four parameters affect the plume rise, and the effective stack height H.

A 3D surface plot for figure along with a contour map for the ground-level concentration are constructed using equation and given in figure to better visualize the distribution of the ground-level concentration in the x-y plane, and the effect of the stack height on that distribution.

It is to be seen from the figures that the plume center-line concentration drops off while the groundlevel concentration goes higher. This continues until both concentrations asymptote to the same value; an indication to the uniform distribution of the pollutant concentration with height (z). It is seen that the concentration distribution of the unstable atmosphere becomes uniform much closer to the source than that of the stable atmosphere. This is due to the much more atmospheric turbulence in the unstable atmosphere.

Sensitivity

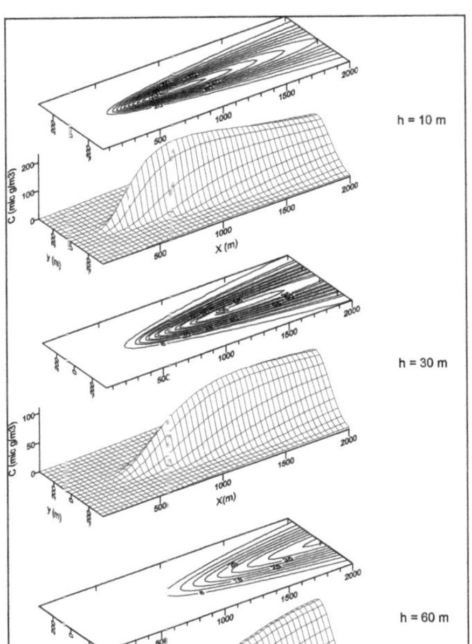

D-surface plot and contor map of the downwind Ground-level concentrations.

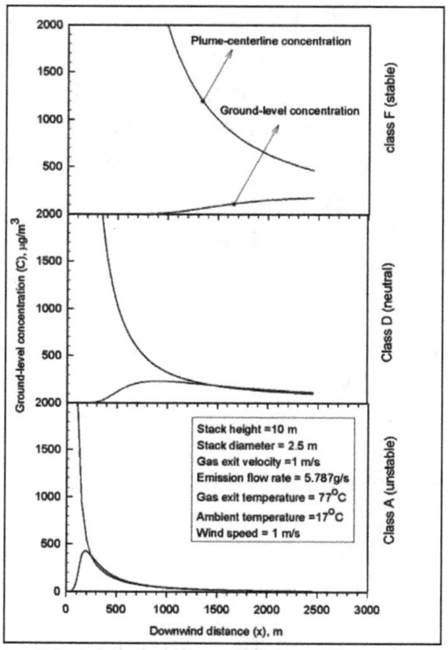

Effect of atmospheric stability on plume-centerline and ground-level concentrations.

Some idea of the sensitivity of the Gaussian plume model to the model parameters can be gained from figure. Based on a control run (gas exit velocity = 1m/s, gas exit temperature = 300 K, stack exit diameter = 2.5 m, stack height = 50 m, wind speed = 1m/s, and ambient temperature = 281 K) each parameter was changed over a reasonable range. The resulting graphs of the plume rise (Δh) against each parameter in turn gives an indication of the sensitivity of the model to one particular parameter.

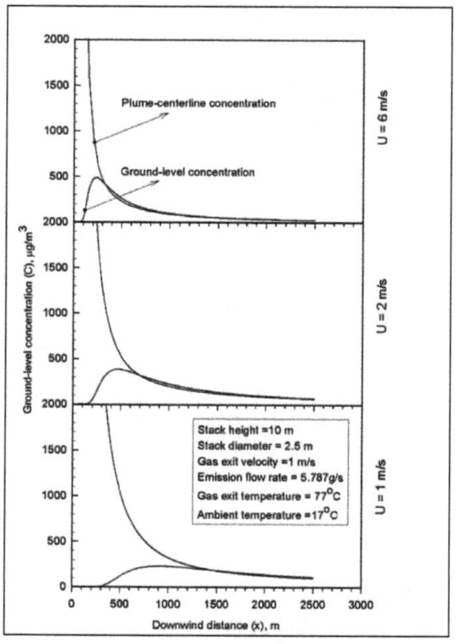

Effect of wind speed on plume-centerline and ground-level concentrations.

The effects of meteorological factors may be seen in figures. Figure shows that the atmospheric stability affects the plume rise (Δh); the stable atmosphere is seen to produce the biggest plume rise. Figure demonstrates that the substantial plume rise for a wind speed of 1 m/s ((Δh = 15 m/s) is virtually eliminated for wind speeds higher than 10 m/s., while figure reflects the importance of ambient temperature on the plume rise. The ambient temperature level is less important in some regions compared to others. In Canada, for example, the ambient temperature may be lower than -20 °C. Figures show the effect of changes in the two effluent characteristics: velocity (Ws) and temperature (Ts). Changes in Ws from 1 to 20 m/s show changes of over 120 m in plume rise as can be seen from figure, while figure shows that a range of 180 K in effluent temperature gives a plume rise change of over 55 m.

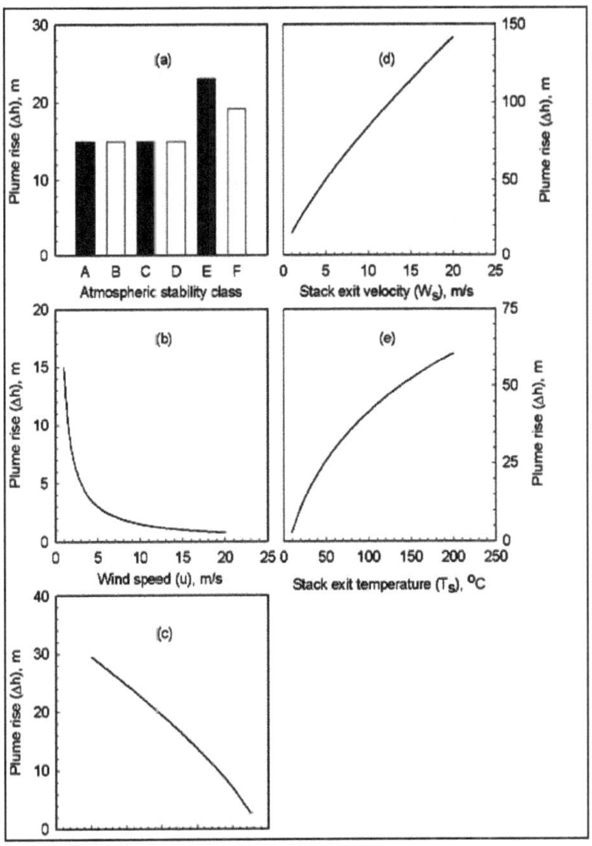

Sensitivity of plume rise to the key parameters.

Another sensitivity study was performed by assuming reasonable degrees of error (10%) in some of the key parameters used in the Gaussian model, and determining the propagated end-result effects of those errors on the calculated ground-level pollutant concentrations. The key parameters considered are atmospheric stability, u, T_a, H, W_s, T_s, and emission rate. The results of the sensitivity study (as a percentage variation in ground-level concentrations versus downwind distance) show that over or under predictions in the ground-level concentration occurred due to a change of 10% of the key parameter; with a maximum of 100% propagated under prediction.

Thus, propagation of seemingly small errors in the Gaussian model parameters can cause very large variations in the model's predictions. These results were used to construct figure, which shows the percentage of variations in the predicted ground-level concentrations at a point close to the source (400 m) and at another point, but, farther downwind (5000 m). Close to the source, it is seen that stability class and stack height have the highest impact on concentration predictions. At further distances downwind, concentrations are mainly influenced by stability class, wind speed, and source emission rate. These results confirm that the model is sensitive to the atmospheric parameters; mainly atmospheric stability and wind speed, as well as effective stack height and emission rate.

Plume Rise and Dispersion Model

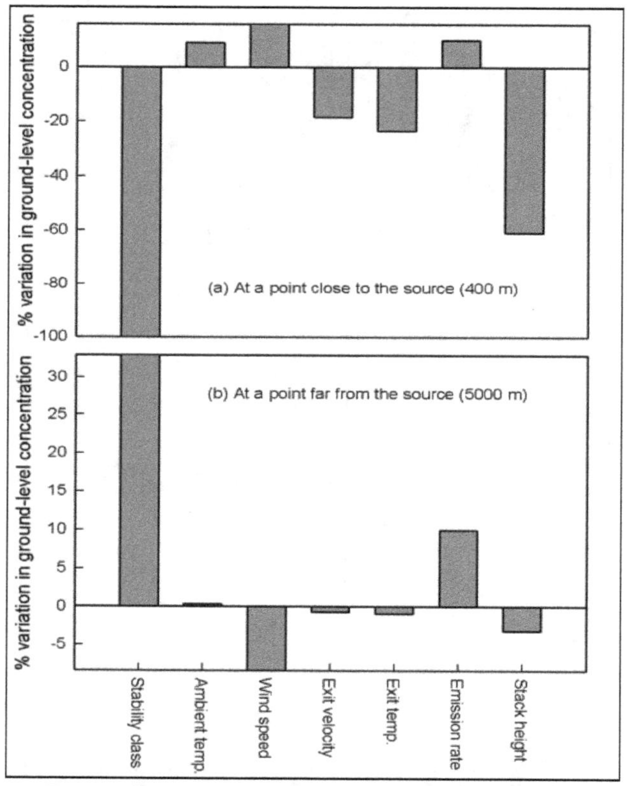

Expected variations in ground level concentrations due to a change of 10% in the model parameters.

The plume rise and dispersion model (PRISE), calculates all of the phases (rising, bending over the (quasi-) equilibrium dispersion) of the behavior of the plume emitted by a stack in atmosphere in one continuous formulation, taking fully into account the ambient meteorological (hydraulic) conditions. The atmosphere is parameterized as consisting of two layers: a neutral layer with a lapse rate equal to the dry adiabatic and an overlying stable layer (extending to infinity). Three wind speed profiles are available: constant with height, logarithmic and logarithmic based on a user-input roughness length. The model is of the integral type, employing a curvilinear coordinate system as shown in figure. The model is derived by integrating the conservation equations of mass, momentum, density deficiency, and energy over the cross sectional profile of the plume. For a round plume, the model integral equations are given as:

$$\frac{d}{ds}\int_0^\infty u_s n dn = b v_e$$

$$\frac{d}{ds}\int_0^\infty u_s^2 n dn = g\int_0^\infty \frac{(\rho_a - \rho)}{\rho_o}\sin\varphi \, n dn$$

$$g\int_0^\infty \frac{(\rho_a - \rho)}{\rho_o}\cos\varphi \, n dn = \text{constant}$$

$$\frac{d}{ds}\int_0^\infty u_s(\rho_a - \rho) n dn = -\frac{d\rho_a}{dz}\int_0^\infty u_s \sin\varphi \, n dn$$

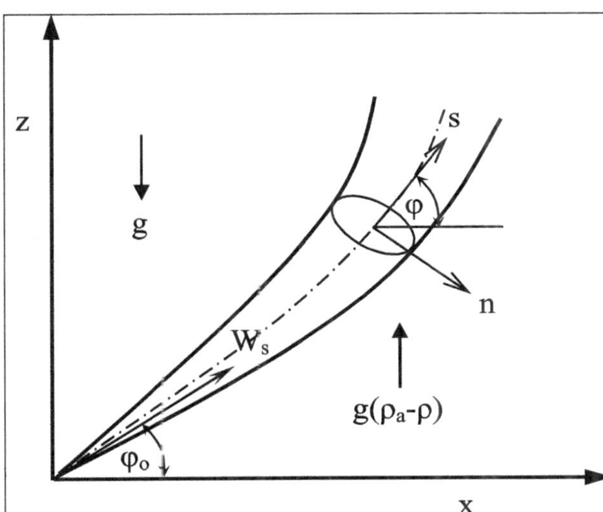

Forced (buoyant) plume: Definition sketch and curvilinear coordinate system.

In these equations, the coordinates are (s, n), u_s is the axial velocity, v_e is the entrainment velocity, φ is the angle to the horizontal, b is the radial length scale, and ρ_o is the density at s = 0.0. Using ideal gas law and Boussinesq approximation, $(\rho_a - \rho)/\rho_o$ can be converted in terms of temperature as $(T-T_a)/T_a$. The assumptions employed in the PRISE model are:

- All quantities are time-averaged over a period of several minutes.
- The plume is assumed in a steady state.
- Aerodynamic effects (downwash, zone of flow establishment, and pressure gradient terms) are neglected.

- Temperature gradient exits in the vertical directional only.

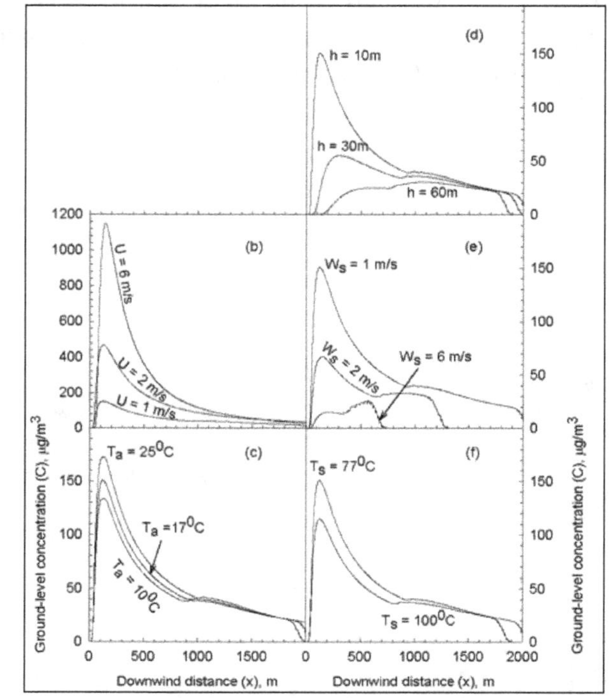

Effect of key parameters on the ground-level concentrations(PRISE).

The trajectory equations are found from:

$$\frac{dx}{ds} = \cos\varphi$$

$$\frac{dz}{ds} = \sin\varphi$$

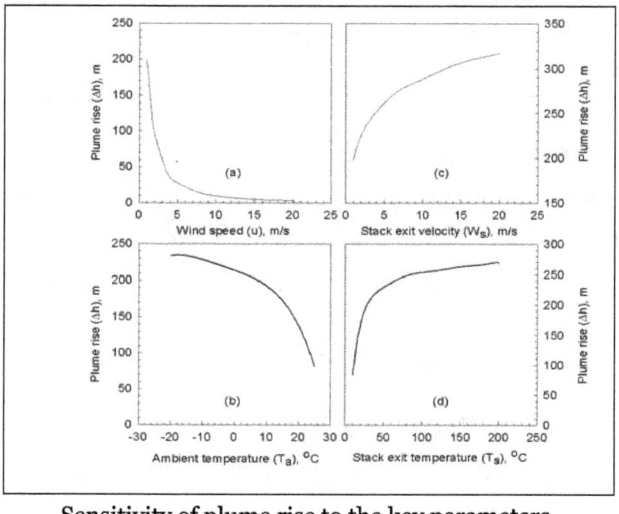

Sensitivity of plume rise to the key parameters.

The model equations are usually solved using a finite difference technique with a grid length defined by an incremental distance Δs.

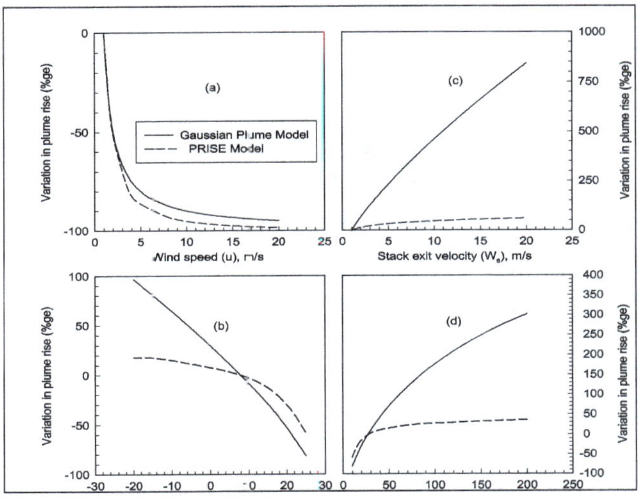

Sensitivity of plume rise to the key parameters.

BOX MODELS OF AIR QUALITY

The box model is the simplest of the model types. It assumes the volume of atmospheric air is in the shape of a box. It also assumes that the air pollutants inside the box are homogeneously distributed. Although useful, this model is very limited in its ability to accurately predict dispersion of air pollutants o because the assumption of homogeneous pollutant distribution is much too simple. To start adopting box model, the following major simplifying assumptions must be made according to the illustrated figure below:

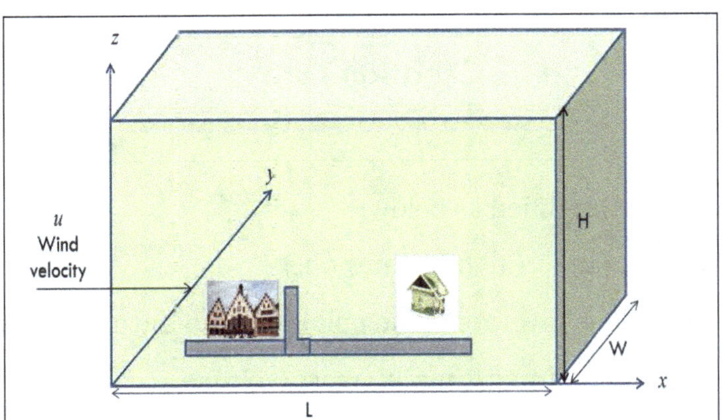

Rectangular city, showing the symbol of used in the fixed box model.

- The city is a rectangle with dimension W and L and one side is parallel with wind direction.

- Complete atmospheric turbulence is produced and total mixing of pollutants up to H and no mixing above this height.
- The turbulence is strong enough in the upwind direction that the pollutant concentration is uniform in the whole volume of air over the city and not higher at downwind side than upwind side.*
- The wind blows in x direction with velocity u. This velocity is constant and is independent of time, location or elevation above the ground (steady state condition). We use average u between at the ground and at H.
- The concentration of pollutant entering the city (at x = 0) is constant and is equal to b (background concentration). The units are g/m^3 or $\mu g/m^3$.
- The air pollution rate of the city is Q (g/s). This is usually given as emission rate per unit area, q, $g/s.m^2$. The conversion can be made by

  $Q = qA$

where A is the area (W x L).

- No pollutant enters or leaves through the top or side of the box.
- The pollutant is long-lived in the atmosphere (destruction rate = 0).

*This emission rate is constant and unchanging with time (in steady state condition)

With all these assumption, the general mass balance equation is simplified as below:

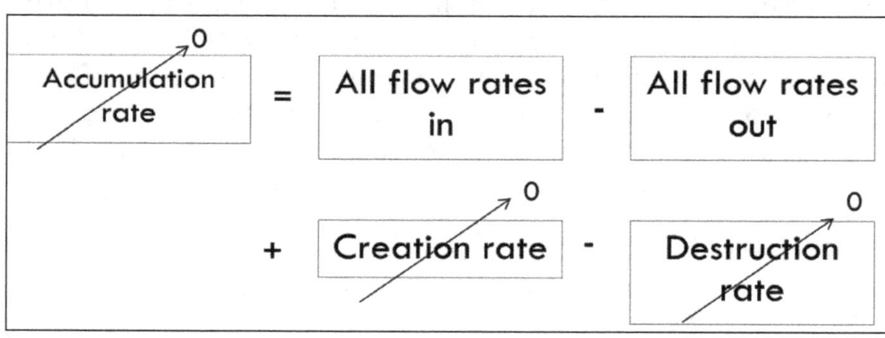

So, that the equation is simplified as below:

$$0 = (\text{all flow rates in}) - (\text{all flow rates out})$$

There are 2 flow rates. The flow rate of the pollutant into the upwind side is:

Flow rate in = (uWH)b = (volume/time) x (mass/volume)

= mass/time

The second flow rate in is that the pollutant emitted by the city into the lower boundary:

Flow rate in = Q = qWL

According to the assumption, the concentration of entire city is a constant and equal to c. The flow rate out is:

$$\text{Flow rate out} = (\text{uWH})\text{c}$$

Then, substitute all these equations into equation, will yield:

$$0 = (\text{uWHb} + \text{qWL}) - \text{uWHc}$$
$$0 = [\text{W}(\text{uHb} + \text{qL}) \ - \text{uHc}]$$
$$\text{uHc} = \text{uHb} + \text{qL}$$
$$\therefore \text{c} = \text{b} + \frac{\text{qL}}{\text{uH}}$$

This equation is the same as the continuous-stirred-tank reactor (CSTR) model that is widely used in chemical engineering.

Example:

A city with dimension W x L x H (7 km x 13 km x 1.5 km) had a wind velocity of 4 m/s. The upwind concentration of SO_2 is = 10 μg/m³. The emission rate for the city is 4.5 x 10^{-6} g/s.m². What is the concentration of SO_2 over the city?

Solution:

$$\text{W} = 7\ \text{km}; \qquad \text{L} = 13\ \text{km};\ \text{H} = 1.5\ \text{km}$$
$$\text{u} = 4\,\text{m/s}; \qquad \text{b} = 10\mu\text{g}/\text{m}^3\ ;\ \text{q} \ = \ 4.5 \text{ x } 10^{-6}\ \text{g}/\text{s.m}^2$$

$$\text{c} = \text{b} + \frac{\text{qL}}{\text{uH}}$$
$$\text{c} = \frac{10\mu\text{g}}{\text{m}^3} + \left(4.5\times10^{-6}\frac{\text{g}}{\text{s.m}^2}\right)\left(\frac{13000\text{m}}{(4\text{m}/\text{s})(1500\text{m})}\right)$$
$$\text{c} = \frac{10\mu\text{g}}{\text{m}^3} + \frac{9.75\times10^{-6}\,\text{g}}{\text{m}^3}$$
$$\text{c} = \frac{10\mu\text{g}}{\text{m}^3} + \frac{9.75\mu\text{g}}{\text{m}^3} = 19.75\frac{\mu\text{g}}{\text{m}^3}$$

LAGRANGIAN PARTICLE MODEL

In a Lagrangian stochastic model (LSM), also called Lagrangian Particle or Random Walk model, the motion of air masses or particles passively following the flow is studied. To simulate the presence of turbulent eddies, particle velocities are subject to a random forcing. Consequently, these models are of stochastic type. The fictitious particles (computer-particles), which represent pollutant gases or aerosols, are considered small enough to follow the motion of smallest eddies and, at the same time, big enough to contain a large number of molecules. Each particle is moved, at each time step, by transport, due to the mean wind, and diffusion, related to the turbulent wind velocity fluctuations.

In the single particle models considered here, the trajectory of each particle represents an individual statistical realisation in a turbulent flow characterised by certain initial conditions and physical constraints. Thus the motion of any particle is independent of the other particles, and consequently the concentration field must be interpreted as an ensemble average. The basic relationship, for an instantaneous source located at x_0 is:

$$C(x,t) = QP(x,t|x_0,t_0)$$

where C is the concentration at time t and location x, Q is the emitted mass at time $t=0$ and $P(x,t\,|\,x_0,\,t_0)$ is the probability that a particle that was at at time arrives at x at time t. To compute $P(x,t\,|\,x_0,\,t_0)$ it is necessary to release a large number of particles, to follow their trajectories and to calculate how many of them arrive in a small volume surrounding x at time t. It is worth noting that particles move in the computational domain without any grid, using as input the values of the first two or three (sometimes four) moments of the probability density distribution (PDF) of wind velocity at the location of the particle. This input information comes either from measurements or from parameterisations appropriate to the actual stability conditions (unstable, neutral, stable), to the type of site (flat or complex terrain, coast, etc.), and to the time and space scales considered.

EULERIAN MODEL

The Eulerian approach to dispersion modelling solves the conservation of mass equation for a given pollutant species of concentration c. A stationary or 'normal' frame of reference is assumed, with the dispersion phenomena being calculated as a concentration 'field' relative to the domain. The physical conditions within the reference domain are generally regarded as being turbulent (Brown, 1991) so that any dependant variable is composed of an 'average' component, denoted by an overbar, and a 'fluctuating' component, denoted by a prime, i.e. $\mathrm{U}=\overline{\mathrm{U}}+\mathrm{U}'$ where U is the Eulerian wind field vector $\mathrm{U}(x,y,z)$. Given that $\langle\overline{\mathrm{U}}\rangle=\overline{\mathrm{U}}$ and $\langle\overline{\mathrm{U}'}\rangle=0$, where $\langle\ \rangle$ represents the ensemble average or theoretical mean and that $c=\langle c\rangle+c'$, then the general form for the equation of conservation of pollutant species c is:

$$\frac{\partial\langle c_i\rangle}{\partial t}=\overline{\mathrm{U}}\cdot\nabla\langle c_i\rangle-\nabla\cdot\langle c_i'\mathrm{U}'\rangle+D\nabla^2\langle c_i\rangle+\langle s_i\rangle$$

where c_i is the concentration associated with the th species, D is the molecular diffusivity and S_i is the sink/source term of the *i*th species and accounts for chemical reactions, deposition and emission sources. The terms on the right hand side of equation represent:

- Rate of advection of pollutants.
- Rate of turbulent diffusion of pollutants.
- Rate of molecular diffusion of pollutants.
- Contribution of any sources or sinks.

The term $\langle c_i' U' \rangle$ represents the turbulent atmospheric represents the turbulent atmospheric diffusion eddies whose magnitude and effect are significantly greater than that of molecular diffusion. For the majority of cases it is usual to ignore the molecular diffusivity term as its overall contribution will be negligible. The eddy diffusivity term is unresolvable as c′ is unknown and a suitable description of U' is more often than not impossible to obtain. Consequently, the diffusivity term, $\langle c_i' U' \rangle$, has to be modelled if equation is to be closed. A variety of closure methods currently exist.

The 'zero order' method is the simplest of methods and assumes the rate of diffusion to be constant. Obviously this assumption is invalid for the majority of atmospheric applications. The gradient-transport method of closure, or more formally, the 'first order' closure method, forms the basis of the majority of atmospheric transport models, and assumes that:

$$\langle c_i' U' \rangle = K\nabla \langle c_i \rangle$$

where K is the eddy diffusivity tensor.

Equation assumes that the pollutant species diffuses at a rate that is proportional to the localised concentration gradient. The eddy diffusivity, K, accounts for the increased rate of dispersion due to localised turbulence and atmospheric instability. K is typically a function of localised meteorology, height (z) and surface characteristics. The errors introduced by 'first order' closure depend on the behaviour and accuracy of the eddy diffusivity term K. In three dimensions, K becomes a 3 × 3 tensor. A general simplification is to assume that the primary mode of diffusive transport lies along the vector of the turbulent eddy, so that the eddy diffusivity tensor is diagonal and cross vector diffusivities are not instantaneous values. For this reason, such models negligible, that is:

$$K = \begin{bmatrix} K_{xx} & 0 & 0 \\ 0 & K_{yy} & 0 \\ 0 & 0 & K_{zz} \end{bmatrix}$$

A horizontal diffusivity is defined, assuming $K_{xx} = K_{yy} = K_{H}$ and is further simplified if the model is oriented in 'sync' with the mean flow so that the contribution made by horizontal diffusivity in the x direction can be assumed to be negligible in comparison with that imparted by advection. It is acknowledged that in the majority of flow scenarios, the primary cause of diffusion emanates from the vertical movement of air resulting from variations in temperature and pressure, as well as crosswind dispersion due to wind meandering and turbulence.

The conditions of validity for first order closure were stated by Lamb, who concluded that K theory was only applicable when:

$$\frac{t_e}{T_c} \ll 1$$

where t_e is the maximum time over which the turbulent eddy maintains its integrity and T_c is the time scale associated with the mean flow field. The changes in the mean concentration field are required to have a larger scale than the time scale associated with the turbulent mean flow field. This is often violated near a strong isolated source in unstable conditions.

Higher order methods of closure have been proposed by several workers, though these methods exhibit a tendency to be highly complex, computationally expensive and experimental. Consequently, second order methods are not as widely applied in comparison to more simple techniques. Zannetti (1990) concluded, on second order closure, that the practical applicability of higher order closure models is still questionable, even though recent results are encouraging.

After selection of a suitable closure method, equation is typically solved in one, two or three dimensions on a discrete mesh architecture, using a suitable numerical method, e.g. finite difference, finite volume, finite element. Some workers have obtained encouraging results from the steady state case. A comparison of numerical methods can be found in Chock and Jazcilevich & Fuentes-Gea. It is important to note that the results obtained from Eulerian models of this nature are predictions of the ensemble average of the species concentration and not instantaneous values. For this reason, such models are employed in predicting time averaged concentrations.

The main problem in finding a solution to equation stems from the radically different character of each of its constituent parts. The advection component is hyperbolic, the turbulent diffusion component, parabolic, and the source/sink term is typically representative of a set of stiff, differential equations. An attempt to obtain a comprehensive solution over each time step is computationally impossible given the magnitude of the problem and current computational limitations. However, general solutions have been proposed by many workers with the aid of simplifying assumptions. proposed a solution to the two dimensional atmospheric transport equation using first order closure methods and the finite element method. An account of deposition and chemical kinetics were made though in the form of simple rate equations.

Jazcilevich & Fuentes-Gea discussed the solution of the one-dimensional atmospheric transport equation using first order closure techniques in conjunction with a combination of finite difference and random choice methods. An economic solution was presented, though without any account of chemistry or deposition phenomena.

Eulerian models suffer the disadvantage that their resolution is confined by the spatial and temporal discretisation of the mesh on which they are solved. discretisation of the mesh on which they are solved. traditionally requires some form of optimisation to achieve any degree of efficiency. The approach is information rich, providing a description of the relevant transport dynamics at all defined points throughout the domain.

References

- Air-Pollutant-Concentration-Models: shodor.org, Retrieved 27 June, 2019
- Seinfeld, John H. (2006). Atmospheric chemistry and physics: from air pollution to climate change. Chapter 18: Wiley. ISBN 9780471720171
- Beychok, Milton R. (2005). Fundamentals Of Stack Gas Dispersion (4th ed.). author-published. ISBN 0-9644588-0-2
- “Plume dispersion simulation in low wind conditions in stable and convective boundary layers”, Atmospheric Environment, Vol.39, 2005, pp.3643 – 3650
- Proceedings of the Millennium NATO/CCMS International Technical Meeting on Air Pollution Modelling and its Application, Boulder (Colorado, USA) 15-19 May 2000, AMS Ed., 256-268

5

Management of Air Pollution

Management and control of air pollution can be done through the use of various devices that prevent harmful gaseous and solid pollutants from entering the atmosphere. These include electrostatic precipitators, biofilters, catalytic converters, etc. This chapter discusses all the methods and devices used for air pollution management and control in detail.

Clean air is essential for the wellbeing of people and other living organisms. Air pollution control policies are aimed at safeguarding a healthy and pleasant living environment and maintaining viable ecosystems.

Air pollution damages health and the environment. Particles, heavy metals and gaseous air pollutants have harmful effects on human health. Fine particulate matter that penetrates deep into the alveoli in the lungs is associated with lung diseases, and many PAHs (polycyclic aromatic hydrocarbons) are carcinogens. Furthermore, air pollutants acidify both water and the soil, cause eutrophication in water bodies and generate harmful ozone in the lower atmosphere. They also cause material damage in the built environment.

Because of these harmful effects on human health and the environment, limit values and guideline values have been set for air pollution with the intention of steering the authorities' and operators' activities to reduce emissions and improve air quality.

Harmful Effects of Air Pollution

- Air pollution affects respiratory system causing breathing difficulties and diseases such as bronchitis, asthma, lung cancer, tuberculosis and pneumonia.
- It affects the central nervous system causing carbon monoxide poisoning. CO has more affinity for haemoglobin than oxygen and thus forms a stable compound carboxy haemoglobin(COHb), which is poisonous and causes suffocation and death.
- It causes depletion of ozone layer due to which ultraviolet radiations can reach the earth and cause skin cancer, damage to eyes and immune system.

- It causes acid rain which damages crop plants, trees, buildings, monuments, statues and metal structures and also makes the soil acidic.
- It causes greenhouse effect and global warming which leads to excessive heating of earth's atmosphere, further leading to weather variability and rise in sea level. The increased temperature may cause melting of ice caps and glaciers, resulting in floods.
- Air pollution from certain metals, pesticides and fungicides causes serious ailments.
- Lead pollution causes anaemia, brain damage, convulsions and death.
- Certain metals cause problem in kidney, liver, circulatory system and nervous system.
- Fungicides cause nerve damage and death.
- Pesticides like DDT(Dichloro diphenyl trichloroethane) which are toxic enter into our food chain and gets accumulated in the body causing kidney disorders and problems of brain and circulatory system.

Prevention and Control of Air Pollution

Different techniques are used for controlling air pollution caused by 'gaseous pollutants' and that caused by 'particulate pollutants'.

- Methods of controlling gaseous pollutants-The air pollution caused by gaseous pollutants like hydrocarbons, sulphur dioxide, ammonia, carbon monoxide, etc can be controlled by using three different methods-Combustion, Absorption and Adsorption.
- Combustion-This technique is applied when the pollutants are organic gases or vapours. The organic air pollutants are subjected to 'flame combustion or catalytic combustion' when they are converted to less harmful product carbon dioxide and a harmless product water.
- Absorption-In this method, the polluted air containing gaseous pollutants is passed through a scrubber containing a suitable liquid absorbent. The liquid absorbs the harmful gaseous pollutants present in air.
- Adsorption-In this method, the polluted air is passed through porous solid adsorbents kept in suitable containers. The gaseous pollutants are adsorbed at the surface of the porous solid and clean air passes through.
- Methods of controlling particulate emissions-The air pollution caused by particulate matter like dust, soot, ash, etc can be controlled by using fabric filters, wet scrubbers, electrostatic precipitators and certain mechanical devices.

- Mechanical Devices-It works on the basis of following:
- Gravity-In this process, the particulate settle down by the action of gravitational force and get removed.
- Sudden change in the direction of air flow-It brings about separation of particles due to greater momentum.

Fabric Filters-The particulate matter is passed through a porous medium made of woven or filled fabrics.

- The particulate present in the polluted air are filtered and gets collected in the fabric filters, while the gases are discharged.
- The process of controlling air pollution by using fabric filters is called 'bag filtration'.

Wet Scrubbers-They are used to trap SO2, NH3 and metal fumes by passing the fumes through water.

Electrostatic Precipitators-When the polluted air containing particulate pollutants is passed through an electrostatic precipitator, it induces electric charge on the particles and then the aerosol particles get precipitated on the electrodes.

Some other Methods of Controlling Air Pollution

- Tall chimneys should be installed in factories.
- Better designed equipment and smokeless fuels should be used in homes and industries.
- Renewable and non-polluting sources of energy like solar energy, wind energy, etc should be used.
- Automobiles should be properly maintained and adhere to emission control standards.
- More trees should be planted along roadsides and houses.

DUST COLLECTOR

A dust collector is a system used to enhance the quality of air released from industrial and commercial processes by collecting dust and other impurities from air or gas. Designed to handle high-volume dust loads, a dust collector system consists of a blower, dust filter, a filter-cleaning system, and a dust receptacle or dust removal system. It is distinguished from air purifiers, which use disposable filters to remove dust.

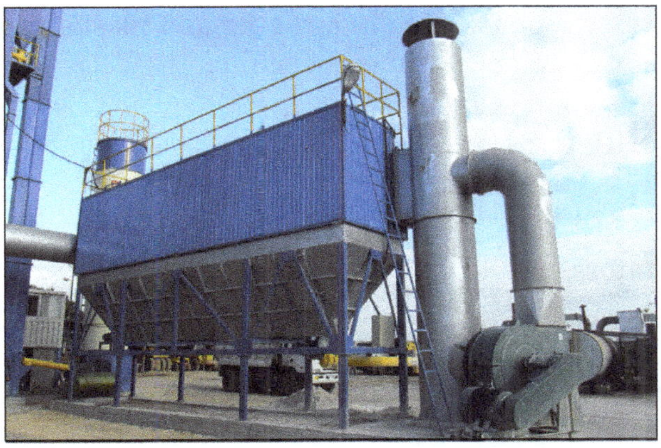

Baghouse Dust Collector for Asphalt Plants.

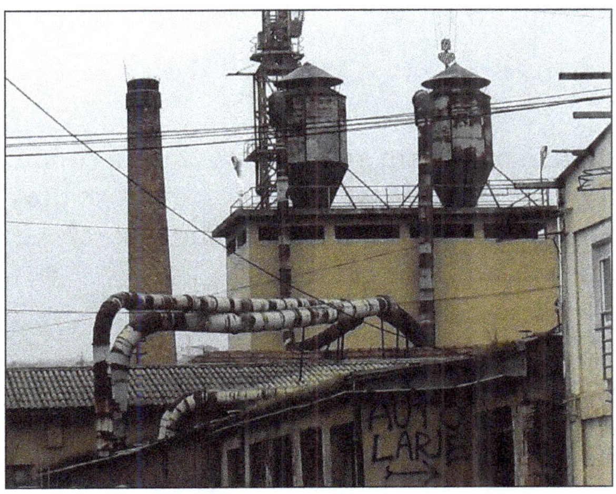

Two rooftop dust collectors in Pristina, Kosovo.

Uses

Dust collectors are used in many processes to either recover valuable granular solid or powder from process streams, or to remove granular solid pollutants from exhaust gases prior to venting to the atmosphere. Dust collection is an online process for collecting any process-generated dust from the source point on a continuous basis. Dust collectors may be of single unit construction, or a collection of devices used to separate particulate matter from the process air. They are often used as an air pollution control device to maintain or improve air quality.

Mist collectors remove particulate matter in the form of fine liquid droplets from the air. They are often used for the collection of metal working fluids, and coolant or oil mists. Mist collectors are often used to improve or maintain the quality of air in the workplace environment.

Fume and smoke collectors are used to remove sub-micrometer-size particulates from the air. They effectively reduce or eliminate particulate matter and gas streams from many industrial processes such as welding, rubber and plastic processing, high speed machining with coolants, tempering, and quenching.

Types of Dust Collectors

Five main types of industrial dust collectors are:

- Inertial separators.
- Fabric filters.
- Wet scrubbers.
- Unit collectors.
- Electrostatic precipitators.

Inertial Separators

Inertial separators separate dust from gas streams using a combination of forces, such as centrifugal, gravitational, and inertial. These forces move the dust to an area where the forces exerted by the gas stream are minimal. The separated dust is moved by gravity into a hopper, where it is temporarily stored.

The three primary types of inertial separators are:

- Settling chambers.
- Baffle chambers.
- Centrifugal collectors.

Neither settling chambers nor baffle chambers are commonly used in the minerals processing industry. However, their principles of operation are often incorporated into the design of more efficient dust collectors.

Settling Chamber

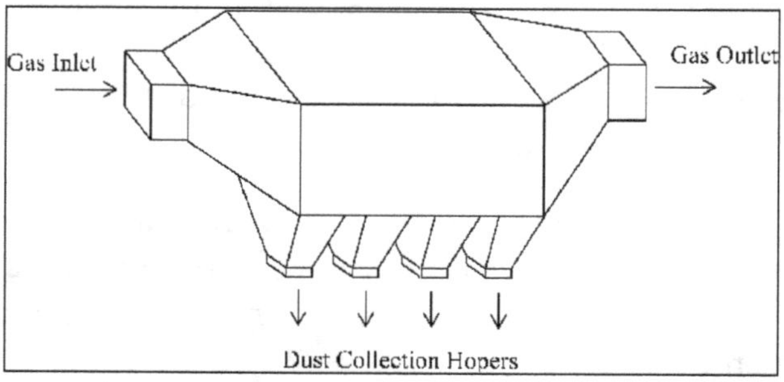

A settling chamber consists of a large box installed in the ductwork. The increase of cross section area at the chamber reduces the speed of the dust-filled airstream and heavier particles settle out. Settling chambers are simple in design and can be manufactured from almost any material. However, they are seldom used as primary dust collectors because of their large space requirements and low efficiency. A practical use is as precleaners for more efficient collect. Advantages: 1) simple construction and low cost 2) maintenance free 3) collects particles without need of water. Disadvantages: 1) low efficiency 2) large space required.

Baffle Chamber

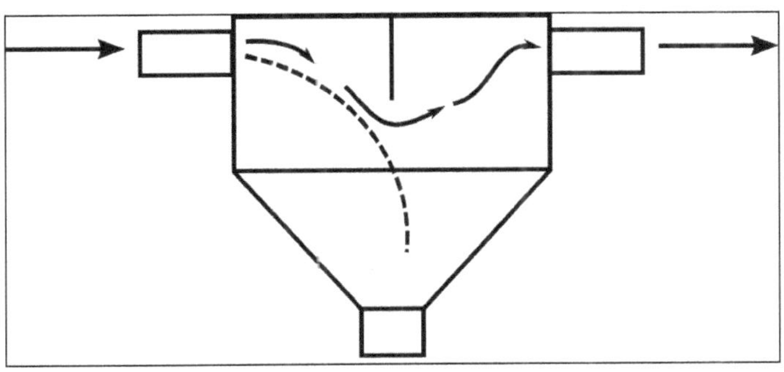

Diagram of a Baffle Chamber

Baffle chambers use a fixed baffle plate that causes the conveying gas stream to make a sudden change of direction. Large-diameter particles do not follow the gas stream but continue into a dead air space and settle. Baffle chambers are used as precleaners.

Centrifugal Collectors

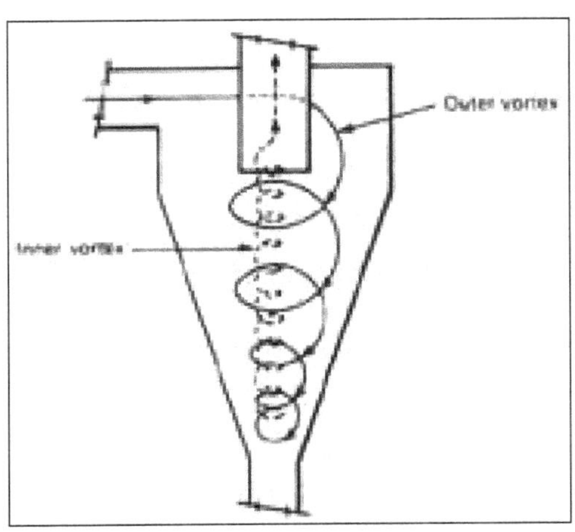

Centrifugal collectors use cyclonic action to separate dust particles from the gas stream. In a typical cyclone, the dust gas stream enters at an angle and is spun rapidly. The centrifugal force created by the circular flow throws the dust particles toward the wall of the cyclone. After striking the wall, these particles fall into a hopper located underneath.

The most common types of centrifugal, or inertial, collectors in use today are:

Single-cyclone Separators

Single-cyclone separators create a dual vortex to separate coarse from fine dust. The main vortex spirals downward and carries most of the coarser dust particles. The inner vortex, created near the bottom of the cyclone, spirals upward and carries finer dust particles.

Multiple-cyclone Separators

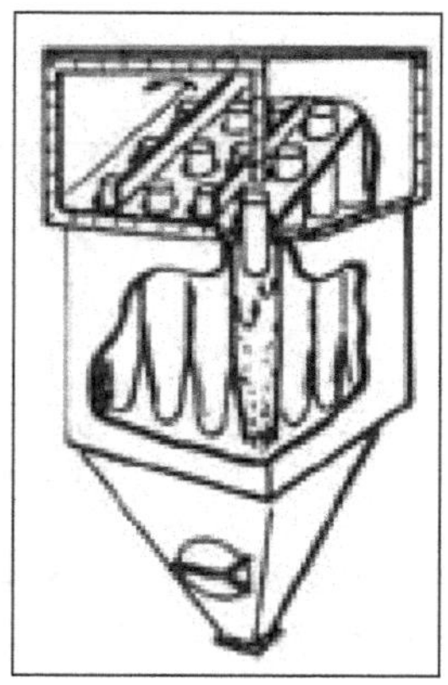

Multiple-cyclone separators consist of a number of small-diameter cyclones, operating in parallel and having a common gas inlet and outlet, and operate on the same principle as single cyclone separators—creating an outer downward vortex and an ascending inner vortex.

Multiple-cyclone separators remove more dust than single cyclone separators because the individual cyclones have a greater length and smaller diameter. The longer length provides longer residence time while the smaller diameter creates greater centrifugal force. These two factors result in better separation of dust particulates. The pressure drop of multiple-cyclone separators collectors is higher than that of single-cyclone separators, requiring more energy to clean the same amount of air. A single-chamber cyclone separator of the same volume is more economical, but doesn't remove as much dust.

Cyclone separators are found in all types of power and industrial applications, including pulp and paper plants, cement plants, steel mills, petroleum coke plants, metallurgical plants, saw mills and other kinds of facilities that process dust.

Secondary-air-flow Separators

This type of cyclone uses a secondary air flow, injected into the cyclone to accomplish several things. The secondary air flow increases the speed of the cyclonic action making the separator more efficient; it intercepts the particulate before it reaches the interior walls of the unit; and it forces the separated particulate toward the collection area. The secondary air flow protects the separator from particulate abrasion and allows the separator to be installed horizontally because gravity is not depended upon to move the separated particulate downward.

Fabric Filters

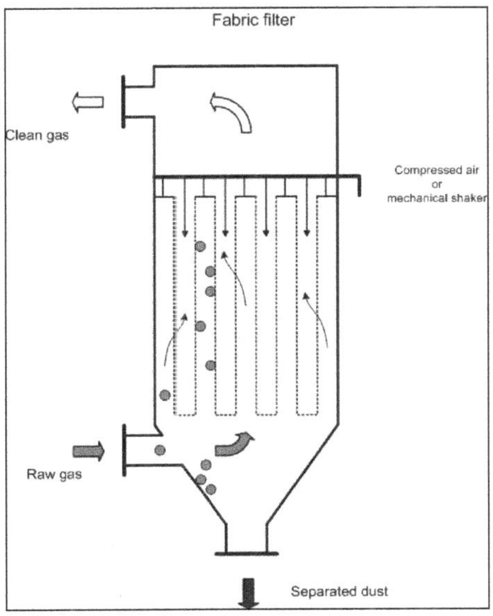

Commonly known as baghouses, fabric collectors use filtration to separate dust particulates from dusty gases. They are one of the most efficient and cost-effective types of dust collectors available, and can achieve a collection efficiency of more than 99% for very fine particulates.

Dust-laden gases enter the baghouse and pass through fabric bags that act as filters. The bags can be of woven or felted cotton, synthetic, or glass-fiber material in either a tube or envelope shape.

Pre-coating

To ensure the filter bags have a long usage life they are commonly coated with a filter enhancer (pre-coat). The use of chemically inert limestone (calcium carbonate) is most common as it maximises efficiency of dust collection (including fly ash) via formation of what is called a dustcake or coating on the surface of the filter media. This not only traps fine particulates but also provides protection for the bag itself from moisture, and oily or sticky particulates which can bind the filter media. Without a pre-coat the filter bag allows fine particulates to bleed through the bag filter system, especially during start-up, as the bag can only do part of the filtration leaving the finer parts to the filter enhancer dustcake.

Parts

Fabric filters generally have the following parts:

- Clean plenum.
- Dusty plenum.
- Bag, cage, venturi assembly.
- Tubeplate.
- RAV/SCREW.
- Compressed air header.
- Blow pipe.
- Housing and hopper.

Types of Bag Cleaning

Baghouses are characterized by their cleaning method.

Shaking

A rod connecting to the bag is powered by a motor. This provides motion to remove caked-on particles. The speed and motion of the shaking depends on the design of the bag and composition of the particulate matter. Generally shaking is horizontal. The top of the bag is closed and the bottom is open. When shaken, the dust collected on the inside of the bag is freed. No dirty gas flows through a bag while it is being cleaned. This redirection of air flow illustrates why baghouses must be compartmentalized.

Reverse Air

Air flow gives the bag structure. Dirty air flows through the bag from the inside, allowing dust to collect on the interior surface. During cleaning, gas flow is restricted from a specific compartment. Without the flowing air, the bags relax. The cylindrical bag contains rings that prevent it from completely collapsing under the pressure of the air. A fan blows clean air in the reverse direction. The relaxation and reverse air flow cause the dust cake to crumble and release into the hopper. Upon the completion of the cleaning process, dirty air flow continues and the bag regains its shape.

Pulse Jet

This type of baghouse cleaning (also known as pressure-jet cleaning) is the most common. A high pressure blast of air is used to remove dust from the bag. The blast enters the top of the bag tube, temporarily ceasing the flow of dirty air. The shock of air causes a wave of expansion to travel down the fabric. The flexing of the bag shatters and discharges the dust cake. The air burst is about 0.1 second and it takes about 0.5 seconds for the shock wave to travel down the length of the bag. Due to its rapid release, the blast of air does not interfere with contaminated gas flow. Therefore, pulse-jet baghouses can operate continuously and are not usually compartmentalized. The blast of compressed air must be powerful enough to ensure that the shock wave will travel the entire length of the bag and fracture the dust cake. The efficiency of the cleaning system allows the unit to have a much higher gas to cloth ratio (or volumetric throughput of gas per unit area of filter) than shaking and reverse air bag filters. This kind of filter thus requires a smaller area to admit the same volume of air.

Sonic

The least common type of cleaning method is sonic. Shaking is achieved by sonic vibration. A sound generator produces a low frequency sound that causes the bags to vibrate. Sonic cleaning is commonly combined with another method of cleaning to ensure thorough cleaning.

Cartridge Collectors

Cartridge collectors use perforated metal cartridges that contain a pleated, nonwoven filtering media, as opposed to woven or felt bags used in baghouses. The pleated design allows for a greater total filtering surface area than in a conventional bag of the same diameter, The greater filtering area results in a reduced air to media ratio, pressure drop, and overall collector size.

Cartridge collectors are available in single use or continuous duty designs. In single-use collectors, the dirty cartridges are changed and collected dirt is removed while the collector is off. In the continuous duty design, the cartridges are cleaned by the conventional pulse-jet cleaning system.

Selecting a Dust Collector

Dust collectors vary widely in design, operation, effectiveness, space requirements, construction, and capital, operating, and maintenance costs. Each type has advantages and disadvantages. However, the selection of a dust collector should be based on the following general factors:

- Dust concentration and particle size: For minerals processing operations, the dust concentration can range from 0.1 to 5.0 grains (0.32 g) of dust per cubic foot of air (0.23 to 11.44 grams per cubic meter), and the particle size can vary from 0.5 to 100 micrometres (μm) in diameter.
- Degree of dust collection required: The degree of dust collection required

depends on its potential as a health hazard or public nuisance, the plant location, the allowable emission rate, the nature of the dust, its salvage value, and so forth. The selection of a collector should be based on the efficiency required and should consider the need for high-efficiency, high-cost equipment, such as electrostatic precipitators; high-efficiency, moderate-cost equipment, such as baghouses or wet scrubbers; or lower cost, primary units, such as dry centrifugal collectors.

- Characteristics of airstream: The characteristics of the airstream can have a significant impact on collector selection. For example, cotton fabric filters cannot be used where air temperatures exceed 180 °F (82 °C). Also, condensation of steam or water vapor can blind bags. Various chemicals can attack fabric or metal and cause corrosion in wet scrubbers.
- Characteristics of dust: Moderate to heavy concentrations of many dusts (such as dust from silica sand or metal ores) can be abrasive to dry centrifugal collectors. Hygroscopic material can blind bag collectors. Sticky material can adhere to collector elements and plug passages. Some particle sizes and shapes may rule out certain types of fabric collectors. The combustible nature of many fine materials rules out the use of electrostatic precipitators.
- Methods of disposal: Methods of dust removal and disposal vary with the material, plant process, volume, and type of collector used. Collectors can unload continuously or in batches. Dry materials can create secondary dust problems during unloading and disposal that do not occur with wet collectors. Disposal of wet slurry or sludge can be an additional material-handling problem; sewer or water pollution problems can result if wastewater is not treated properly.

Fan and Motor

The fan and motor system supplies mechanical energy to move contaminated air from the dust-producing source to a dust collector.

Types of Fans

There are two main kinds of industrial fans:

- Centrifugal fans.
- Axial-flow fans.

Centrifugal Fans

Centrifugal fans consist of a wheel or a rotor mounted on a shaft that rotates in a scroll-shaped housing. Air enters at the eye of the rotor, makes a right-angle turn, and is forced through the blades of the rotor by centrifugal force into the scroll-shaped housing. The centrifugal force imparts static pressure to the air. The diverging shape of the scroll also converts a portion of the velocity pressure into static pressure.

There are three main types of centrifugal fans:

- Radial-blade fans: Radial-blade fans are used for heavy dust loads. Their straight, radial blades do not get clogged with material, and they withstand considerable abrasion. These fans have medium tip speeds and medium noise factors.
- Backward-blade fans: Backward-blade fans operate at higher tip speeds and thus are more efficient. Since material may build up on the blades, these fans should be used after a dust collector. Although they are noisier than radial-blade fans, backward-blade fans are commonly used for large-volume dust collection systems because of their higher efficiency.
- Forward-curved-blade fans: These fans have curved blades that are tipped in the direction of rotation. They have low space requirements, low tip speeds, and a low noise factor. They are usually used against low to moderate static pressures.

Axial-flow Fans

Axial-flow fans are used in systems that have low resistance levels. These fans move the air parallel to the fan's axis of rotation. The screw-like action of the propellers moves the air in a straight-through parallel path, causing a helical flow pattern.

The three main kinds of axial fans are:

- Propeller fans: These fans are used to move large quantities of air against very low static pressures. They are usually used for general ventilation or dilution ventilation and are good in developing up to 0.5 in. wg (124.4 Pa).
- Tube-axial fans: Tube-axial fans are similar to propeller fans except they are mounted in a tube or cylinder. Therefore, they are more efficient than propeller fans and can develop up to 3 to 4 in. wg (743.3 to 995 Pa). They are best suited for moving air containing substances such as condensible fumes or pigments.
- Vane-axial fans: Vane-axial fans are similar to tube-axial fans except air-straightening vanes are installed on the suction or discharge side of the rotor. They are easily adapted to multistaging and can develop static pressures as high as 14 to 16 in. wg (3.483 to 3.98 kPa). They are normally used for clean air only.

Fan Selection

When selecting a fan, the following points should be considered:

- Volume required.

- Fan static pressure.
- Type of material to be handled through the fan (For example, a radial-blade fan should be used with fibrous material or heavy dust loads, and nonsparking construction must be used with explosive or inflammable materials).
- Type of drive arrangement, such as direct drive or belt drive.
- Space requirements.
- Noise levels.
- Operating temperature (For example, sleeve bearings are suitable to 250 °F/121.1 °C; ball bearings to 550 °F/287.8 °C).
- Sufficient size to handle the required volume and pressure with minimum horsepower.
- Need for special coatings or construction when operating in corrosive atmospheres.
- Ability of fan to accommodate small changes in total pressure while maintaining the necessary air volume.
- Need for an outlet damper to control airflow during cold starts (If necessary, the damper may be interlocked with the fan for a gradual start until steady-state conditions are reached).

Fan installation Typical fan discharge conditions Fan ratings for volume and static pressure, as described in the multirating tables, are based on the tests conducted under ideal conditions. Often, field installation creates airflow problems that reduce the fan's air delivery. The following points should be considered when installing the fan:

- Avoid installation of elbows or bends at the fan discharge, which will lower fan performance by increasing the system's resistance.
- Avoid installing fittings that may cause non-uniform flow, such as an elbow, mitred elbow, or square duct.
- Check that the fan impeller is rotating in the proper direction-clockwise or counterclockwise.
- For belt-driven fans:
  - Check that the motor sheave and fan sheave are aligned properly.
  - Check for proper belt tension.
- Check the passages between inlets, impeller blades, and inside of housing for buildup of dirt, obstructions, or trapped foreign matter.

Electric Motors

Electric motors are used to supply the necessary energy to drive the fan.

Integral-horsepower electric motors are normally three-phase, alternating-current motors. Fractional-horsepower electric motors are normally single-phase, alternating-current motors and are used when less than 1 hp (0.75 kW) is required. Since most dust collection systems require motors with more than 1 hp (0.75 kW),

The two most common types of integral-horsepower motors used in dust collection systems are:

- Squirrel-cage motors - These motors have a constant speed and are of a nonsynchronous, induction type.
- Wound-rotor motors - These motors are also known as slip-ring motors. They are general-purpose or continuous-rated motors and are chiefly used when an adjustable-speed motor is desired.

Squirrel-cage and wound-rotor motors are further classified according to the type of enclosure they use to protect their interior windings. These enclosures fall into two broad categories:

- Open.
- Totally enclosed.

Drip-proof and splash-proof motors are open motors. They provide varying degrees of protection; however, they should not be used where the air contains substances that might be harmful to the interior of the motor.

Totally enclosed motors are weather-protected with the windings enclosed. These enclosures prevent free exchange of air between the inside and the outside, but they are not airtight.

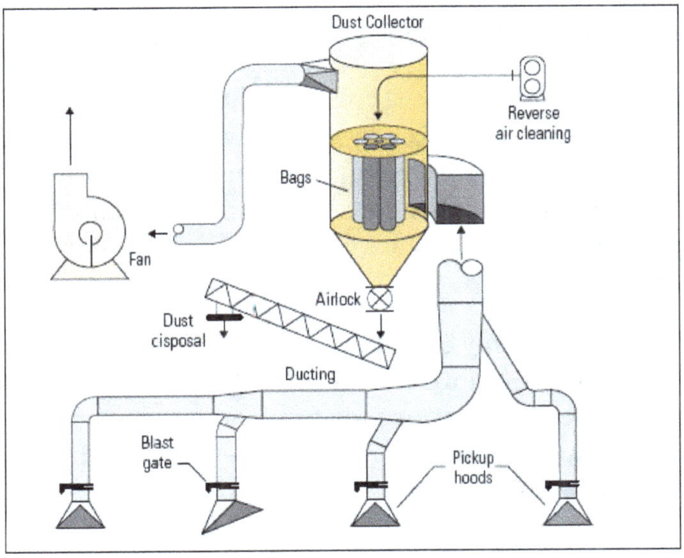

Dust collection system example.

Totally enclosed, fan-cooled (TEFC) motors are another kind of totally enclosed motor. These motors are the most commonly used motors in dust collection systems. They have an integral-cooling fan outside the enclosure, but within the protective shield, that directs air over the enclosure.

Both open and totally enclosed motors are available in explosion-proof and dust-ignition-proof models to protect against explosion and fire in hazardous environments.

Motors are selected to provide sufficient power to operate fans over the full range of process conditions (temperature and flow rate).

Configurations

Dust collectors can be configured into one of five common types:

- Ambient units: Ambient units are free-hanging systems for use when applications limit the use of source-capture arms or ductwork.
- Collection booths: Collector booths require no ductwork, and allow the worker greater freedom of movement. They are often portable.
- Downdraft tables: A downdraft table is a self-contained portable filtration system that removes harmful particulates and returns filtered air back into the facility with no external ventilation required.
- Source collector or Portable units: Portable units are for collecting dust, mist, fumes, or smoke at the source.
- Stationary units: An example of a stationary collector is a baghouse.

Parameters Involved in Specifying Dust Collectors

Important parameters in specifying dust collectors include airflow the velocity of the air stream created by the vacuum producer; system power, the power of the system motor, usually specified in horsepower; storage capacity for dust and particles, and minimum particle size filtered by the unit. Other considerations when choosing a dust collection system include the temperature, moisture content, and the possibility of combustion of the dust being collected.

Systems for fine removal may only contain a single filtration system (such as a filter bag or cartridge). However, most units utilize a primary and secondary separation/filtration system. In many cases the heat or moisture content of dust can negatively affect the filter media of a baghouse or cartridge dust collector. A cyclone separator or dryer may be placed before these units to reduce heat or moisture content before reaching the filters. Furthermore, some units may have third and fourth stage filtration. All separation and filtration systems used within the unit should be specified.

A baghouse is an air pollution abatement device used to trap particulate by filtering gas streams through large fabric bags. They are typically made of glass fibers or fabric.

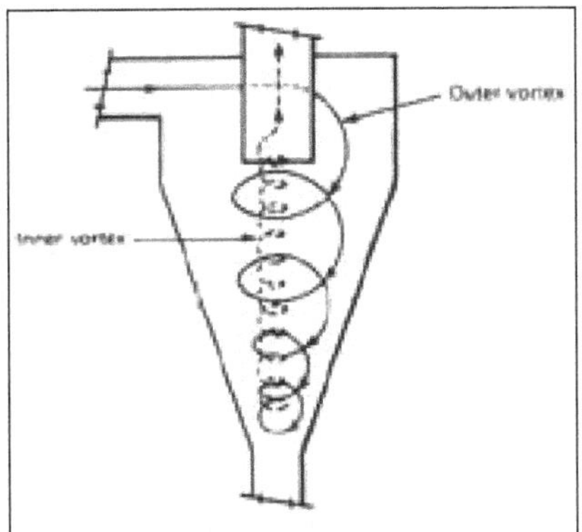

Cyclone

A cyclone separator is an apparatus for the separation, by centrifugal means, of fine particles suspended in air or gas.

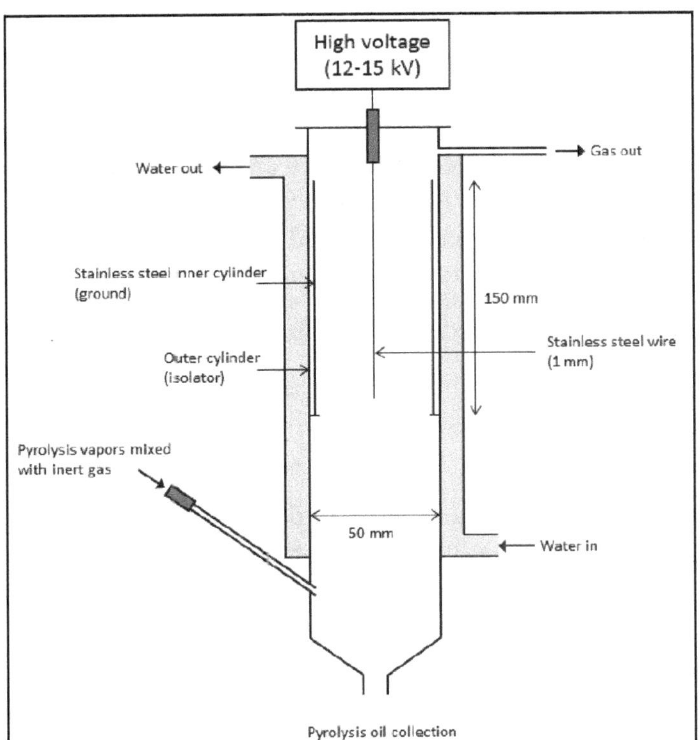

Electrostatic precipitator.

Electrostatic precipitators are a type of air cleaner, which charges particles of dust by passing dust-laden air through a strong (50-100 kV) electrostatic field. This causes the particles to be attracted to oppositely charged plates so that they can be removed from the air stream.

An impinger system is a device in which particles are removed by impacting the aerosol particles into a liquid. Modular media type units combine a variety of specific filter modules in one unit. These systems can provide solutions to many air contaminant problems. A typical system incorporates a series of disposable or cleanable pre-filters, a disposable vee-bag or cartridge filter. HEPA or carbon final filter modules can also be added. Various models are available, including free-hanging or ducted installations, vertical or horizontal mounting, and fixed or portable configurations. Filter cartridges are made out of a variety of synthetic fibers and are capable of collecting sub-micrometre particles without creating an excessive pressure drop in the system. Filter cartridges require periodic cleaning.

A wet scrubber, or venturi scrubber, is similar to a cyclone but it has an orifice unit that sprays water into the vortex in the cyclone section, collecting all of the dust in a slurry system. The water media can be recirculated and reused to continue to filter the air. Eventually the solids must be removed from the water stream and disposed of.

Filter Cleaning Methods

Online cleaning: Automatically timed filter cleaning which allows for continuous, uninterrupted dust collector operation for heavy dust operations.

Offline cleaning: Filter cleaning accomplished during dust collector shut down. Practical whenever the dust loading in each dust collector cycle does not exceed the filter capacity. Allows for maximum effectiveness in dislodging and disposing of dust.

On-demand cleaning: Filter cleaning initiated automatically when the filter is fully loaded, as determined by a specified drop in pressure across the media surface.

Reverse-pulse/Reverse-jet cleaning: Filter cleaning method which delivers blasts of compressed air from the clean side of the filter to dislodge the accumulated dust cake.

Impact/Rapper cleaning: Filter cleaning method in which high-velocity compressed air forced through a flexible tube results in an arbitrary rapping of the filter to dislodge the dust cake. Especially effective when the dust is extremely fine or sticky.

ELECTROSTATIC PRECIPITATOR

An electrostatic precipitator (ESP) is a filtration device that removes fine particles, like dust and smoke, from a flowing gas using the force of an induced electrostatic charge minimally impeding the flow of gases through the unit.

In contrast to wet scrubbers which apply energy directly to the flowing fluid medium, an ESP applies energy only to the particulate matter being collected and therefore is very efficient in its consumption of energy (in the form of electricity).

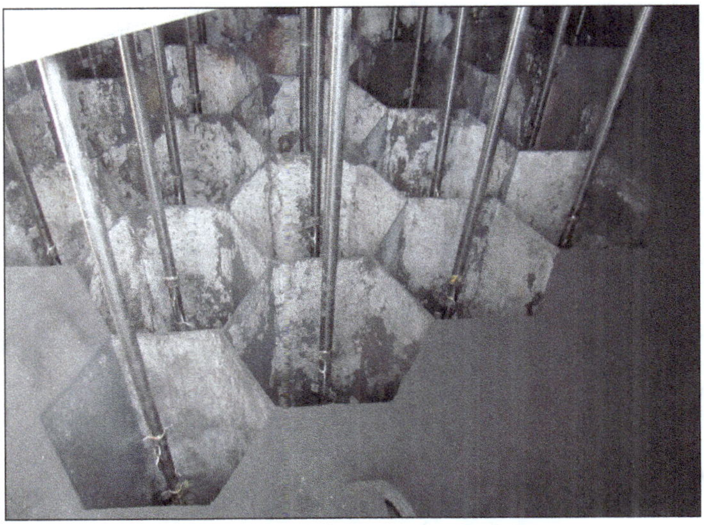

Electrodes inside electrostatic precipitator.

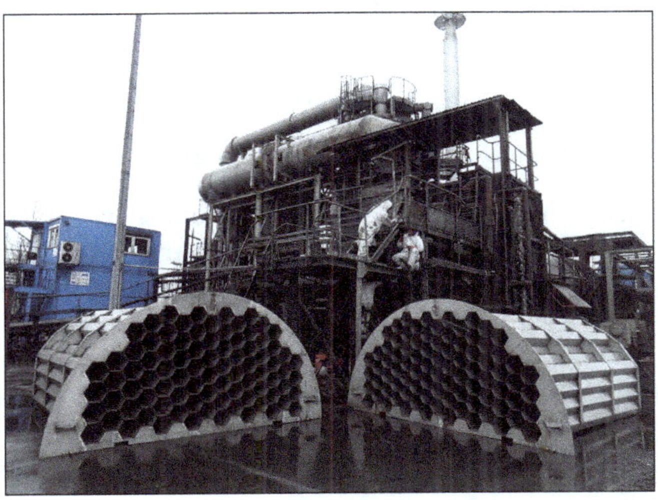

Collection electrode of an electrostatic precipitator in a waste incineration plant.

Plate Precipitator

The most basic precipitator contains a row of thin vertical wires, and followed by a stack of large flat metal plates oriented vertically, with the plates typically spaced about 1 cm to 18 cm apart, depending on the application. The air stream flows horizontally through the spaces between the wires, and then passes through the stack of plates.

A negative voltage of several thousand volts is applied between wire and plate. If the applied voltage is high enough, an electric corona discharge ionizes the air around the electrodes, which then ionizes the particles in the air stream.

The ionized particles, due to the electrostatic force, are diverted towards the grounded plates. Particles build up on the collection plates and are removed from the air stream.

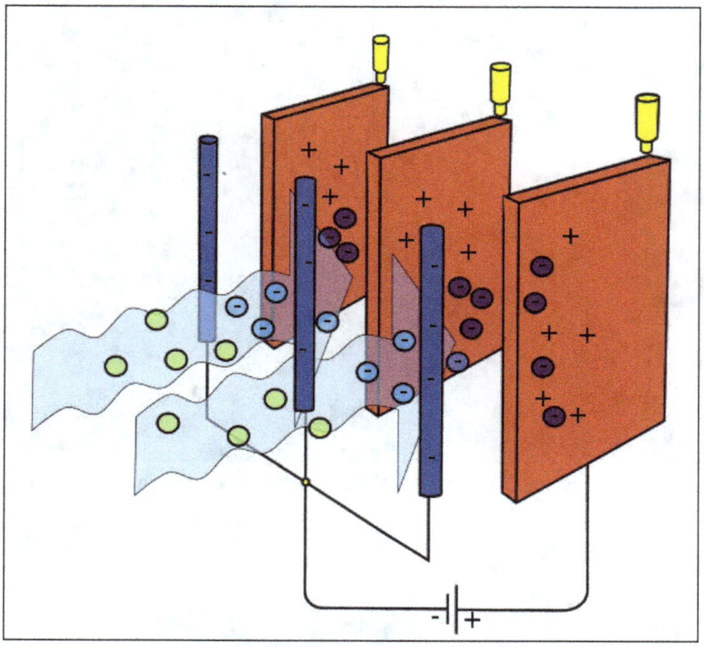

Conceptual diagram of an electrostatic precipitator.

A two-stage design (separate charging section ahead of collecting section) has the benefit of minimizing ozone production, which would adversely affect health of personnel working in enclosed spaces. For shipboard engine rooms where gearboxes generate an oil mist, two-stage ESP's are used to clean the air, improving the operating environment and preventing buildup of flammable oil fog accumulations. Collected oil is returned to the gear lubricating system.

Collection Efficiency (*R*)

Precipitator performance is very sensitive to two particulate properties: 1) Electrical resistivity; and 2) Particle size distribution. These properties can be measured economically and accurately in the laboratory, using standard tests. Resistivity can be determined as a function of temperature in accordance with IEEE Standard 548. This test is conducted in an air environment containing a specified moisture concentration. The test is run as a function of ascending or descending temperature, or both. Data is acquired using an average ash layer[further explanation needed] electric field of 4 kV/cm. Since relatively low applied voltage is used and no sulfuric acid vapor is present in the test environment, the values obtained indicate the maximum ash resistivity.

In an ESP, where particle charging and discharging are key functions, resistivity is an important factor that significantly affects collection efficiency. While resistivity is an important phenomenon in the inter-electrode region where most particle charging takes place, it has a particularly important effect on the dust layer at the collection electrode where discharging occurs. Particles that exhibit high resistivity are difficult to charge. But once charged, they do not readily give up their acquired charge on arrival at the collection electrode. On the other hand, particles with low resistivity easily become charged and readily release their charge to the grounded collection plate. Both extremes in resistivity impede the efficient functioning of ESPs. ESPs work best under normal resistivity conditions.

Resistivity, which is a characteristic of particles in an electric field, is a measure of a particle's resistance to transferring charge (both accepting and giving up charges). Resistivity is a function of a particle's chemical composition as well as flue gas operating conditions such as temperature and moisture. Particles can have high, moderate (normal), or low resistivity.

Bulk resistivity is defined using a more general version of Ohm's Law, as given in Equation below:

$$\vec{E} = \rho \vec{j}$$

Where:

E is the Electric field strength (V/cm);

j is the Current density (A/cm^2); and

ρ is the Resistivity (Ohm-cm).

A better way of displaying this would be to solve for resistivity as a function of applied voltage and current,

$$\rho = \frac{AV}{Il}$$

Where:

ρ = Resistivity (Ohm-cm);

V = The applied DC potential, (Volts);

I = The measured current, (Amperes);

l = The ash layer thickness, (cm); and

A = The current measuring electrode face area, (cm^2).

Resistivity is the electrical resistance of a dust sample 1.0 cm^2 in cross-sectional area, 1.0 cm thick, and is recorded in units of ohm-cm.

Resistivity	Range of Measurement
Low	between 10^4 and 10^7 ohm-cm
Normal	between 10^7 and 2×10^{10} ohm-cm
High	above 2×10^{10} ohm-cm

Dust Layer Resistance

Resistance affects electrical conditions in the dust layer by a potential electric field (voltage drop) being formed across the layer as negatively charged particles arrive at its surface and leak their electrical charges to the collection plate. At the metal surface of the electrically grounded collection plate, the voltage is zero, whereas at the outer surface of the dust layer, where new particles and ions are arriving, the electrostatic voltage caused by the gas ions can be quite high. The strength of this electric field depends on the resistance and thickness of the dust layer.

In high-resistance dust layers, the dust is not sufficiently conductive, so electrical charges have difficulty moving through the dust layer. Consequently, electrical charges accumulate on and beneath the dust layer surface, creating a strong electric field.

Voltages can be greater than 10,000 volts. Dust particles with high resistance are held too strongly to the plate, making them difficult to remove and causing rapping problems.

In low resistance dust layers, the corona current is readily passed to the grounded collection electrode. Therefore, a relatively weak electric field, of several thousand volts, is maintained across the dust layer. Collected dust particles with low resistance do not adhere strongly enough to the collection plate. They are easily dislodged and become retained in the gas stream.

The electrical conductivity of a bulk layer of particles depends on both surface and volume factors. Volume conduction, or the motions of electrical charges through the interiors of particles, depends mainly on the composition and temperature of the particles. In the higher temperature regions, above 500 °F (260 °C), volume conduction controls the conduction mechanism. Volume conduction also involves ancillary factors, such as compression of the particle layer, particle size and shape, and surface properties.

Volume conduction is represented in the figures as a straight-line at temperatures above 500 °F (260 °C). At temperatures below about 450 °F (230 °C), electrical charges begin to flow across surface moisture and chemical films adsorbed onto the particles. Surface conduction begins to lower the resistivity values and bend the curve downward at temperatures below 500 °F (260 °C).

These films usually differ both physically and chemically from the interiors of the particles owing to adsorption phenomena. Theoretical calculations indicate that moisture films only a few molecules thick are adequate to provide the desired surface conductivity. Surface conduction on particles is closely related to surface-leakage currents occurring on electrical insulators, which have been extensively studied. An interesting practical application of surface-leakage is the determination of dew point by measurement of the current between adjacent electrodes mounted on a glass surface. A sharp rise in current signals the formation of a moisture film on the glass. This method has been used effectively for determining the marked rise in dew point, which occurs when small amounts of sulfuric acid vapor are added to an atmosphere (commercial Dewpoint Meters are available on the market).

The following discussion of normal, high, and low resistance applies to ESPs operated in a dry state; resistance is not a problem in the operation of wet ESPs because of the moisture concentration in the ESP. The relationship between moisture content and resistance is explained later in this work.

Normal Resistivity

As stated above, ESPs work best under normal resistivity conditions. Particles with normal resistivity do not rapidly lose their charge on arrival at the collection electrode. These particles slowly leak their charge to grounded plates and are retained on the collection plates by intermolecular adhesive and cohesive forces. This allows a particulate layer to be built up and then dislodged from the plates by rapping. Within the range of normal dust resistivity (between 10^7 and 2×10^{10} ohm-cm), fly ash is collected more easily than dust having either low or high resistivity.

High Resistivity

If the voltage drop across the dust layer becomes too high, several adverse effects can occur. First, the high voltage drop reduces the voltage difference between the discharge electrode and collection electrode, and thereby reduces the electrostatic field strength used to drive the gas ion-charged particles over to the collected dust layer. As the dust layer builds up, and the electrical charges accumulate on the surface of the dust layer, the voltage difference between the discharge and collection electrodes decreases. The migration velocities of small particles are especially affected by the reduced electric field strength.

Another problem that occurs with high resistivity dust layers is called back corona. This occurs when the potential drop across the dust layer is so great that corona discharges begin to appear in the gas that is trapped within the dust layer. The dust layer breaks down electrically, producing small holes or craters from which back corona discharges occur. Positive gas ions are generated within the dust layer and are accelerated toward the "negatively charged" discharge electrode. The positive ions reduce some of the negative charges on the dust layer and neutralize some of the negative ions on the "charged particles" heading toward the collection electrode. Disruptions of the normal corona process greatly reduce the ESP's collection efficiency, which in severe cases, may fall below 50%. When back corona is present, the dust particles build up on the electrodes forming a layer of insulation. Often this can not be repaired without bringing the unit offline.

The third, and generally most common problem with high resistivity dust is increased electrical sparking. When the sparking rate exceeds the "set spark rate limit," the automatic controllers limit the operating voltage of the field. This causes reduced particle charging and reduced migration velocities toward the collection electrode. High resistivity can generally be reduced by doing the following:

- Adjusting the temperature.
- Increasing moisture content.
- Adding conditioning agents to the gas stream.
- Increasing the collection surface area.
- Using hot-side precipitators (occasionally and with foreknowledge of sodium depletion).

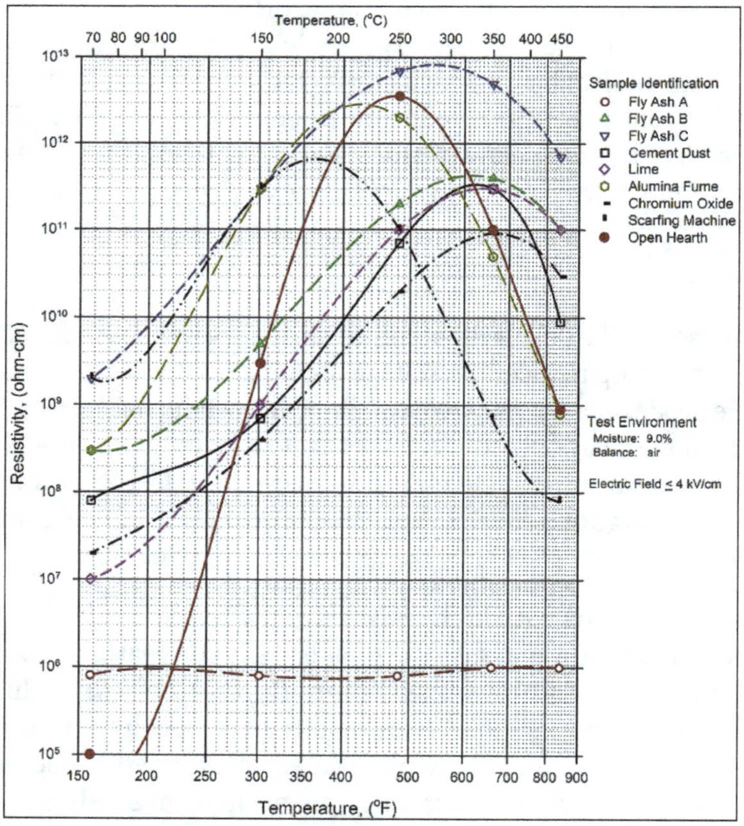

Resistivity values of representative dusts and fumes from industrial plants.

Thin dust layers and high-resistivity dust especially favor the formation of back corona craters. Severe back corona has been observed with dust layers as thin as 0.1 mm, but a dust layer just over one particle thick can reduce the sparking voltage by 50%. The most marked effects of back corona on the current-voltage characteristics are:

- Reduction of the spark over voltage by as much as 50% or more.
- Current jumps or discontinuities caused by the formation of stable back-corona craters.
- Large increase in maximum corona current, which just below spark over corona gap may be several times the normal current.

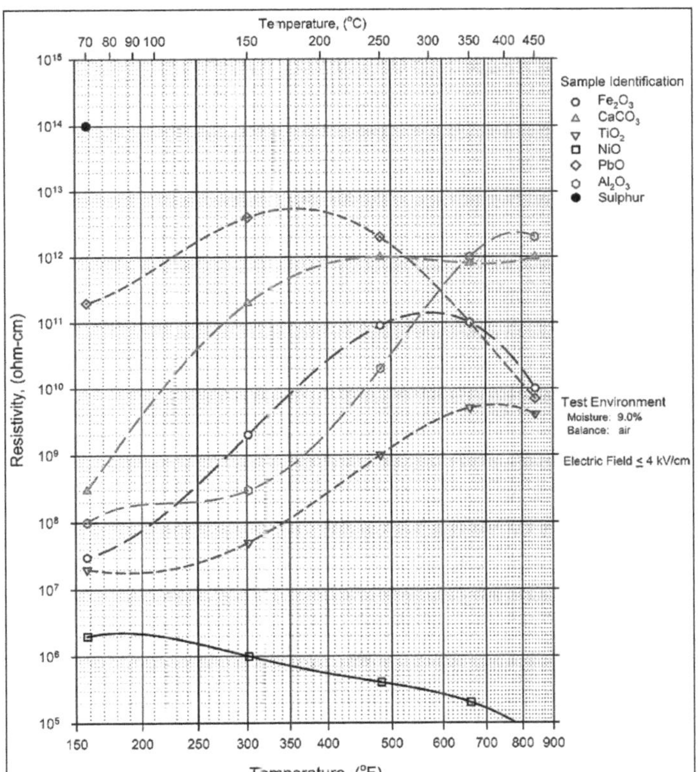

Resistivity values of various chemicals and reagents as a function of temperature.

Results for Fly Ash A were acquired in the ascending temperature mode. These data are typical for a moderate to high combustibles content ash. Data for Fly Ash B are from the same sample, acquired during the descending temperature mode.

The differences between the ascending and descending temperature modes are due to the presence of unburned combustibles in the sample. Between the two test modes, the samples are equilibrated in dry air for 14 hours (overnight) at 850 °F (450 °C). This overnight annealing process typically removes between 60% and 90% of any unburned combustibles present in the samples. Exactly how carbon works as a charge carrier is not fully understood, but it is known to significantly reduce the resistivity of a dust.

Carbon can act, at first, like a high resistivity dust in the precipitator. Higher voltages can be required in order for corona generation to begin. These higher voltages can be problematic for the TR-Set controls. The problem lies in onset of corona causing large amounts of current to surge through the (low resistivity) dust layer. The controls sense this surge as a spark. As precipitators are operated in spark-limiting mode, power is terminated and the corona generation cycle re-initiates. Thus, lower power (current) readings are noted with relatively high voltage readings.

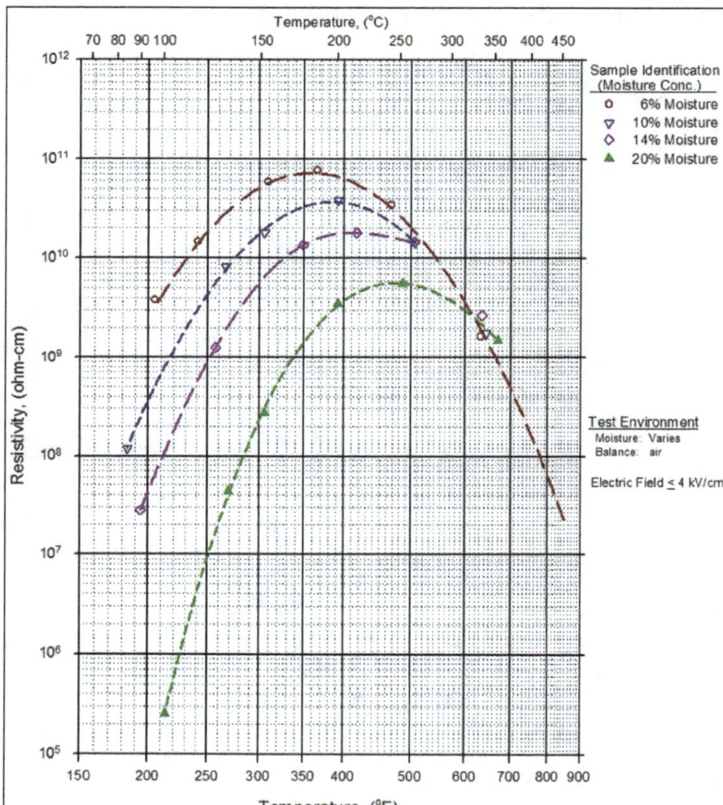

Resistivity measured as a function of temperature in varying moisture concentrations (humidity).

The same thing is believed to occur in laboratory measurements. Parallel plate geometry is used in laboratory measurements without corona generation. A stainless steel cup holds the sample. Another stainless steel electrode weight sits on top of the sample (direct contact with the dust layer). As voltage is increased from small amounts (e.g. 20 V), no current is measured. Then, a threshold voltage level is reached. At this level, current surges through the sample... so much so that the voltage supply unit can trip off. After removal of the unburned combustibles during the above-mentioned annealing procedure, the descending temperature mode curve shows the typical inverted "V" shape one might expect.

Low Resistivity

Particles that have low resistivity are difficult to collect because they are easily charged (very conductive) and rapidly lose their charge on arrival at the collection electrode. The particles take on the charge of the collection electrode, bounce off the plates, and become re-entrained in the gas stream. Thus, attractive and repulsive electrical forces that are normally at work at normal and higher resistivities are lacking, and the binding forces to the plate are considerably lessened. Examples of low-resistivity dusts are unburned carbon in fly ash and carbon black.

If these conductive particles are coarse, they can be removed upstream of the precipitator by using a device such as a cyclone mechanical collector.

The addition of liquid ammonia (NH_3) into the gas stream as a conditioning agent has found wide use in recent years. It is theorized that ammonia reacts with H_2SO_4 contained in the flue gas to form an ammonium sulfate compound that increases the cohesivity of the dust. This additional cohesivity makes up for the loss of electrical attraction forces.

The moisture content of the flue gas stream also affects particle resistivity. Increasing the moisture content of the gas stream by spraying water or injecting steam into the duct work preceding the ESP lowers the resistivity. In both temperature adjustment and moisture conditioning, one must maintain gas conditions above the dew point to prevent corrosion problems in the ESP or downstream equipment. in the gas stream increases from 6 to 20%, the resistivity of the dust dramatically decreases. Also, raising or lowering the temperature can decrease cement dust resistivity for all the moisture percentages represented.

The presence of SO_3 in the gas stream has been shown to favor the electrostatic precipitation process when problems with high resistivity occur. Most of the sulfur content in the coal burned for combustion sources converts to SO_2. However, approximately 1% of the sulfur converts to SO_3. The amount of SO_3 in the flue gas normally increases with increasing sulfur content of the coal. The resistivity of the particles decreases as the sulfur content of the coal increases.

Resistivity	Range of Measurement	Precipitator Characteristics
Low	between 10^4 and 10^7 ohm-cm	• Normal operating voltage and current levels unless dust layer is thick enough to reduce plate clearances and cause higher current levels. • Reduced electrical force component retaining collected dust, vulnerable to high reentrainment losses. • Negligible voltage drop across dust layer.

Normal	between 10^7 and 2×10^{10} ohm-cm	• Normal operating voltage and current levels. • Negligible voltage drop across dust layer. • Sufficient electrical force component retaining collected dust.
Marginal to High	between 2×10^{10} and 10^{12} ohm-cm	• Reduced operating voltage and current levels with high spark rates. • Significant voltage loss across dust layer. • Moderate electrical force component retaining collected dust.
High	above 10^{12} ohm-cm	• Reduced operating voltage levels; high operating current levels if power supply controller is not operating properly. • Very significant voltage loss across dust layer. • High electrical force component retaining collected dust.

Other conditioning agents, such as sulfuric acid, ammonia, sodium chloride, and soda ash (sometimes as raw trona), have also been used to reduce particle resistivity. Therefore, the chemical composition of the flue gas stream is important with regard to the resistivity of the particles to be collected in the ESP.

Conditioning Agent	Mechanism(s) of Action
Sulfur Trioxide and/or Sulfuric Acid	• Condensation and adsorption on fly ash surfaces. • may also increase cohesiveness of fly ash. • Reduces resistivity
Ammonia	Mechanism is not clear, various ones proposed; • Modifies resistivity. • Increases ash cohesiveness. • Enhances space charge effect.
Ammonium Sulfate	Little is known about the mechanism; claims are made for the following: • Modifies resistivity (depends upon injection temperature). • Increases ash cohesiveness. • Enhances space charge effect. • Experimental data lacking to substantiate which of these is predominant.

Triethylamine	Particle agglomeration claimed; no supporting data.
Sodium Compounds	• Natural conditioner if added with coal. • Resistivity modifier if injected into gas stream.
Compounds of Transition Metals	• Postulated that they catalyze oxidation of SO_2 to SO_3; no definitive tests with fly ash to verify this postulation.
Potassium Sulfate and Sodium Chloride	In cement and lime kiln ESPs: • Resistivity modifiers in the gas stream. • NaCl - natural conditioner when mixed with coal.

If injection of ammonium sulfate occurs at a temperature greater than about 600 °F (320 °C), dissociation into ammonia and sulfur trioxide results. Depending on the ash, SO_2 may preferentially interact with fly ash as SO_3 conditioning. The remainder recombines with ammonia to add to the space charge as well as increase cohesiveness of the ash.

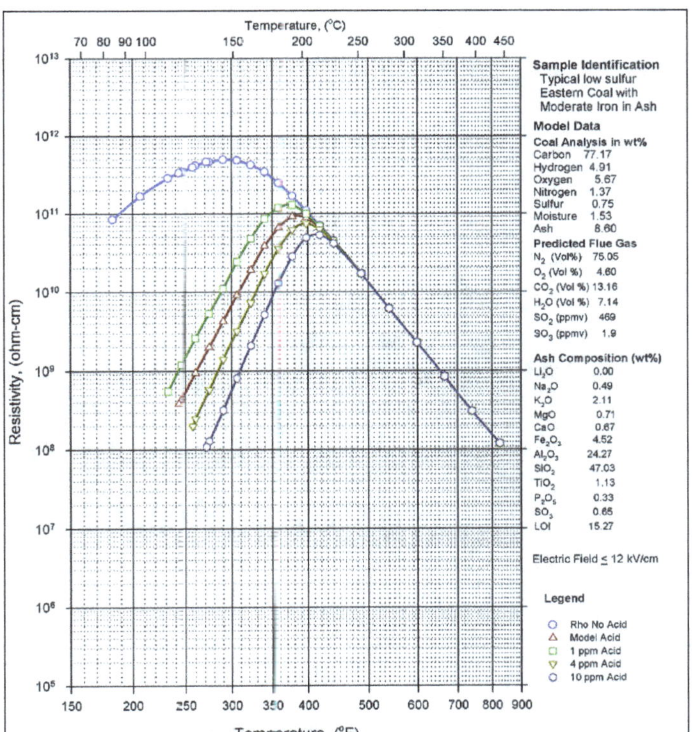

Resistivity modeled as a function of environmental conditions - especially sulfuric acid vapor.

More recently, it has been recognized that a major reason for loss of efficiency of the electrostatic precipitator is due to particle buildup on the charging wires in addition to the collection plates (Davidson and McKinney, 1998). This is easily remedied by making sure that the wires themselves are cleaned at the same time that the collecting plates are cleaned.

Sulfuric acid vapor (SO_3) enhances the effects of water vapor on surface conduction. It is physically adsorbed within the layer of moisture on the particle surfaces. The effects of relatively small amounts of acid vapor.

The inherent resistivity of the sample at 300 °F (150 °C) is 5×10^{12} ohm-cm. An equilibrium concentration of just 1.9 ppm sulfuric acid vapor lowers that value to about 7×10^9 ohm-cm.

Modern Industrial Electrostatic Precipitators

ESPs continue to be excellent devices for control of many industrial particulate emissions, including smoke from electricity-generating utilities (coal and oil fired), salt cake collection from black liquor boilers in pulp mills, and catalyst collection from fluidized bed catalytic cracker units in oil refineries to name a few. These devices treat gas volumes from several hundred thousand ACFM to 2.5 million ACFM (1,180 m^3/s) in the largest coal-fired boiler applications. For a coal-fired boiler the collection is usually performed downstream of the air preheater at about 160 °C (320 °F) which provides optimal resistivity of the coal-ash particles. For some difficult applications with low-sulfur fuel hot-end units have been built operating above 370 °C (698 °F).

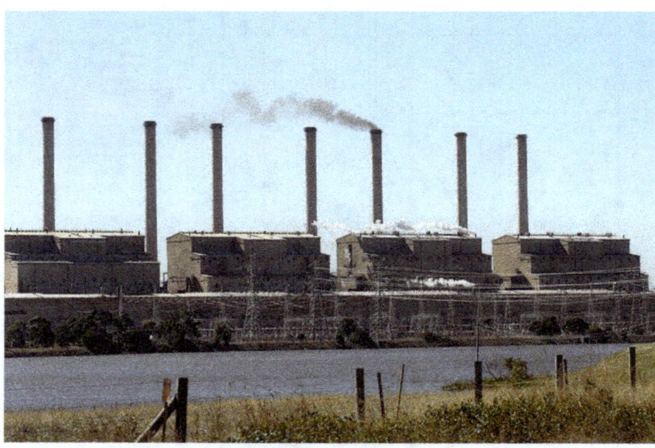

A smokestack at coal-fired Hazelwood Power Station in Victoria, Australia emits brown smoke when its ESP is shut down.

The original parallel plate–weighted wire design has evolved as more efficient (and robust) discharge electrode designs were developed, today focusing on rigid (pipe-frame) discharge electrodes to which many sharpened spikes are attached (barbed wire), maximizing corona production. Transformer-rectifier systems apply voltages of 50–100 kV at relatively high current densities. Modern controls, such as an automatic voltage control, minimize electric sparking and prevent arcing (sparks are quenched within 1/2 cycle of the TR set), avoiding damage to the components. Automatic plate-rapping systems and hopper-evacuation systems remove the collected particulate matter while on line, theoretically allowing ESPs to stay in continuous operation for years at a time.

Electrostatic Sampling for Bioaerosols

Electrostatic precipitators can be used to sample biological airborne particles or aerosol for analysis. Sampling for bioaerosols requires precipitator designs optimised with a liquid counter electrode, which can be used to sample biological particles, e.g. viruses, directly into a small liquid volume to reduce unnecessary sample dilution.

Wet Electrostatic Precipitator

A wet electrostatic precipitator (WESP or wet ESP) operates with water vapor saturated air streams (100% relative humidity). WESPs are commonly used to remove liquid droplets such as sulfuric acid mist from industrial process gas streams. The WESP is also commonly used where the gases are high in moisture content, contain combustible particulate, or have particles that are sticky in nature.

Consumer-oriented Electrostatic Air Cleaners

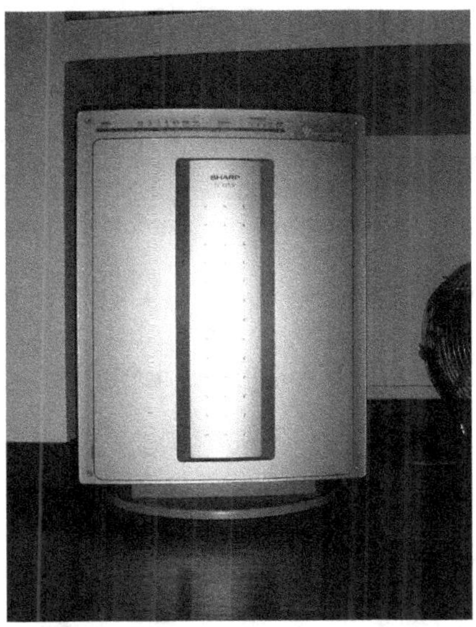

A portable electrostatic air cleaner marketed to consumers.

Plate precipitators are commonly marketed to the public as air purifier devices or as a permanent replacement for furnace filters, but all have the undesirable attribute of being somewhat messy to clean. A negative side-effect of electrostatic precipitation devices is the potential production of toxic ozone and NO_x. However, electrostatic precipitators offer benefits over other air purifications technologies, such as HEPA filtration, which require expensive filters and can become "production sinks" for many harmful forms of bacteria.

With electrostatic precipitators, if the collection plates are allowed to accumulate large amounts of particulate matter, the particles can sometimes bond so tightly to the metal plates that vigorous washing and scrubbing may be required to completely clean the collection plates. The close spacing of the plates can make thorough cleaning difficult, and the stack of plates often cannot be easily disassembled for cleaning. One solution, suggested by several manufacturers, is to wash the collector plates in a dishwasher.

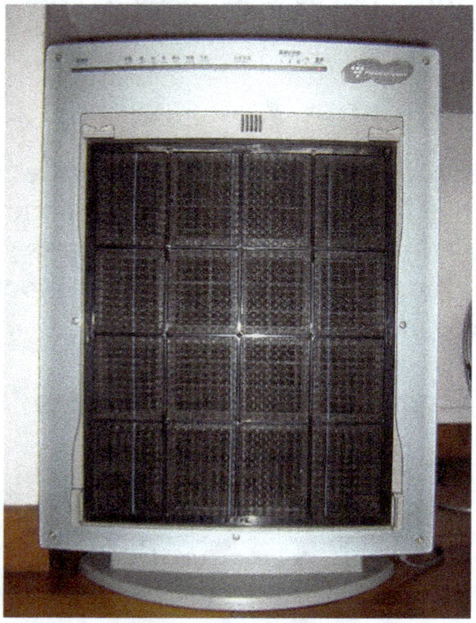

Portable electrostatic air cleaner with cover removed, showing collector plates.

Some consumer precipitation filters are sold with special soak-off cleaners, where the entire plate array is removed from the precipitator and soaked in a large container overnight, to help loosen the tightly bonded particulates.

BIOFILTER

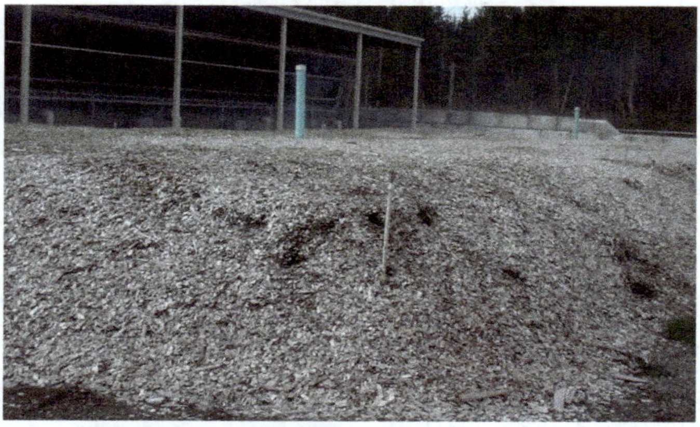

Biosolids composting plant biofilter mound - note sprinkler visible front right to maintain proper moisture level for optimum functioning.

Biofiltration is a pollution control technique using a bioreactor containing living material to capture and biologically degrade pollutants. Common uses include processing waste water, capturing harmful chemicals or silt from surface runoff, and microbiotic oxidation of contaminants in air.

Examples of Biofiltration

Examples of biofiltration include:

- Bioswales, biostrips, biobags, bioscrubbers, Vermifilters and trickling filters.
- Constructed wetlands and natural wetlands.
- Slow sand filters.
- Treatment ponds.
- Green belts.
- Green walls.
- Riparian zones, riparian forests, bosques.
- Bivalve bioaccumulation.

Control of Air Pollution

When applied to air filtration and purification, biofilters use microorganisms to remove air pollution. The air flows through a packed bed and the pollutant transfers into a thin biofilm on the surface of the packing material. Microorganisms, including bacteria and fungi are immobilized in the biofilm and degrade the pollutant. Trickling filters and bioscrubbers rely on a biofilm and the bacterial action in their recirculating waters.

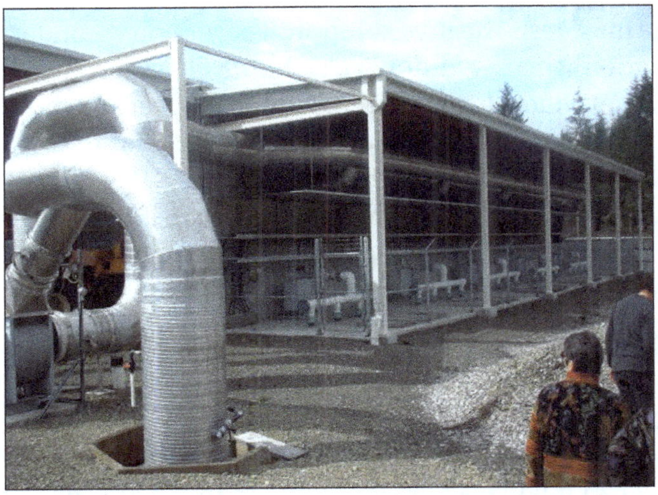

Air cycle system at biosolids composting plant. Large duct in foreground is exhaust air into biofilter shown in previous photo.

The technology finds greatest application in treating malodorous compounds and water-soluble volatile organic compounds (VOCs). Industries employing the technology include food and animal products, off-gas from wastewater treatment facilities, pharmaceuticals, wood products manufacturing, paint and coatings application and manufacturing and resin manufacturing and application, etc. Compounds treated are typically mixed VOCs and various sulfur compounds, including hydrogen sulfide. Very large airflows may be treated and although a large area (footprint) has typically been required—a large biofilter (>200,000 acfm) may occupy as much or more land than a football field—this has been one of the principal drawbacks of the technology. Engineered biofilters, designed and built since the early 1990s, have provided significant footprint reductions over the conventional flat-bed, organic media type.

One of the main challenges to optimum biofilter operation is maintaining proper moisture throughout the system. The air is normally humidified before it enters the bed with a watering (spray) system, humidification chamber, bioscrubber, or biotrickling filter. Properly maintained, a natural, organic packing media like peat, vegetable mulch, bark or wood chips may last for several years but engineered, combined natural organic and synthetic component packing materials will generally last much longer, up to 10 years. A number of companies offer these types or proprietary packing materials and multi-year guarantees, not usually provided with a conventional compost or wood chip bed biofilter.

Although widely employed, the scientific community is still unsure of the physical phenomena underpinning biofilter operation, and information about the microorganisms involved continues to be developed. A biofilter/bio-oxidation system is a fairly simple device to construct and operate and offers a cost-effective solution provided the pollutant is biodegradable within a moderate time frame (increasing residence time = increased size and capital costs), at reasonable concentrations (and lb/hr loading rates) and that the airstream is at an organism-viable temperature. For large volumes of air, a biofilter may be the only cost-effective solution. There is no secondary pollution (unlike the case of incineration where additional CO_2 and NO_x are produced from burning fuels) and degradation products form additional biomass, carbon dioxide and water. Media irrigation water, although many systems recycle part of it to reduce operating costs, has a moderately high biochemical oxygen demand (BOD) and may require treatment before disposal. However, this "blowdown water", necessary for proper maintenance of any bio-oxidation system, is generally accepted by municipal publicly owned treatment works without any pretreatment.

Biofilters are being utilized in Columbia Falls, Montana at Plum Creek Timber Company's fiberboard plant. The biofilters decrease the pollution emitted by the manufacturing process and the exhaust emitted is 98% clean. The newest, and largest, biofilter addition to Plum Creek cost $9.5 million, yet even though this new technology is expensive, in the long run it will cost less overtime than the alternative exhaust-cleaning incinerators fueled by natural gas (which are not as environmentally friendly).

CATALYTIC CONVERTER

A catalytic converter is an exhaust emission control device that reduces gas emissions in exhaust gas from an internal combustion engine into less but more toxic pollutants by catalyzing a redox reaction (an oxidation and a reduction reaction). Catalytic converters are usually used with internal combustion engines fueled by either gasoline or diesel—including lean-burn engines as well as kerosene heaters and stoves.

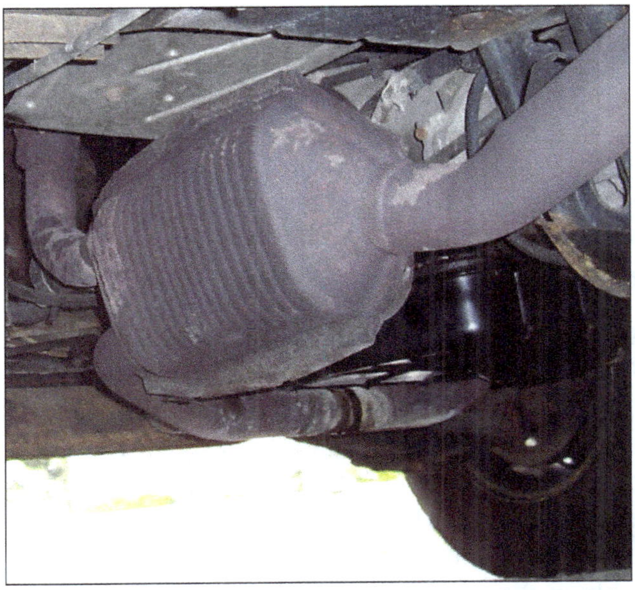

A three-way catalytic converter on a gasoline-powered 1996 Dodge Ram.

The first widespread introduction of catalytic converters was in the United States automobile market. To comply with the U.S. Environmental Protection Agency's stricter regulation of exhaust emissions, most gasoline-powered vehicles starting with the 1975 model year must be equipped with catalytic converters. These "two-way" converters combine oxygen with carbon monoxide (CO) and unburned hydrocarbons (HC) to produce carbon dioxide (CO_2) and water (H_2O). In 1981, two-way catalytic converters were rendered obsolete by "three-way" converters that also reduce oxides of nitrogen (NO_x); however, two-way converters are still used for lean-burn engines. This is because three-way-converters require either rich or stoichiometric combustion to successfully reduce NO_x.

Although catalytic converters are most commonly applied to exhaust systems in automobiles, they are also used on electrical generators, forklifts, mining equipment, trucks, buses, locomotives, and motorcycles. They are also used on some wood stoves to control emissions. This is usually in response to government regulation, either through direct environmental regulation or through health and safety regulations.

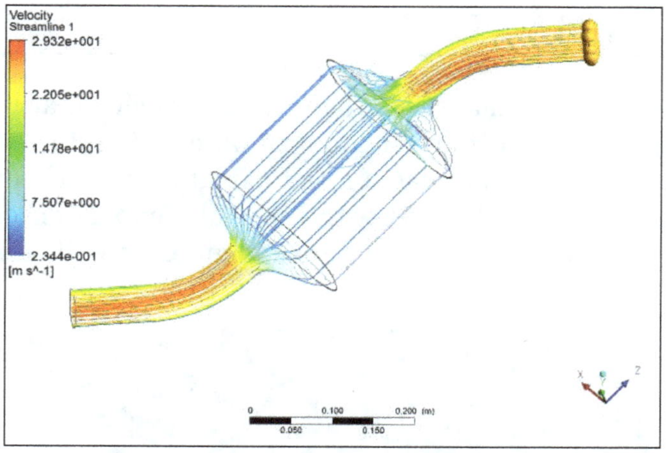

Simulation of flow inside a catalytic converter.

Construction

The catalytic converter's construction is as follows:

- The catalyst support or substrate. For automotive catalytic converters, the core is usually a ceramic monolith that has a honeycomb structure (commonly square, not hexagonal). (Prior to the mid 1980s, the catalyst material was deposited on a packed bed of pellets, especially in early GM applications.) Metallic foil monoliths made of Kanthal (FeCrAl) are used in applications where particularly high heat resistance is required. The substrate is structured to produce a large surface area. The cordierite ceramic substrate used in most catalytic converters was invented by Rodney Bagley, Irwin Lachman, and Ronald Lewis at Corning Glass, for which they were inducted into the National Inventors Hall of Fame in 2002.

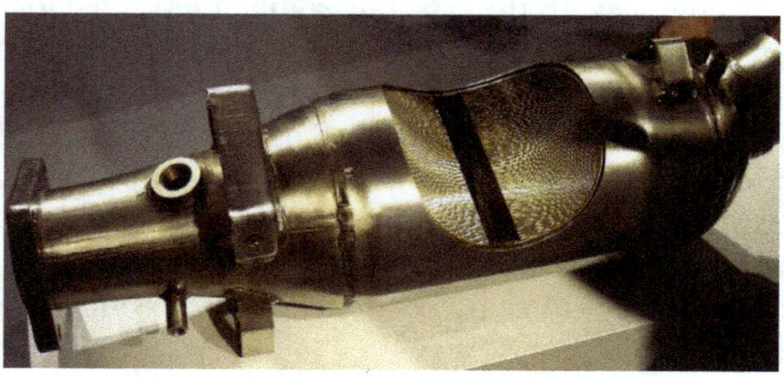

Cutaway of a metal-core converter.

- The washcoat. A washcoat is a carrier for the catalytic materials and is used to disperse the materials over a large surface area. Aluminum oxide, titanium dioxide, silicon dioxide, or a mixture of silica and alumina can be used. The catalytic materials are suspended in the washcoat prior to applying to the core. Washcoat materials are selected to form a rough, irregular surface, which greatly increases the surface area compared to the smooth surface of the bare substrate. This in turn maximizes the catalytically active surface available to react with the engine exhaust. The coat must retain its surface area and prevent sintering of the catalytic metal particles even at high temperatures (1000 °C).

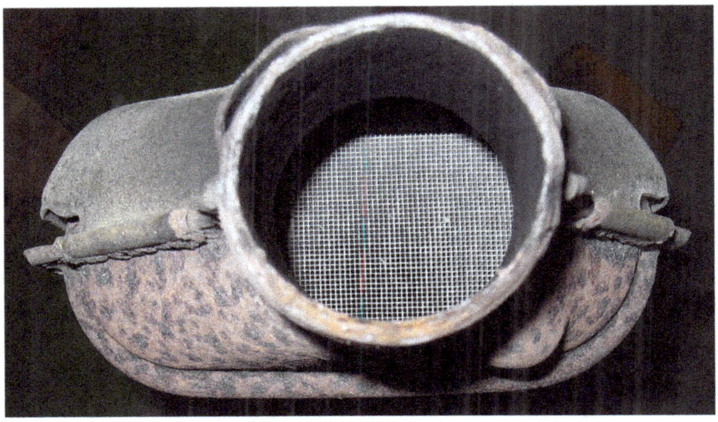

Ceramic-core converter.

- Ceria or ceria-zirconia. These oxides are mainly added as oxygen storage promoters.
- The catalyst itself is most often a mix of precious metal. Platinum is the most active catalyst and is widely used, but is not suitable for all applications because of unwanted additional reactions and high cost. Palladium and rhodium are two other precious metals used. Rhodium is used as a reduction catalyst, palladium is used as an oxidation catalyst, and platinum is used both for reduction and oxidation. Cerium, iron, manganese, and nickel are also used, although each has limitations. Nickel is not legal for use in the European Union because of its reaction with carbon monoxide into toxic nickel tetracarbonyl. Copper can be used everywhere except Japan.

Upon failure, a catalytic converter can be recycled into scrap. The precious metals inside the converter, including platinum, palladium, and rhodium, are extracted.

Placement of Catalytic Converters

Catalytic converters require a temperature of 800 degrees Fahrenheit (426 °C) to efficiently convert harmful exhaust gases into inert gases, such as carbon dioxide and water vapor. Therefore, the first catalytic converters were placed close to the engine, to ensure fast heating. However, such placement can cause several problems. One of these is vapor lock.

As an alternative, catalytic converters were moved to a third of the way back from the engine, and were then placed underneath the vehicle.

Types

Two-way

A 2-way (or "oxidation", sometimes called an "oxi-cat") catalytic converter has two simultaneous tasks:

- Oxidation of carbon monoxide to carbon dioxide: $2\ CO + O_2 \rightarrow 2\ CO_2$.
- Oxidation of hydrocarbons (unburnt and partially burned fuel) to carbon dioxide and water: $C_xH_{2x+2} + [(3x+1)/2]\ O_2 \rightarrow x\ CO_2 + (x+1)\ H_2O$ (a combustion reaction).

This type of catalytic converter is widely used on diesel engines to reduce hydrocarbon and carbon monoxide emissions. They were also used on gasoline engines in American- and Canadian-market automobiles until 1981. Because of their inability to control oxides of nitrogen, they were superseded by three-way converters.

Three-way

Three-way catalytic converters (TWC) have the additional advantage of controlling the emission of nitric oxide (NO) and nitrogen dioxide (NO_2) (both together abbreviated with NO*x* and nitrous oxide (N_2O)), which are precursors to acid rain and smog.

Since 1981, "three-way" (oxidation-reduction) catalytic converters have been used in vehicle emission control systems in the United States and Canada; many other countries have also adopted stringent vehicle emission regulations that in effect require three-way converters on gasoline-powered vehicles. The reduction and oxidation catalysts are typically contained in a common housing; however, in some instances, they may be housed separately. A three-way catalytic converter has three simultaneous tasks:

Reduction of nitrogen oxides to nitrogen (N_2):

- $2\ CO + 2\ NO \rightarrow 2\ CO_2 + N_2$
- hydrocarbon + $NO \rightarrow CO_2 + H_2O + N_2$
- $2\ H_2 + 2\ NO \rightarrow 2\ H_2O + N_2$

Oxidation of carbon monoxide to carbon dioxide:

- $2\ CO + O_2 \rightarrow 2\ CO_2$

Oxidation of unburnt hydrocarbons (HC) to carbon dioxide and water, in addition to the above NO reaction:

- hydrocarbon + $O_2 \rightarrow H_2O + CO_2$

These three reactions occur most efficiently when the catalytic converter receives exhaust from an engine running slightly above the stoichiometric point. For gasoline combustion, this ratio is between 14.6 and 14.8 parts air to one part fuel, by weight. The ratio for autogas (or liquefied petroleum gas LPG), natural gas, and ethanol fuels can be significantly different for each, notably so with oxygenated or alcohol based fuels, with e85 requiring approximately 34% more fuel to reach stoic, requiring modified fuel system tuning and components when using those fuels. In general, engines fitted with 3-way catalytic converters are equipped with a computerized closed-loop feedback fuel injection system using one or more oxygen sensors, though early in the deployment of three-way converters, carburetors equipped with feedback mixture control were used.

Three-way converters are effective when the engine is operated within a narrow band of air-fuel ratios near the stoichiometric point, such that the exhaust gas composition oscillates between rich (excess fuel) and lean (excess oxygen). Conversion efficiency falls very rapidly when the engine is operated outside of this band. Under lean engine operation, the exhaust contains excess oxygen, and the reduction of NO *x* is not favored. Under rich conditions, the excess fuel consumes all of the available oxygen prior to the catalyst, leaving only oxygen stored in the catalyst available for the oxidation function.

Closed-loop engine control systems are necessary for effective operation of three-way catalytic converters because of the continuous balancing required for effective NO*x* reduction and HC oxidation. The control system must prevent the NO*x* reduction catalyst from becoming fully oxidized, yet replenish the oxygen storage material so that its function as an oxidation catalyst is maintained.

Three-way catalytic converters can store oxygen from the exhaust gas stream, usually when the air–fuel ratio goes lean. When sufficient oxygen is not available from the exhaust stream, the stored oxygen is released and consumed. A lack of sufficient oxygen occurs either when oxygen derived from NO*x* reduction is unavailable or when certain maneuvers such as hard acceleration enrich the mixture beyond the ability of the converter to supply oxygen.

Unwanted Reactions

Unwanted reactions can occur in the three-way catalyst, such as the formation of odoriferous hydrogen sulfide and ammonia. Formation of each can be limited by modifications to the washcoat and precious metals used. It is difficult to eliminate these by-products entirely. Sulfur-free or low-sulfur fuels eliminate or reduce hydrogen sulfide.

For example, when control of hydrogen-sulfide emissions is desired, nickel or manganese is added to the washcoat. Both substances act to block the absorption of sulfur by the washcoat. Hydrogen sulfide forms when the washcoat has absorbed sulfur during a low-temperature part of the operating cycle, which is then released during the high-temperature part of the cycle and the sulfur combines with HC.

Diesel Engines

For compression-ignition (i.e., diesel) engines, the most commonly used catalytic converter is the diesel oxidation catalyst (DOC). DOCs contain palladium, platinum, and aluminium oxide, all of which catalytically oxidize the hydrocarbons and carbon monoxide with oxygen to form carbon dioxide and water.

$$2\,CO + O_2 \rightarrow 2\,CO2$$

$$C_xH_{2x+2} + [(3x+1)/2]\,O_2 \rightarrow x\,CO_2 + (x+1)\,H_2O$$

These converters often operate at 90 percent efficiency, virtually eliminating diesel odor and helping reduce visible particulates (soot). These catalysts do not reduce NO_x because any reductant present would react first with the high concentration of O_2 in diesel exhaust gas.

Reduction in NO_x emissions from compression-ignition engines has previously been addressed by the addition of exhaust gas to incoming air charge, known as exhaust gas recirculation (EGR).

In 2010, most light-duty diesel manufacturers in the U.S. added catalytic systems to their vehicles to meet new federal emissions requirements. There are two techniques that have been developed for the catalytic reduction of NO_x emissions under lean exhaust conditions: selective catalytic reduction (SCR) and the lean NO_x trap or NO_x adsorber.

Instead of precious metal-containing NO_x absorbers, most manufacturers selected base-metal SCR systems that use a reagent such as ammonia to reduce the NO*x* into nitrogen. Ammonia is supplied to the catalyst system by the injection of urea into the exhaust, which then undergoes thermal decomposition and hydrolysis into ammonia. The urea solution is also referred to as Diesel Exhaust Fluid (DEF).

Diesel exhaust contains relatively high levels of particulate matter (PM). Catalytic converters do not remove PM so particulates are cleaned up by a soot trap or diesel particulate filter (DPF). In the U.S., all on-road light, medium and heavy-duty vehicles powered by diesel and built after January 1, 2007, must meet diesel particulate emission limits, meaning that they effectively have to be equipped with a 2-way catalytic converter and a diesel particulate filter. Note that this applies only to the diesel engine used in the vehicle. As long as the engine was manufactured before January 1, 2007, the vehicle is not required to have the DPF system. This led to an inventory runup by engine manufacturers in late 2006 so they could continue selling pre-DPF vehicles well into 2007.

Lean-burn Spark-ignition Engines

For lean-burn spark-ignition engines, an oxidation catalyst is used in the same manner as in a diesel engine. Emissions from lean burn spark ignition engines are very similar to emissions from a diesel compression ignition engine.

Installation

Many vehicles have a close-coupled catalytic converter located near the engine's exhaust manifold. The converter heats up quickly, due to its exposure to the very hot exhaust gases, enabling it to reduce undesirable emissions during the engine warm-up period. This is achieved by burning off the excess hydrocarbons which result from the extra-rich mixture required for a cold start.

When catalytic converters were first introduced, most vehicles used carburetors that provided a relatively rich air-fuel ratio. Oxygen (O_2) levels in the exhaust stream were therefore generally insufficient for the catalytic reaction to occur efficiently. Most designs of the time therefore included secondary air injection, which injected air into the exhaust stream. This increased the available oxygen, allowing the catalyst to function as intended.

Some three-way catalytic converter systems have air injection systems with the air injected between the first (NO_x reduction) and second (HC and CO oxidation) stages of the converter. As in two-way converters, this injected air provides oxygen for the oxidation reactions. An upstream air injection point, ahead of the catalytic converter, is also sometimes present to provide additional oxygen only during the engine warm up period. This causes unburned fuel to ignite in the exhaust tract, thereby preventing it reaching the catalytic converter at all. This technique reduces the engine runtime needed for the catalytic converter to reach its "light-off" or operating temperature.

Most newer vehicles have electronic fuel injection systems, and do not require air injection systems in their exhausts. Instead, they provide a precisely controlled air-fuel mixture that quickly and continually cycles between lean and rich combustion. Oxygen sensors monitor the exhaust oxygen content before and after the catalytic converter, and the engine control unit uses this information to adjust the fuel injection so as to prevent the first (NO_x reduction) catalyst from becoming oxygen-loaded, while simultaneously ensuring the second (HC and CO oxidation) catalyst is sufficiently oxygen-saturated.

Damage

Catalyst poisoning occurs when the catalytic converter is exposed to exhaust containing substances that coat the working surfaces, so that they cannot contact and react with the exhaust. The most notable contaminant is lead, so vehicles equipped with catalytic converters can run only on unleaded fuel. Other common catalyst poisons include sulfur, manganese (originating primarily from the gasoline additive MMT), and silicon, which can enter the exhaust stream if the engine has a leak that allows coolant into the combustion chamber. Phosphorus is another catalyst contaminant. Although phosphorus is no longer used in gasoline, it (and zinc, another low-level catalyst contaminant) was until recently widely used in engine oil antiwear additives such as zinc dithiophosphate (ZDDP). Beginning in 2004, a limit of phosphorus concentration in engine oils was adopted in the API SM and ILSAC GF-4 specifications.

Depending on the contaminant, catalyst poisoning can sometimes be reversed by running the engine under a very heavy load for an extended period of time. The increased exhaust temperature can sometimes vaporize or sublime the contaminant, removing it from the catalytic surface. However, removal of lead deposits in this manner is usually not possible because of lead's high boiling point.

Any condition that causes abnormally high levels of unburned hydrocarbons—raw or partially burnt fuel—to reach the converter will tend to significantly elevate its temperature, bringing the risk of a meltdown of the substrate and resultant catalytic deactivation and severe exhaust restriction. Usually the upstream components of the exhaust system (manifold/header assembly and associated clamps susceptible to rust/corrosion and/or fatigue e.g. the exhaust manifold splintering after repeated heat cycling), ignition system e.g. coil packs and/or primary ignition components (e.g. distributor cap, wires, ignition coil and spark plugs) and/or damaged fuel system components (fuel injectors, fuel pressure regulator, and associated sensors) - since 2006 ethanol has been used frequently with fuel blends where fuel system components which are not ethanol compatible can damage a catalytic converter - this also includes using a thicker oil viscosity not recommended by the manufacturer (especially with ZDDP content - this includes "high mileage" blends regardless if its conventional or synthetic oil), oil and/or coolant leaks (e.g. blown head gasket inclusive of engine overheating). Vehicles equipped with OBD-II diagnostic systems are designed to alert the driver to a misfire condition by means of illuminating the "check engine" light on the dashboard, or flashing it if the current misfire conditions are severe enough to potentially damage the catalytic converter.

Negative Aspects

Catalytic converters restrict the free flow of exhaust, which negatively affects vehicle performance and fuel economy, especially in older cars. Because early cars' carburetors were incapable of precise fuel-air mixture control, the cars' catalytic converters could overheat and ignite flammable materials under the car. A 2006 test on a 1999 Honda Civic showed that removing the stock catalytic converter netted a 3% increase in horsepower; a new metallic core converter only cost the car 1% horsepower, compared to no converter. To some performance enthusiasts, this modest increase in power for very little or no cost encourages the removal or "gutting" of the catalytic converter. In such cases, the converter may be replaced by a welded-in section of ordinary pipe or a flanged "test pipe", ostensibly meant to check if the converter is clogged, by comparing how the engine runs with and without the converter. This facilitates temporary reinstallation of the converter in order to pass an emission test. In many jurisdictions, it is illegal to remove or disable a catalytic converter for any reason other than its direct and immediate replacement. In the United States, for example, it is a violation of Section 203(a)(3)(A) of the 1990 amended Clean Air Act for a vehicle repair shop to remove a converter from a vehicle, or cause a converter to be removed from a vehicle, except in order to replace it with another converter, and Section 203(a)(3)(B) makes it illegal for any person to sell or to install any part that would bypass, defeat, or render inoperative any emission control system, device, or design element. Vehicles without functioning catalytic converters generally fail emission inspections. The automotive aftermarket supplies high-flow converters for vehicles with upgraded engines, or whose owners prefer an exhaust system with larger-than-stock capacity.

Warm-up Period

Vehicles fitted with catalytic converters emit most of their total pollution during the first five minutes of engine operation; for example, before the catalytic converter has warmed up sufficiently to be fully effective.

In 1995, Alpina introduced an electrically heated catalyst. Called "E-KAT," it was used in Alpina's B12 5,7 E-KAT based on the BMW 750i. Heating coils inside the catalytic converter assemblies are electrified just after the engine is started, bringing the catalyst up to operating temperature very quickly to qualify the vehicle for low emission vehicle (LEV) designation. BMW later introduced the same heated catalyst, developed jointly by Emitec, Alpina, and BMW, in its 750i in 1999.

Some vehicles contain a pre-cat, a small catalytic converter upstream of the main catalytic converter which heats up faster on vehicle start up, reducing the emissions associated with cold starts. A pre-cat is most commonly used by an auto manufacturer when trying to attain the Ultra Low Emissions Vehicle (ULEV) rating, such as on the Toyota MR2 Roadster.

Environmental Impact

Catalytic converters have proven to be reliable and effective in reducing noxious tailpipe emissions. However, they also have some shortcomings in use, and also adverse environmental impacts in production:

- An engine equipped with a three-way catalyst must run at the stoichiometric point, which means more fuel is consumed than in a lean-burn engine. This means approximately 10% more CO_2 emissions from the vehicle.
- Catalytic converter production requires palladium or platinum; part of the world supply of these precious metals is produced near Norilsk, Russia, where the industry (among others) has caused Norilsk to be added to *Time* magazine's list of most-polluted places.
- Pieces of catalytic converters, and the extreme heat of the converters themselves, can cause wildfires, especially in dry areas.

CYCLONIC SEPARATION

A cyclonic separation is a method of removing particulates from an air, gas or liquid stream, without the use of filters, through vortex separation. When removing particulate matter from liquid, a hydrocyclone is used; while from gas, a gas cyclone is used. Rotational effects and gravity are used to separate mixtures of solids and fluids. The method can also be used to separate fine droplets of liquid from a gaseous stream.

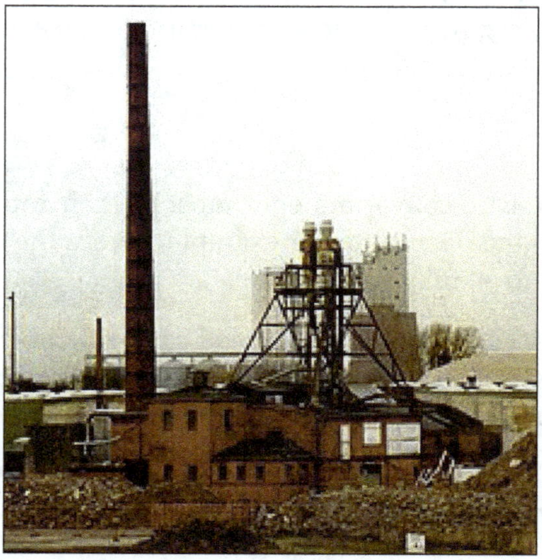

A partially demolished factory with dominating Cyclonic Separators.

A high speed rotating (air)flow is established within a cylindrical or conical container called a cyclone. Air flows in a helical pattern, beginning at the top (wide end) of the cyclone and ending at the bottom (narrow) end before exiting the cyclone in a straight stream through the center of the cyclone and out the top. Larger (denser) particles in the rotating stream have too much inertia to follow the tight curve of the stream, and thus strike the outside wall, then fall to the bottom of the cyclone where they can be removed. In a conical system, as the rotating flow moves towards the narrow end of the cyclone, the rotational radius of the stream is reduced, thus separating smaller and smaller particles. The cyclone geometry, together with volumetric flow rate, defines the *cut point* of the cyclone. This is the size of particle that will be removed from the stream with a 50% efficiency. Particles larger than the cut point will be removed with a greater efficiency, and smaller particles with a lower efficiency as they separate with more difficulty or can be subject to re-entrainment when the air vortex reverses direction to move in direction of the outlet.

An alternative cyclone design uses a secondary air flow within the cyclone to keep the collected particles from striking the walls, to protect them from abrasion. The primary air flow containing the particulates enters from the bottom of the cyclone and is forced into spiral rotation by stationary spinner vanes. The secondary air flow enters from the top of the cyclone and moves downward toward the bottom, intercepting the particulate from the primary air. The secondary air flow also allows the collector to optionally be mounted horizontally, because it pushes the particulate toward the collection area, and does not rely solely on gravity to perform this function.

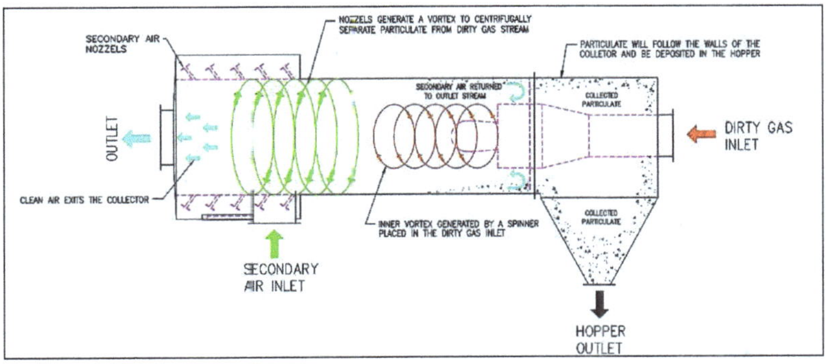

Airflow diagram for Aerodyne cyclone in horizontal position, an alternate design. Secondary air flow is injected to reduce wall abrasion, and to help move collected particulates to hopper for extraction.

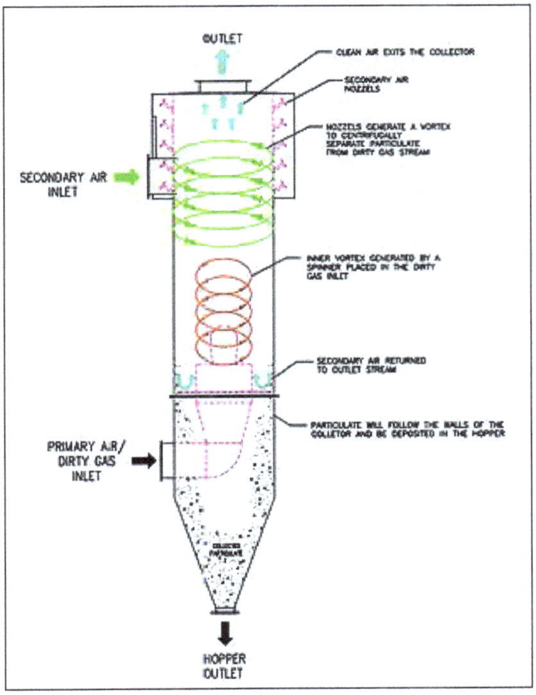

Airflow diagram for Aerodyne cyclone in standard vertical position.
Secondary air flow is injected to reduce wall abrasion.

Large scale cyclones are used in sawmills to remove sawdust from extracted air. Cyclones are also used in oil refineries to separate oils and gases, and in the cement industry as components of kiln preheaters. Cyclones are increasingly used in the household, as the core technology in bagless types of portable vacuum cleaners and central vacuum cleaners. Cyclones are also used in industrial and professional kitchen ventilation for separating the grease from the exhaust air in extraction hoods. Smaller cyclones are used to separate airborne particles for analysis. Some are small enough to be worn clipped to clothing, and are used to separate respirable particles for later analysis.

Similar separators are used in the oil refining industry (e.g. for Fluid catalytic cracking) to achieve fast separation of the catalyst particles from the reacting gases and vapors.

James Dyson has become a billionaire from developing and marketing bagless vacuum cleaners based on cyclonic separation of dust, initially inspired by seeing a sawdust separator at a sawmill.

Analogous devices for separating particles or solids from liquids are called hydrocyclones or hydroclones. These may be used to separate solid waste from water in wastewater and sewage treatment.

Cyclone Theory

As the cyclone is essentially a two phase particle-fluid system, fluid mechanics and particle transport equations can be used to describe the behaviour of a cyclone. The air in a cyclone is initially introduced tangentially into the cyclone with an inlet velocity V_{in}.. Assuming that the particle is spherical, a simple analysis to calculate critical separation particle sizes can be established.

If one considers an isolated particle circling in the upper cylindrical component of the cyclone at a rotational radius of r from the cyclone's central axis, the particle is therefore subjected to drag, centrifugal, and buoyant forces. Given that the fluid velocity is moving in a spiral the gas velocity can be broken into two component velocities: a tangential component, V_t, and an outward radial velocity component V_r. Assuming Stokes' law, the drag force in the outward radial direction that is opposing the outward velocity on any particle in the inlet stream is:

$$F_d = -6\pi r_p \mu V_r.$$

Using ρ_p as the particle's density, the centrifugal component in the outward radial direction is:

$$F_c = m\frac{V_t^2}{r}$$

$$= \frac{4}{3}\pi\rho_p r_p^3 \frac{V_t^2}{r}.$$

The buoyant force component is in the inward radial direction. It is in the opposite direction to the particle's centrifugal force because it is on a volume of fluid that is missing compared to the surrounding fluid. Using ρ_f for the density of the fluid, the buoyant force is:

$$F_b = -V_p \rho_f \frac{V_t^2}{r}$$

$$= -\frac{4\pi r_p^3}{3}\frac{V_t^2}{r}\rho_f.$$

In this case, V_p is equal to the volume of the particle (as opposed to the velocity). Determining the outward radial motion of each particle is found by setting Newton's second law of motion equal to the sum of these forces:

$$\frac{dV_r}{dt} = F_d + F_c + F_b$$

To simplify this, we can assume the particle under consideration has reached "terminal velocity", i.e., that its acceleration $\frac{dV_r}{dt}$ is zero. This occurs when the radial velocity has caused enough drag force to counter the centrifugal and buoyancy forces. This simplification changes our equation to:

$$F_d + F_c + F_b = 0$$

Which expands to:

$$-6\pi r_p \mu V_r + \frac{4}{3}\pi r_p^3 \frac{V_t^2}{r}\rho_p - \frac{4}{3}\pi r_p^3 \frac{V_t^2}{r}\rho_f = 0$$

Solving for V_r we have:

$$V_r = \frac{2}{9}\frac{r_p^2}{\mu}\frac{V_t^2}{r}(\rho_p - \rho_f).$$

Notice that if the density of the fluid is greater than the density of the particle, the motion is (-), toward the center of rotation and if the particle is denser than the fluid, the motion is (+), away from the center. In most cases, this solution is used as guidance in designing a separator, while actual performance is evaluated and modified empirically.

In non-equilibrium conditions when radial acceleration is not zero, the general equation from above must be solved. Rearranging terms we obtain:

$$\frac{dV_r}{dt} + \frac{9}{2}\frac{\mu}{\rho_p r_p^2}V_r - \left(1 - \frac{\rho_f}{\rho_p}\right)\frac{V_t^2}{r} = 0$$

Since V_r is distance per time, this is a 2nd order differential equation of the form,

$$x'' + c_1 x' + c_2 = 0.$$

Experimentally it is found that the velocity component of rotational flow is proportional to r^2, therefore:

$$V_t \propto r^2.$$

This means that the established feed velocity controls the vortex rate inside the cyclone, and the velocity at an arbitrary radius is therefore:

$$U_r = U_{in} \frac{r}{R_{in}}.$$

Subsequently, given a value for V_t, possibly based upon the injection angle, and a cutoff radius, a characteristic particle filtering radius can be estimated, above which particles will be removed from the gas stream.

DIESEL PARTICULATE FILTER

Mode of Action

A diesel particulate filter (DPF) is a device designed to remove diesel particulate matter or soot from the exhaust gas of a diesel engine.

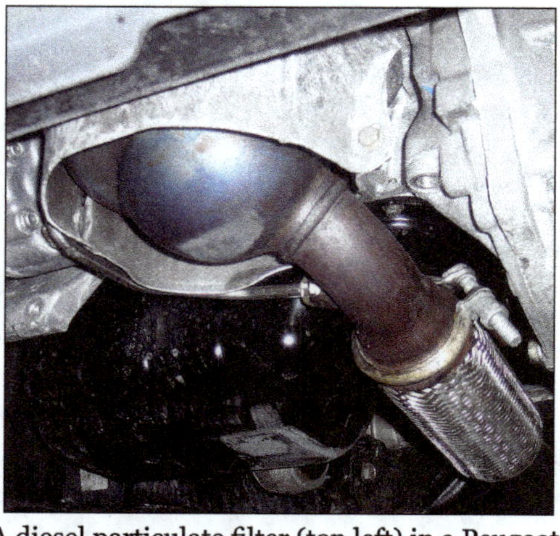

A diesel particulate filter (top left) in a Peugeot.

Wall-flow diesel particulate filters usually remove 85% or more of the soot, and under certain conditions can attain soot removal efficiencies approaching 100%. Some filters are single-use, intended for disposal and replacement once full of accumulated ash. Others are designed to burn off the accumulated particulate either passively through the use of a catalyst or by active means such as a fuel burner which heats the filter to soot combustion temperatures. This is accomplished by engine programming to run (when the filter is full) in a manner that elevates exhaust temperature, in conjunction with an extra fuel injector in the exhaust stream that injects fuel to react with a catalyst element to burn off accumulated soot in the DPF filter, or through other methods. This is known as *filter regeneration*. Cleaning is also required as part of periodic maintenance, and it must be done carefully to avoid damaging the filter. Failure of fuel injectors or turbochargers resulting in contamination of the filter with raw diesel or engine oil can also necessitate cleaning. The regeneration process occurs at road speeds higher than can generally be attained on city streets; vehicles driven exclusively at low speeds in urban traffic can require periodic trips at higher speeds to clean out the DPF. If the driver ignores the warning light and waits too long to operate the vehicle above 60 km/h (40 mph), the DPF may not regenerate properly, and continued operation past that point may spoil the DPF completely so it must be replaced. Some newer diesel engines, namely those installed in combination vehicles, can also perform what is called a Parked Regeneration, where the engine increases RPM to around 1400 while parked, to increase the temperature of the exhaust.

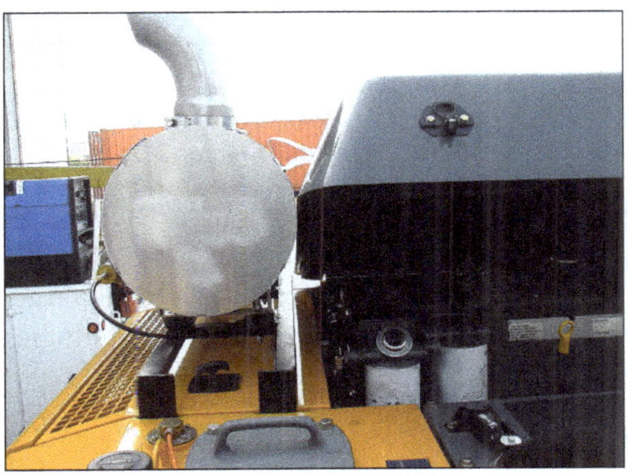

Off-road - DPF Installation.

Diesel engines produce a variety of particles during combustion of the fuel/air mix due to incomplete combustion. The composition of the particles varies widely dependent upon engine type, age, and the emissions specification that the engine was designed to meet. Two-stroke diesel engines produce more particulate per unit of power than do four-stroke diesel engines, as they burn the fuel-air mix less completely.

Diesel particulate matter resulting from the incomplete combustion of diesel fuel produces soot (black carbon) particles. These particles include tiny nanoparticles—smaller than a one micrometre (one micron). Soot and other particles from diesel engines worsen the particulate matter pollution in the air and are harmful to health.

New particulate filters can capture from 30% to greater than 95% of the harmful soot. With an optimal diesel particulate filter (DPF), soot emissions may be decreased to 0.001 g/km or less.

The quality of the fuel also influences the formation of these particles. For example, a high sulfur content diesel produces more particles. Lower sulfur fuel produces fewer particles, and allows use of particulate filters. The injection pressure of diesel also influences the formation of fine particles.

Variants of DPFs

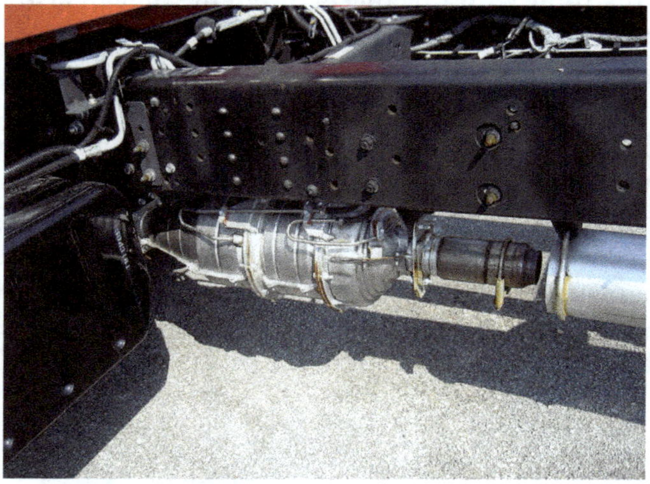

Cordierite Diesel Particulate Filter on GM 7.8 Isuzu.

Unlike a catalytic converter which is a flow-through device, a DPF retains bigger exhaust gas particles by forcing the gas to flow through the filter; however, the DPF does not retain small particles and maintenance-free DPFs break larger particles into smaller ones. There are a variety of diesel particulate filter technologies on the market. Each is designed around similar requirements:

- Fine filtration.
- Minimum pressure drop.
- Low cost.
- Mass production suitability.
- Product durability.

Cordierite Wall Flow Filters

The most common filter is made of cordierite (a ceramic material that is also used as catalytic converter supports (cores)). Cordierite filters provide excellent filtration efficiency, are relatively inexpensive, and have thermal properties that make packaging them for installation in the vehicle simple. The major drawback is that cordierite has a relatively low melting point (about 1200 °C) and cordierite substrates have been known to melt during filter regeneration. This is mostly an issue if the filter has become loaded more heavily than usual, and is more of an issue with passive systems than with active systems, unless there is a system break down.

Cordierite filter cores look like catalytic converter cores that have had alternate channels plugged - the plugs force the exhaust gas flow through the wall and the particulate collects on the inlet face.

Silicon Carbide Wall Flow Filters

The second most popular filter material is silicon carbide, or SiC. It has a higher (2700 °C) melting point than cordierite, however, it is not as stable thermally, making packaging an issue. Small SiC cores are made of single pieces, while larger cores are made in segments, which are separated by a special cement so that heat expansion of the core will be taken up by the cement, and not the package. SiC cores are usually more expensive than cordierite cores, however they are manufactured in similar sizes, and one can often be used to replace the other. Silicon carbide filter cores also look like catalytic converter cores that have had alternate channels plugged - again the plugs force the exhaust gas flow through the wall and the particulate collects on the inlet face.

The characteristics of the wall flow diesel Particulate filter substrate are as follows: broad band filtration (the diameters of the filtered particles are 0.2–150 μm); high filtration efficiency (can be up to 95%); high refractory; high mechanical properties. high boiling point.

Ceramic Fiber Filters

Fibrous ceramic filters are made from several different types of ceramic fibers that are mixed together to form a porous media. This media can be formed into almost any shape and can be customized to suit various applications. The porosity can be controlled in order to produce high flow, lower efficiency or high efficiency lower volume filtration. Fibrous filters have an advantage over wall flow design of producing lower back pressure. Ceramic wall-flow filters remove carbon particulates almost completely, including fine particulates less than 100 nanometers (nm) diameter with an efficiency of greater than 95% in mass and greater than 99% in number of particles over a wide range of engine operating conditions. Since the continuous flow of soot into the filter would eventually block it, it is necessary to 'regenerate' the filtration properties of the filter by burning-off the collected particulate on a regular basis. Soot particulates burn-off forms water and CO_2 in small quantity amounting to less than 0.05% of the CO_2 emitted by the engine.

Metal Fiber Flow-through Filters

Some cores are made from metal fibers – generally the fibers are "woven" into a monolith. Such cores have the advantage that an electrical current can be passed through the monolith to heat the core for regeneration purposes, allowing the filter to regenerate at low exhaust temperatures and/or low exhaust flow rates. Metal fiber cores tend to be more expensive than cordierite or silicon carbide cores, and generally not interchangeable with them because of the electrical requirement.

Paper

Disposable paper cores are used in certain specialty applications, without a regeneration strategy. Coal mines are common users – the exhaust gas is usually first passed through a water trap to cool it, and then through the filter. Paper filters are also used when a diesel machine must be used indoors for short periods of time, such as on a forklift being used to install equipment inside a store.

Partial Filters

There are a variety of devices that produce over 50% particulate matter filtration, but less than 85%. Partial filters come in a variety of materials. The only commonality between them is that they produce more back pressure than a catalytic converter, and less than a diesel particulate filter. Partial filter technology is popular for retrofit.

Maintenance

Filters require more maintenance than catalytic converters. Ash, a byproduct of oil consumption from normal engine operation, builds up in the filter as it cannot be converted into a gas and pass through the walls of the filter. This increases the pressure before the filter. Warnings are given to the driver before filter restriction causes an issue with drive-ability or damage to the engine or filter develop. Regular filter maintenance is a necessity.

DPF filters go through a regeneration process which removes this soot and lowers the filter pressure. There are three types of regeneration: passive, active, and forced. Passive regeneration takes place normally while driving, when engine load and vehicle drive-cycle create temperatures that are high enough to regenerate the soot buildup on the DPF walls. Active regeneration happens while the vehicle is in use, when low engine load and lower exhaust gas temperatures inhibit the naturally occurring passive regeneration. Sensors upstream and downstream of the DPF (or a differential pressure sensor) provide readings that initiate a metered addition of fuel into the exhaust stream. There are two methods to inject fuel, either downstream injection directly into the exhaust stream, downstream of the turbo, or fuel injection into the engine cylinders on the exhaust stroke. This fuel and exhaust gas mixture passes through the Diesel Oxidation Catalyst (DOC) creating temperatures high enough to burn off the accumulated soot. Once the pressure drop across the DPF lowers to a calculated value, the process ends, until the soot accumulation builds up again. This works well for vehicles that drive longer distances with few stops compared to those that perform short trips with many starts and stops. If the filter develops too much pressure then the last type of regeneration must be used - a forced regeneration. This can be accomplished in two ways. The Vehicle operator can initiate the regeneration via a dashboard mounted switch. Various signal interlocks, such as park brake applied, transmission in neutral, engine coolant temperature, and an absence of engine related fault codes are required (vary by OEM and application) for this process to initiate. When the soot accumulation reaches a level that is potentially damaging to the engine or the exhaust system, the solution involves a garage using a computer program to run a regeneration of the DPF manually.

Safety

In 2011, Ford recalled 37,400 F-Series trucks with diesel engines after fuel and oil leaks caused fires in the diesel particulate filters of the trucks. No injuries occurred before the recall, though one grass fire was started. A similar recall was issued for 2005-2007 Jaguar S-Type and XJ diesels, where large amounts of soot became trapped in the DPF. In affected vehicles, smoke and fire emanated from the vehicle underside, accompanied by flames from the rear of the exhaust. The heat from the fire could cause heating through the transmission tunnel to the interior, melting interior components and potentially causing interior fires.

Regeneration

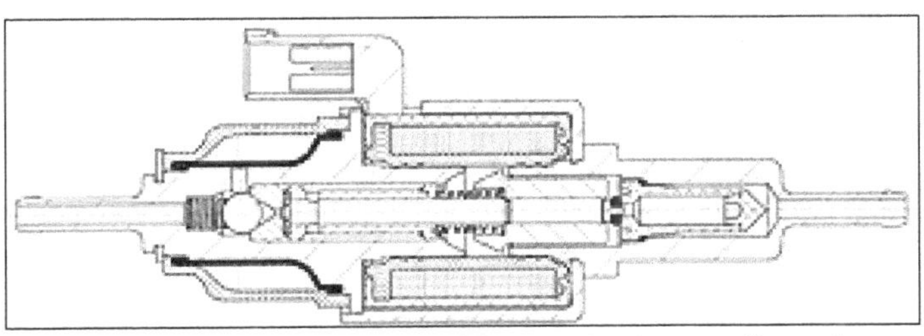

Metering pump for Diesel or additive injection, 3 L/h at 5 bar.

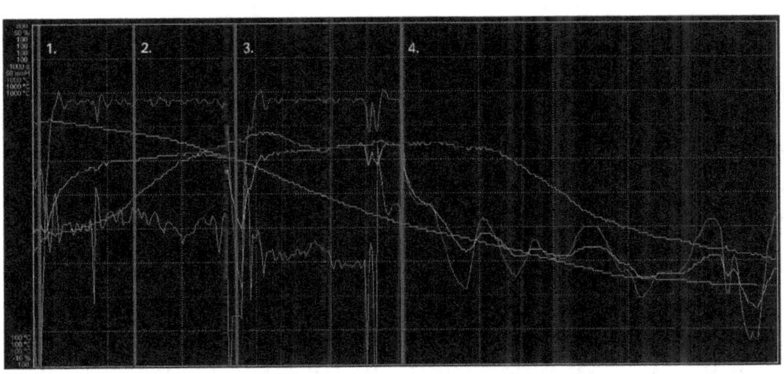

Diagram of the regeneration.

Regeneration is the process of burning off (oxidizing) the accumulated soot from the filter. This is done either passively (from the engine's exhaust heat in normal operation or by adding a catalyst to the filter) or actively introducing very high heat into the exhaust system. On-board active filter management can use a variety of strategies:

- Engine management to increase exhaust temperature through late fuel injection or injection during the exhaust stroke.
- Use of a fuel borne catalyst to reduce soot burn-out temperature.
- A fuel burner after the turbo to increase the exhaust temperature.
- A catalytic oxidizer to increase the exhaust temperature, with after injection (HC-Doser).
- Resistive heating coils to increase the exhaust temperature.
- Microwave energy to increase the particulate temperature.

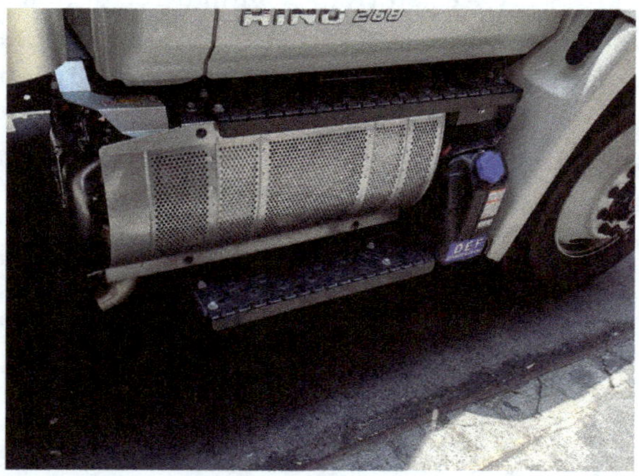

Hino truck and its selective catalytic reduction (SCR) next to the DPF with regeneration process by the late fuel injection to control exhaust temperature to burn off soot.

All on-board active systems use extra fuel, whether through burning to heat the DPF, or providing extra power to the DPF's electrical system, although the use of a fuel borne catalyst reduces the energy required very significantly. Typically a computer monitors one or more sensors that measure back pressure and/or temperature, and based on pre-programmed set points the computer makes decisions on when to activate the regeneration cycle. The additional fuel can be supplied by a metering pump. Running the cycle too often while keeping the back pressure in the exhaust system low will result in high fuel consumption. Not running the regeneration cycle soon enough increases the risk of engine damage and/or uncontrolled regeneration (thermal runaway) and possible DPF failure.

Diesel particulate matter burns when temperatures above 600 degrees Celsius are attained. This temperature can be reduced to somewhere in the range of 350 to 450 degrees Celsius by use of a fuel borne catalyst. The actual temperature of soot burn-out will depend on the chemistry employed. The start of combustion causes a further increase in temperature. In some cases, in the absence of a fuel borne catalyst, the combustion of the particulate matter can raise temperatures above the structural integrity threshold of the filter material, which can cause catastrophic failure of the substrate. Various strategies have been developed to limit this possibility. Note that unlike a spark-ignited engine, which typically has less than 0.5% oxygen in the exhaust gas stream before the emission control device(s), diesel engines have a very high ratio of oxygen available. While the amount of available oxygen makes fast regeneration of a filter possible, it also contributes to runaway regeneration problems.

Some applications use off-board regeneration. Off-board regeneration requires operator intervention (i.e. the machine is either plugged into a wall/floor mounted regeneration station, or the filter is removed from the machine and placed in the regeneration station). Off-board regeneration is not suitable for on-road vehicles, except in situations where the vehicles are parked in a central depot when not in use. Off-board regeneration is mainly used in industrial and mining applications. Coal mines (with the attendant explosion risk from coal damp) use off-board regeneration if non-disposable filters are installed, with the regeneration stations sited in an area where non-permissible machinery is allowed.

Many forklifts may also use off-board regeneration – typically mining machinery and other machinery that spend their operational lives in one location, which makes having a stationary regeneration station practical. In situations where the filter is physically removed from the machine for regeneration there is also the advantage of being able to inspect the filter core on a daily basis (DPF cores for non-road applications are typically sized to be usable for one shift - so regeneration is a daily occurrence).

FLUE-GAS DESULFURIZATION

Flue-gas desulfurization (FGD) is a set of technologies used to remove sulfur dioxide (SO_2) from exhaust flue gases of fossil-fuel power plants, and from the emissions of other sulfur oxide emitting processes (e.g trash incineration).

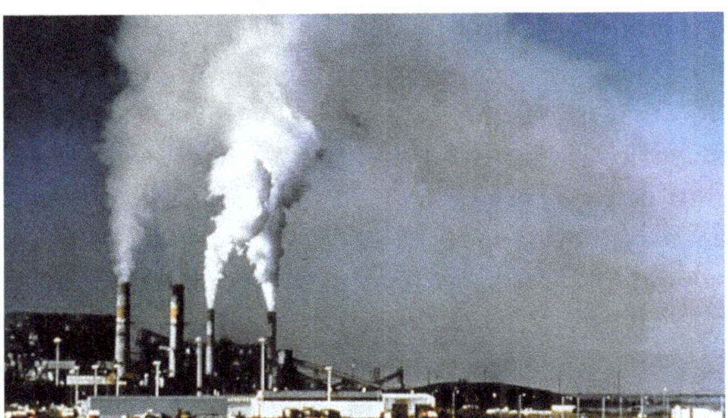

Before flue gas desulfurization was installed, the emissions from this power plant in New Mexico contained a significant amount of sulfur dioxide.

Methods

As stringent environmental regulations regarding SO_2 emissions have been enacted in many countries, SO_2 is now being removed from flue gases by a variety of methods. Below are common methods used:

- Wet scrubbing using a slurry of alkaline sorbent, usually limestone or lime, or seawater to scrub gases.
- Spray-dry scrubbing using similar sorbent slurries.
- Wet sulfuric acid process recovering sulfur in the form of commercial quality sulfuric acid.
- SNOX Flue gas desulfurization removes sulfur dioxide, nitrogen oxides and particulates from flue gases.
- Dry sorbent injection systems that introduce powdered hydrated lime (or other sorbent material) into exhaust ducts to eliminate SO2 and SO3 from process emissions.

For a typical coal-fired power station, flue-gas desulfurization (FGD) may remove 90 percent or more of the SO_2 in the flue gases.

Sulfuric Acid Mist Formation

Fossil fuels such as coal and oil can contain a significant amount of sulfur. When fossil fuels are burned, about 95 percent or more of the sulfur is generally converted to sulfur dioxide (SO_2). Such conversion happens under normal conditions of temperature and of oxygen present in the flue gas. However, there are circumstances under which such reaction may not occur.

When flue gas has too much oxygen, the SO_2 further oxidizes into sulfur trioxide (SO_3). Too much oxygen is only one of the ways that SO_3 is formed. Gas temperature is also an important factor. At about 800 °C, formation of SO_3 is favored. Another way that SO_3 can be formed is through catalysis by metals in the fuel. Such reaction is particularly true for heavy fuel oil, where a significant amount of vanadium is present. In whatever way SO_3 is formed, it does not behave like SO_2 in that it forms a liquid aerosol known as sulfuric acid (H_2SO_4) mist that is very difficult to remove. Generally, about 1% of the sulfur dioxide will be converted to SO_3. Sulfuric acid mist is often the cause of the blue haze that often appears as the flue gas plume dissipates. Increasingly, this problem is being addressed by the use of wet electrostatic precipitators.

FGD Chemistry

Basic Principles

Most FGD systems employ two stages: One for fly ash removal and the other for SO_2

removal. Attempts have been made to remove both the fly ash and SO_2 in one scrubbing vessel. However, these systems experienced severe maintenance problems and low removal efficiency. In wet scrubbing systems, the flue gas normally passes first through a fly ash removal device, either an electrostatic precipitator or a baghouse, and then into the SO_2-absorber. However, in dry injection or spray drying operations, the SO_2 is first reacted with the lime, and then the flue gas passes through a particulate control device.

Another important design consideration associated with wet FGD systems is that the flue gas exiting the absorber is saturated with water and still contains some SO_2. These gases are highly corrosive to any downstream equipment such as fans, ducts, and stacks. Two methods that may minimize corrosion are: (1) reheating the gases to above their dew point, or (2) using materials of construction and designs that allow equipment to withstand the corrosive conditions. Both alternatives are expensive. Engineers determine which method to use on a site-by-site basis.

Scrubbing with an Alkali Solid or Solution

SO_2 is an acid gas, and, therefore, the typical sorbent slurries or other materials used to remove the SO_2 from the flue gases are alkaline. The reaction taking place in wet scrubbing using a $CaCO_3$ (limestone) slurry produces calcium sulfite ($CaSO_3$) and may be expressed in the simplified dry form as:

$$CaCO_{3(s)} + SO_{2(g)} \rightarrow CaSO_{3(s)} + CO2_{(g)}$$

When wet scrubbing with a $Ca(OH)_2$ (hydrated lime) slurry, the reaction also produces $CaSO_3$ (calcium sulfite) and may be expressed in the simplified dry form as:

$$Ca(OH)_{2(s)} + SO_{2(g)} \rightarrow CaSO_{3(s)} + H_2O_{(l)}$$

When wet scrubbing with a $Mg(OH)_2$ (magnesium hydroxide) slurry, the reaction produces $MgSO_3$ (magnesium sulfite) and may be expressed in the simplified dry form as:

$$Mg(OH)_{2(s)} + SO_{2(g)} \rightarrow MgSO_{3(s)} + H_2O_{(l)}$$

To partially offset the cost of the FGD installation, some designs, particularly dry sorbent injection systems, further oxidize the $CaSO_3$ (calcium sulfite) to produce marketable $CaSO_4$-$2H_2O$ (gypsum) that can be of high enough quality to use in wallboard and other products. The process by which this synthetic gypsum is created is also known as forced oxidation:

$$CaSO_{3(aq)} + 2H_2O_{(l)} + ½O_{2(g)} \rightarrow CaSO_4 \cdot 2H_2O_{(s)}$$

A natural alkaline usable to absorb SO_2 is seawater. The SO_2 is absorbed in the water, and when oxygen is added reacts to form sulfate ions SO_4- and free H^+. The surplus of H^+ is offset by the carbonates in seawater pushing the carbonate equilibrium to release CO_2 gas:

$$SO_{2(g)} + H_2O_{(l)} + ½O_{2(g)} \rightarrow SO_4{}^{2-}{}_{(aq)} + 2H^+$$

$$HCO_3{}^- + H^+ \rightarrow H_2O_{(l)} + CO_{2(g)}$$

In industry caustic (NaOH) is often used to scrub SO_2, producing sodium sulfite:

$$2NaOH_{(aq)} + SO_{2(g)} \rightarrow Na_2SO_{3(aq)} + H_2O_{(l)}$$

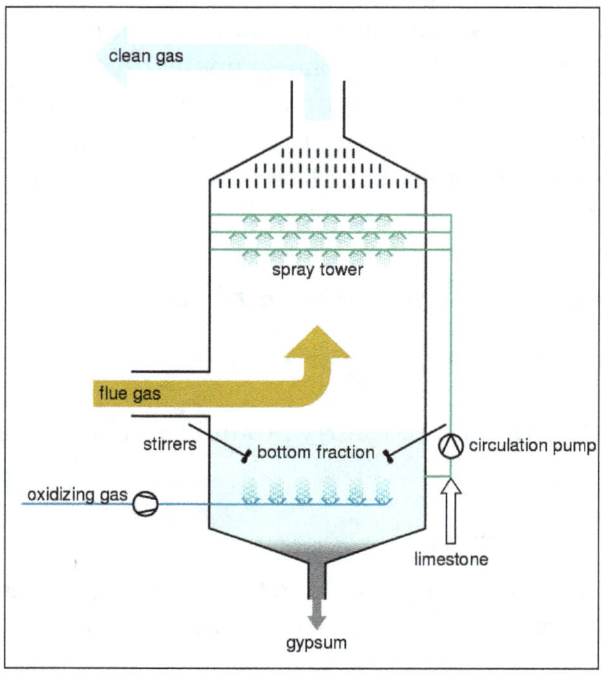

Schematic design of the absorber of an FGD.

Types of Wet Scrubbers used in FGD

To promote maximum gas–liquid surface area and residence time, a number of wet scrubber designs have been used, including spray towers, venturis, plate towers, and mobile packed beds. Because of scale buildup, plugging, or erosion, which affect FGD dependability and absorber efficiency, the trend is to use simple scrubbers such as spray towers instead of more complicated ones. The configuration of the tower may be vertical or horizontal, and flue gas can flow cocurrently, countercurrently, or cross-currently with respect to the liquid. The chief drawback of spray towers is that they require a higher liquid-to-gas ratio requirement for equivalent SO_2 removal than other absorber designs.

FGD scrubbers produce a scaling wastewater that requires treatment to meet U.S. federal discharge regulations. However, technological advancements in ion exchange membranes and electrodialysis systems has enabled high-efficiency treatment of FGD wastewater to meet recent EPA discharge limits. The treatment approach is similar for other highly scaling industrial wastewaters.

Venturi-rod Scrubbers

A venturi scrubber is a converging/diverging section of duct. The converging section accelerates the gas stream to high velocity. When the liquid stream is injected at the throat, which is the point of maximum velocity, the turbulence caused by the high gas velocity atomizes the liquid into small droplets, which creates the surface area necessary for mass transfer to take place. The higher the pressure drop in the venturi, the smaller the droplets and the higher the surface area. The penalty is in power consumption.

For simultaneous removal of SO_2 and fly ash, venturi scrubbers can be used. In fact, many of the industrial sodium-based throwaway systems are venturi scrubbers originally designed to remove particulate matter. These units were slightly modified to inject a sodium-based scrubbing liquor. Although removal of both particles and SO_2 in one vessel can be economic, the problems of high pressure drops and finding a scrubbing medium to remove heavy loadings of fly ash must be considered. However, in cases where the particle concentration is low, such as from oil-fired units, it can be more effective to remove particulate and SO_2 simultaneously.

Packed Bed Scrubbers

A packed scrubber consists of a tower with packing material inside. This packing material can be in the shape of saddles, rings, or some highly specialized shapes designed to maximize the contact area between the dirty gas and liquid. Packed towers typically operate at much lower pressure drops than venturi scrubbers and are therefore cheaper to operate. They also typically offer higher SO_2 removal efficiency. The drawback is that they have a greater tendency to plug up if particles are present in excess in the exhaust air stream.

Spray Towers

A spray tower is the simplest type of scrubber. It consists of a tower with spray nozzles, which generate the droplets for surface contact. Spray towers are typically used when circulating a slurry. The high speed of a venturi would cause erosion problems, while a packed tower would plug up if it tried to circulate a slurry.

Counter-current packed towers are infrequently used because they have a tendency to become plugged by collected particles or to scale when lime or limestone scrubbing slurries are used.

Scrubbing Reagent

As explained above, alkaline sorbents are used for scrubbing flue gases to remove SO_2.

Depending on the application, the two most important are lime and sodium hydroxide (also known as caustic soda). Lime is typically used on large coal- or oil-fired boilers as found in power plants, as it is very much less expensive than caustic soda. The problem is that it results in a slurry being circulated through the scrubber instead of a solution. This makes it harder on the equipment. A spray tower is typically used for this application. The use of lime results in a slurry of calcium sulfite ($CaSO_3$) that must be disposed of. Fortunately, calcium sulfite can be oxidized to produce by-product gypsum ($CaSO_4 \cdot 2H_2O$) which is marketable for use in the building products industry.

Caustic soda is limited to smaller combustion units because it is more expensive than lime, but it has the advantage that it forms a solution rather than a slurry. This makes it easier to operate. It produces a "spent caustic" solution of sodium sulfite/bisulfite (depending on the pH), or sodium sulfate that must be disposed of. This is not a problem in a kraft pulp mill for example, where this can be a source of makeup chemicals to the recovery cycle.

Scrubbing with Sodium Sulfite Solution

It is possible to scrub sulfur dioxide by using a cold solution of sodium sulfite; this forms a sodium hydrogen sulfite solution. By heating this solution it is possible to reverse the reaction to form sulfur dioxide and the sodium sulfite solution. Since the sodium sulfite solution is not consumed, it is called a regenerative treatment. The application of this reaction is also known as the Wellman–Lord process.

In some ways this can be thought of as being similar to the reversible liquid–liquid extraction of an inert gas such as xenon or radon (or some other solute which does not undergo a chemical change during the extraction) from water to another phase. While a chemical change does occur during the extraction of the sulfur dioxide from the gas mixture, it is the case that the extraction equilibrium is shifted by changing the temperature rather than by the use of a chemical reagent.

Gas Phase Oxidation Followed by Reaction with Ammonia

A new, emerging flue gas desulfurization technology has been described by the IAEA. It is a radiation technology where an intense beam of electrons is fired into the flue gas at the same time as ammonia is added to the gas. The Chendu power plant in China started up such a flue gas desulfurization unit on a 100 MW scale in 1998. The Pomorzany power plant in Poland also started up a similar sized unit in 2003 and that plant removes both sulfur and nitrogen oxides. Both plants are reported to be operating successfully. However, the accelerator design principles and manufacturing quality need further improvement for continuous operation in industrial conditions.

No radioactivity is required or created in the process. The electron beam is generated by a device similar to the electron gun in a TV set. This device is called an accelerator. This is an example of a radiation chemistry process where the physical effects of radiation are used to process a substance.

The action of the electron beam is to promote the oxidation of sulfur dioxide to sulfur(VI) compounds. The ammonia reacts with the sulfur compounds thus formed to produce ammonium sulfate, which can be used as a nitrogenous fertilizer. In addition, it can be used to lower the nitrogen oxide content of the flue gas. This method has attained industrial plant scale.

Facts and Statistics

Flue gas desulfurization scrubbers have been applied to combustion units firing coal and oil that range in size from 5 MW to 1500 MW. Scottish Power are spending £400 million installing FGD at Longannet power station, which has a capacity of over 2 GW. Dry scrubbers and spray scrubbers have generally been applied to units smaller than 300 MW.

FGD has been fitted by RWE npower at Aberthaw Power Station in south Wales using the seawater process and works successfully on the 1580MW plant.

Approximately 85% of the flue gas desulfurization units installed in the US are wet scrubbers, 12% are spray dry systems, and 3% are dry injection systems.

The highest SO_2 removal efficiencies (greater than 90%) are achieved by wet scrubbers and the lowest (less than 80%) by dry scrubbers. However, the newer designs for dry scrubbers are capable of achieving efficiencies in the order of 90%.

In spray drying and dry injection systems, the flue gas must first be cooled to about 10–20 °C above adiabatic saturation to avoid wet solids deposition on downstream equipment and plugging of baghouses.

The capital, operating and maintenance costs per short ton of SO_2 removed (in 2001 US dollars) are:

- For wet scrubbers larger than 400 MW, the cost is $200 to $500 per ton.
- For wet scrubbers smaller than 400 MW, the cost is $500 to $5,000 per ton.
- For spray dry scrubbers larger than 200 MW, the cost is $150 to $300 per ton.
- For spray dry scrubbers smaller than 200 MW, the cost is $500 to $4,000 per ton.

Alternative Methods of Reducing Sulfur Dioxide Emissions

An alternative to removing sulfur from the flue gases after burning is to remove the sulfur from the fuel before or during combustion. Hydrodesulfurization of fuel has been used for treating fuel oils before use. Fluidized bed combustion adds lime to the fuel during combustion. The lime reacts with the SO_2 to form sulfates which become part of the ash.

This elemental sulfur is then separated and finally recovered at the end of the process for further usage in, for example, agricultural products. Safety is one of the greatest benefits of this method, as the whole process takes place at atmospheric pressure and ambient temperature. This method has been developed by Paqell, a joint venture between Shell Global Solutions and Paques.

References

- Air-pollution-control, Climate-and-air: ymparisto.fi, Retrieved 14 April, 2020
- Yasumoto K, Zukeran A, Takagi Y, et al. (2010). "Effect of electrode thickness for reducing ozone generation in electrostatic precipitator". Electronics and Communications in Japan. 93 (7): 24–31. doi:10.1002/ecj.10291
- Kaspar, Jan; Fornasiero, Paolo; Hickey, Neal (2003). "Automotive Catalytic Converters: Current Status and Some Perspectives". Catalysis Today. 77 (4): 419–449. doi:10.1016/S0920-5861(02)00384-X
- Thermal-oxidizer: cpilink.com, Retrieved 23 June, 2020

Permissions

All chapters in this book are published with permission under the Creative Commons Attribution Share Alike License or equivalent. Every chapter published in this book has been scrutinized by our experts. Their significance has been extensively debated. The topics covered herein carry significant information for a comprehensive understanding. They may even be implemented as practical applications or may be referred to as a beginning point for further studies.

We would like to thank the editorial team for lending their expertise to make the book truly unique. They have played a crucial role in the development of this book. Without their invaluable contributions this book wouldn't have been possible. They have made vital efforts to compile up to date information on the varied aspects of this subject to make this book a valuable addition to the collection of many professionals and students.

This book was conceptualized with the vision of imparting up-to-date and integrated information in this field. To ensure the same, a matchless editorial board was set up. Every individual on the board went through rigorous rounds of assessment to prove their worth. After which they invested a large part of their time researching and compiling the most relevant data for our readers.

The editorial board has been involved in producing this book since its inception. They have spent rigorous hours researching and exploring the diverse topics which have resulted in the successful publishing of this book. They have passed on their knowledge of decades through this book. To expedite this challenging task, the publisher supported the team at every step. A small team of assistant editors was also appointed to further simplify the editing procedure and attain best results for the readers.

Apart from the editorial board, the designing team has also invested a significant amount of their time in understanding the subject and creating the most relevant covers. They scrutinized every image to scout for the most suitable representation of the subject and create an appropriate cover for the book.

The publishing team has been an ardent support to the editorial, designing and production team. Their endless efforts to recruit the best for this project, has resulted in the accomplishment of this book. They are a veteran in the field of academics and their pool of knowledge is as vast as their experience in printing. Their expertise and guidance has proved useful at every step. Their uncompromising quality standards have made this book an exceptional effort. Their encouragement from time to time has been an inspiration for everyone.

The publisher and the editorial board hope that this book will prove to be a valuable piece of knowledge for students, practitioners and scholars across the globe.

Index

www.ingramcontent.com/pod-product-compliance
Lightning Source LLC
LaVergne TN
LVHW080625210926
848485LV00003B/214
9781639870363